环境工程专项技术研究与应用系列丛书

U0960173

供水系统红虫防治技术

张金松　主编
刘丽君　周令　雷萍　陈益清　编著

中国建筑工业出版社

图书在版编目（CIP）数据

供水系统红虫防治技术/张金松主编. —北京：中国建筑工业出版社，2008
（环境工程专项技术研究与应用系列丛书）
ISBN 978-7-112-09975-7

Ⅰ.供… Ⅱ.张… Ⅲ.给水卫生-虫害-防治 Ⅳ.R123

中国版本图书馆CIP数据核字（2008）第035770号

环境工程专项技术研究与应用系列丛书
供水系统红虫防治技术
张金松 主编
刘丽君 周令 雷萍 陈益清 编著
*
中国建筑工业出版社出版、发行（北京西郊百万庄）
各地新华书店、建筑书店经销
霸州市顺浩图文科技发展有限公司制版
北京同文印刷有限责任公司印刷
*
开本：787×960毫米 1/16 印张：19¾ 字数：331千字
2008年6月第一版 2008年6月第一次印刷
印数：1—2500册 定价：**49.00**元
ISBN 978-7-112-09975-7
(16778)

供水系统中的红虫污染是近年来的一个热点难题。针对我国城市水源和供水系统中普遍存在的红虫问题，本书详细论述了供水系统中红虫防治技术，内容包括：摇蚊的生物学特征和红虫污染的生物学特征、红虫的物理、化学、生物和微生物防治技术以及综合防治技术与应用。书中还以具体案例分析的方式，提出了解决红虫问题的具体方案。

本书对城市供水企业技术和管理人员、水处理研究人员具有很好的指导作用，也可供从事水处理生物学研究的科研工作者参考。

*　*　*

责任编辑：田启铭　石枫华
责任设计：董建平
责任校对：安　东　王　爽

前　　言

供水系统中孳生的各类生物始终是国内外供水行业关注的重点，在严格控制饮用水中的病毒、细菌和致病性原生动物的同时，肉眼可见的摇蚊幼虫即红虫，也是近年来的一个热点难题。我国南方高温高湿季节长，藻类含量高，为摇蚊繁殖提供了有利条件，导致水中摇蚊幼虫大量孳生。摇蚊幼虫影响饮用水的安全，一方面影响饮用水感官指标，另一方面摇蚊幼虫携带的细菌和病毒，很难与氯气接触而灭活，进而导致疾病传播，因此，摇蚊防治成为保障饮用水安全必不可少的环节。

“供水系统中的红虫防治技术”是深圳市水务集团承担的国家“十五”重大科技专项“南方地区安全饮用水保障技术”的重要内容，本书既对课题研究与应用成果进行较为全面的总结，针对我国城市水源和供水系统中普遍存在的红虫污染问题，系统研究了摇蚊生物学特征与污染特征，并以此为基础，研究了红虫的物理、化学、生物和微生物防治方法，通过防治的技术集成和综合应用，建立了城市水源和供水系统中红虫的综合防治策略与方案，对困扰国内外供水界的红虫问题提出高效、安全防治措施，从而保障供水安全和人民的身体健康。

本书由张金松主持编写。其中，第 1 章、第 2 章、第 5 章由刘丽君编写；第 3 章、第 8 章由陈益清编写；第 4 章由周令编写；第 6 章、第 7 章由雷萍编写。

本书在编写过程中，得到了南开大学王新华教授、哈尔滨工业大学崔福义教授、湖北省生物农药工程研究中心杨自文博士、华中农业大学喻子牛教授的指导；孙兴滨、张瑞雷、丁书江、潘晶、徐峰、赵凯、卜祥菊等同学的研究成果为本书成稿做出重要贡献；深圳市水务集团的梁明、汪义强、刘茜等参与了本书相关研究工作，在红虫的微生物防治技术内容方面，得到深圳市农业科学研究中心的大力支持，在此一并表示衷心的感谢。

由于编著者水平所限，书中难免疏漏与错误，恳请读者批评指正。

编者
2007 年 10 月

目　录

第1章　绪论

红虫，是对水中生长的多种红色微型水生动物的俗称，这些生物的体表都呈现出红色。在我国北方地区，供水系统中所发现的红虫多为水蚯蚓，国内常见的水蚯蚓有：霍甫水丝蚓（*Limnodrilus hoffmensteri*）、苏氏尾鳃蚓（*Branchiura sowerbyi*）和颤蚓（*Tubifex tubifex*）等。水蚯蚓属于环节动物门（Annelida）寡毛纲（Oligochaeta）。我国北方地区供水系统中发现的红虫主要为颤蚓类，属于寡毛纲中的颤蚓科（Tubificidae）单孔蚓属（*Monopylephorus*）。其形态特征通常为鲜红色或深红色，有时为浅白色；有许多环状体节，体节之间有间沟和体环；成虫体长一般在1.5～5.0cm，最长可达10cm。颤蚓类红虫吞食水底泥土，利用底泥中的腐屑，细菌以及底栖藻类作为营养，有时也吃丝状藻类和小型动物。

生活在腐殖质多、有机污染严重、缺氧环境中的水蚯蚓，常从泥底伸出大部分身体，不断摆动，很有节奏，一遇惊扰则一起缩入泥内，这种不断的摆动造成水流，以便获得尽量多的氧。水中溶氧越低，摆动越快，在腐殖质少而氧气充足的水体中则摆动缓慢。还有一些营浮游或聚集于腐殖质爬行的种类，它们的个体甚小，一般不引人注意。其次还有少数营共生或寄生的种类。水蚯蚓为雌雄同体，异体受精。有些种类进行无性生殖—芽裂。水蚯蚓具有很强的再生能力，切断后能再生成完整的个体。

我国南方地区的供水系统中所发现的红虫以摇蚊幼虫为主，摇蚊幼虫因其体内含有类似血红蛋白的物质而使体表呈现鲜红的颜色。摇蚊（*Chironomidae*）是属于节枝动物门（Arthropoda），昆虫纲（Insecta），双翅目（Diptera），摇蚊科（Chironomus）的昆虫。摇蚊成虫的形态与普通蚊子类似，但翅无鳞片，足也较大。由于摇蚊静止时其前足一般向前延伸，并不停地摇动，故名摇蚊。由于摇蚊的成虫没有刺吸式口器，因此完全不进食，所以摇蚊也被称为“不咬人的蚊子”。

摇蚊是一种完全变态昆虫（complete metamorphosis），其生活史经历4个不同的阶段，即：卵、幼虫、蛹和成虫。摇蚊生活史的不同阶段具有不同的特征，其中以幼虫阶段的历期最长。摇蚊幼虫对水环境的适应范围广，无论在湍急的小溪、沉缓的河流，水库、池塘，甚至腐臭的小沟中，只要有充足的有机质，都能发现摇蚊及其幼虫。摇蚊幼虫一般被认为是耐污性底栖生物，其种群分布随水环境的不同而不同，因此，摇蚊幼虫常作为水环境监测的重要指示生物。

摇蚊幼虫与水蚯蚓在形态上存在显著差异。水蚯蚓通常比摇蚊幼虫更细长，且前后端形态相似，难以区分，生活状态下，多数个体常合抱成团。摇蚊幼虫身体较为粗短，前端具有深色头壳；生活时摇蚊很少成团。

此外，还有一些地方将喂养金鱼的红色水蚤也称为红虫。本书中所述的红虫及其防治技术均特指摇蚊幼虫，不包括水蚯蚓类和水蚤类红虫。

1.1 红虫的产生

摇蚊幼虫大多为滤食性生物，以水中的藻类、细菌、水生植物和小动物为食，因此，富营养化的水体有利于摇蚊的生长繁殖。随着我国经济的高速发展，水环境污染的加剧、水体富营养化现象日益严重、藻类大量繁殖，为摇蚊的孳生提供了良好的条件，导致摇蚊（*Chironomus*）在湖泊、水库、河流等被污染的水域中大量孳生，尤其是我国南方大部分地区气候湿热，光照充足，适宜于摇蚊生长繁殖。摇蚊的大量孳生，不仅影响环境景观和人类的活动，而且当这些水体被用作饮用水水源时，则可能严重影响饮用水的供水水质安全。

供水系统是指自水源地取水到将洁净的饮用水输送到用户家中的全过程。供水系统的摇蚊污染可能来自以下几个方面：

（1）受红虫污染的原水将大量摇蚊幼虫及其虫卵带入水厂的水处理系统后，能够适应水厂水环境的摇蚊种类在水厂构筑物中生长繁殖，一方面导致水处理构筑物池壁大量摇蚊栖息或在构筑物上空飞舞，影响厂区生产环境；另一方面，处理过程中的水体中生长大量的摇蚊幼虫，即红虫，情况严重的可能随水流迁移并进入供水管网和用户龙头。

（2）水厂周边环境条件差，附近的沟渠或其他水域滋生了大量摇蚊，这些摇蚊在水厂构筑物中产卵，一旦水厂的水质适合摇蚊生长，卵孵化后可能以水厂构筑物为新的繁衍场所，进而污染供水系统。

(3) 二次供水水箱污染。这种情况在出现的自来水红虫投诉中占大部分，尤其在一些老式住宅的屋顶水箱，如果封闭不严，周边卫生条件差，清洗不及时，则有可能导致摇蚊在其中大量生长繁殖，进而污染饮用水。

1.2 摇蚊的种类与分布

如前所述，摇蚊是属于节枝动物门，昆虫纲，双翅目，摇蚊科的昆虫。摇蚊的种类和数目都很大，因此受到国际上学术界的高度重视。据报道，摇蚊科已知的种类有5000余种，分别隶属于下列7个亚科：寡角摇蚊亚科（Diamesinae），寡脉摇蚊亚科（Podonominae），长足摇蚊亚科［Tanypodinae（Pelopiinae）］，摇蚊亚科［Chironominae（Tendipedinae）］，直突摇蚊亚科（Orthocladiinae），棒脉摇蚊亚科（Corynoneurinae）和海滨摇蚊亚科（Clunioninae）。我国对于摇蚊分类学的研究起步较晚，1949年以前，我国只有69种摇蚊科成虫的记述，1977年以后，才陆续有其幼虫的记述，目前中国已知种类近500种，其中常见的种类主要属于摇蚊亚科，长足摇蚊亚科和直突摇蚊亚科等3个亚科。

作者在南方某城市的水源水库及多个水处理厂周围共鉴定出摇蚊25种，隶属于3亚科16属，包括直突摇蚊亚科2属2种，长足摇蚊亚科2属2种，摇蚊亚科12属21种。

摇蚊的分布很广，其幼虫几乎在任何水域中均可以见到，其数量占淡水湖泊中底栖无脊椎动物的半数以上，其生物量约占底栖动物量的70%～80%。摇蚊的适应性强，如在海拔近3200m的青海湖，海拔4000余米的西藏阿里班公湖附近均有分布，甚至在终年积雪的湖泊，也能发现摇蚊的栖息。

摇蚊的分布与气候、水力条件、水质状况等多种因素相关。摇蚊一般生长在湖泊水库的沿岸带，便于成虫的栖息和产卵，在深水带，摇蚊的种类和数量则相对较少。在温暖而溶解氧贫乏的富营养型湖泊，生长的摇蚊种类与底层水冷而溶解氧丰富的贫营养型湖泊有显著不同，前者以摇蚊属中的羽摇蚊、塞氏摇蚊、细长摇蚊等为主，而后者可能以老氏摇蚊、长跗摇蚊、直角摇蚊等为主。随着水体富营养化程度的增加和溶解氧的降低，水体中摇蚊的种类逐渐减少，最后只有少数几种耐污型品种生存下来，成为该水域的优势摇蚊品种和底质中最主要的无脊椎动物生物量贡献者。因此，水质是影响摇蚊生长和分布的重要因素。

大多数摇蚊幼虫生活在淡水中，但也有少数品种在盐分很高的水体中生活，如盐生摇蚊，不但在氯离子含量较高的青海湖中生存，也能在碱性苏打型水体中生存。

摇蚊幼虫在水域中的生物量一般在每平方米几克至几十克，随当地的气候条件和季节而变化。比如在深圳，由于常年气温较高，摇蚊幼虫通常有两个繁殖高峰期，一个是春末夏初的4～5月份，另一个高峰期则在秋季8～9月份。

1.3 摇蚊的用途与危害

由于摇蚊的种群分布与水环境质量密切相关，摇蚊幼虫是一种常用的水环境监测指示生物。摇蚊幼虫中的某些种类对水质的变化，如氮磷等营养盐类、重金属、pH、溶解氧的变化比较敏感，而另有些种类则对有机污染、重金属类毒物污染有很强的适应能力，因此，在水质的生物学评价中，利用摇蚊幼虫对某些水质指标的选择性敏感和耐污染特性，来反映水质的变化和污染程度。20世纪80年代，欧洲许多国家在研究酸雨对生态环境影响时，多采用摇蚊幼虫作为指示生物，也有的利用摇蚊幼虫口器或触角形态变化监测湖泊或河流水质。通过对水域摇蚊幼虫种群、密度、分布的调查，作为进行水环境质量进行评价的依据。

红虫（摇蚊幼虫）是水体中食物链中的重要一环，是多种经济水生动物如鱼、虾、蟹、鳖、龟等的优良天然饵料。红虫在各类水体中都有广泛的分布，其生物量常占水域底栖动物总量的70%～80%，而且红虫营养丰富，蛋白质含量占干物质的41%～62%，脂肪占2%～8%，因此，红虫已成为一种重要的生物资源。在水产养殖中，摇蚊幼虫还具有许多优点：大小适宜，适口性好，营养全面；不会污染水体，而且残存的摇蚊幼虫不会对养殖对象产生危害，红虫还能摄取水体中的有机碎屑和藻类，净化水质。因此，大量培养摇蚊幼虫来培育经济水生动物的幼体具有重要意义。早在1951年，前苏联就有培育摇蚊幼虫的工厂。目前已有公司饲养红虫，而且销路很好。天津是我国红虫的主要产地，每年有大批的鲜活、冷冻红虫出口国外。

在水质污染和生态失衡的情况下，摇蚊及其幼虫在水域中的大量繁殖，对人们日常生活可能产生严重影响。摇蚊具有在傍晚成群婚飞的特点，在公园、旅游景点、居住地等人们经常活动的场所，群飞的摇蚊会钻进人的眼睛、耳朵、鼻子，甚至嘴中，给周围的居民和游人造成困扰。而白天，摇蚊喜欢栖息在花草树木等阴凉处，以及人居住的房子里，严重影响居住和生活环境。昆明的滇池，苏州的金鸡湖，河南许昌的运粮河、深圳的填海区等许多地方都有有关摇蚊大量孳生影响居民生活的报道，类似的情况在国外也有发生。

某些摇蚊是重要的变态反应源，能引起过敏性变态反应疾病，在日本、非洲若干国家多有记录。周承和温廷桓等（1994，1996）报道了江苏太湖的红裸须摇蚊（*Propsilocerus akamusi*）和太湖裸须摇蚊（*P. taihuensis*）在每年深秋（10～12 月）大量羽化，引起人类气喘、鼻炎和皮炎等过敏性疾病。用变应原皮肤点刺和血清试验首次证实了我国也存在摇蚊过敏的变态反应疾病。中国江湖水域广大，人口密集地区水体富营养化严重，摇蚊大量孳生与疾病关系也正在受到高度关注。

如果以大量孳生摇蚊的水体作为水源，则红虫可能对供水系统造成危害。红虫对供水系统的影响主要来自两个方面，其一是对二次供水系统的污染，其二是对直接来自自来水厂供水系统的污染。

由于供水压力的问题，许多老式的多层住宅小区一般建有屋顶水箱，而新的高层住宅则一般建有地下水池，来自市政管道的自来水经由屋顶水箱或地下水池向用户供水。由于二次水箱或水池管理不够完善，不能及时清洗消毒，或者密封性不好，导致摇蚊在贮水设施中孳生繁殖，并通过小区或用户管道进入居民饮用水中，这种情况在屋顶水箱中更为普遍。

如果水源中摇蚊大量孳生，摇蚊的幼虫和卵就会通过原水管道进入自来水厂的水处理系统，由于某些水处理构筑物水流相对平缓的特点，摇蚊以供水系统作为栖息地，在水厂的供水处理设施中大量孳生，水厂的反应池、沉淀池、清水池都有可能成为摇蚊孳生繁殖的适宜场所。如果水厂不能采取有效措施预防和控制摇蚊的生长繁殖，红虫则可能通过供水管网进入用户龙头。

国外曾发生多起红虫侵袭供水系统的事件，20 世纪 70 年代初，英国的艾塞克斯称曾发生严重的红虫污染事件，1987 年美国印第安纳州的洛厄尔城也发生了城市供水的红虫污染。我国供水系统也发生过红虫污染的情况，如北京、天津、上海、江苏、浙江、湖北、湖南、广东、广西、福建等地诸多城市的供水系统都曾发生过红虫污染供水系统的事件。

我国《生活饮用水卫生标准》规定，饮用水中不得有肉眼可见物。红虫由于其特殊的蠕虫状外形一旦出现在用户饮用的水中，容易造成强烈的感官刺激和恐慌，动摇用户对水质安全的信心。摇蚊幼虫可能携带细菌和病毒，这些病毒和细菌很难与氯气接触被灭活，进而导致疾病传播。

1.4 供水系统中的红虫防治技术

供水系统是指自原水取水至将处理后的净水输送到用户的全过程，包括原水输送，水厂处理和管网输配的全过程。

红虫作为一种水生动物，具有在适宜的环境下生长并繁殖的特点。水源地、原水输送管道，水厂的水处理构筑物、配水管网、二次供水水箱等都有可能成为红虫的孳生和繁殖场所，因此，红虫防治技术的应用应针对摇蚊的生物学特点以及污染的范围和特点。从防治对象来分，有针对摇蚊幼虫的防治方法，还有针对卵和成虫的预防和控制方法；从防治技术原理上来分，有物理防治方法，化学防治方法和生物防治方法，而在实际应用中，应针对红虫污染的具体情况，因地制宜地对多种技术进行综合应用，才能达到预期效果。

1.4.1 物理防治方法

红虫的物理防治技术包括微滤、紫外灯诱蚊、清洗超声波、喷雾等方法。英国艾塞克斯城曾采用安装微滤器的方法防治摇蚊幼虫进入供水系统，卢靖华等曾研究了超声波对红虫的杀灭作用。作者则对光诱杀、喷雾、紫外照射、超声波对摇蚊及其幼虫的灭活作用进行了详细的研究。此外，通过在水处理过程中通过强化混凝过滤，也是减少红虫污染的重要措施。

1.4.2 化学防治方法

化学防治是应用最广泛的红虫防治方法。在养殖业中，常采用滴滴涕、敌敌畏等农药杀灭水域中过度繁殖的摇蚊幼虫，英国艾塞克斯城也曾经采用农药除虫菊酯控制供水系统中的红虫污染。但是，由于供水系统的特殊性，投加的化学药剂应充分考虑人类健康的安全性，因此，一般采用的化学药剂主要限于水处理中常用的对红虫具有灭活作用的氧化剂，如氯、二氧化氯、臭氧、过氧化氢等，这些药剂在发生红虫的水厂都曾得到应用。比如：宁波自来水公司采用氯进行杀灭红虫的试验，证明当游离氯浓度达到0.05mg/L时，对摇蚊幼虫及虫卵均有杀灭作用。成都自来水公司采用的化学药剂包括过氧化氢、次氯酸钠、高锰酸盐和石灰水等，结果表明5%的过氧化氢喷洒效果较好。化学防治方法的优点是可充分利用水厂水处理的投加设施和药剂，并且只要投量足够，能够在较短的时间内杀灭红虫。其缺点是需要持续的大剂量投加，带来的负面影响包括导致制水成本的大幅增加，高浓度化学药剂自身的毒性残留和副产物对水质安全的影响，长期使用化学药剂可能产生抗药性。

1.4.3 生物防治方法

生物防治方法主要利用摇蚊在水生态中的食物链作用，通过在发生污染的水域放养以红虫为食的鱼类，控制摇蚊的生长繁殖。由于红虫是多种鱼类的饲料，生物防治所采用鱼的种类应因地制宜。南方地区可选择非洲鲫鱼、鲤鱼等；北方地区可选择草鱼、鲤鱼、鳙鱼等。深圳的梅林水厂长期在平流沉淀池中放养一定密度非洲鲫鱼，对控制红虫的孳生繁殖起到了一定的作用，而对水质没有产生不良影响。几种鱼类立体分布配合放养，利于消灭不同发育阶段的幼虫。而对于采用氯消毒剂作为预处理工艺的水厂，不适合采用这种生物控制的方法，否则一旦鱼在消毒剂作用下死亡，则会产生严重的腥臭味，严重影响水质。

1.4.4 微生物防治方法

微生物控制方法是利用对红虫具有选择性杀灭作用的生物制剂杀灭红虫，从而达到控制其孳生、繁殖和爆发的目的。

在蚊虫防治中，化学防治长期以来占据重要的地位，但化学杀虫剂的使用造成环境污染和生态平衡的破坏，长期大量使用化学农药还导致了蚊虫抗药性的急剧增加。与化学防治相比，微生物防治毒效高、毒性专一，不污染环境，且蚊虫难以产生抗药性，在世界范围内受到重视。苏云金杆菌以色列亚种（*Bacillus thuringiensis subsp. Israelensis*，以下简称*Bti*）对蚊科幼虫（孑孓）具有专一毒力，在蚊虫的微生物防治中扮演着重要的角色，但是在摇蚊和红虫繁殖方面的应用研究则很少。本书对*Bti*在供水系统中红虫防治方面的应用进行了系统性的探讨，目的是寻找解决红虫污染的新的有效途径。

综上所述，红虫作为目前我国供水系统中广泛存在的生物污染，已经对供水生产造成了严重影响，对饮用水的水质安全造成了比较严重的威胁。研究红虫在供水系统中的污染规律，探索安全、有效、实用的红虫防治技术，对于提供安全可靠的饮用水，保障人民群众的身体健康具有重要意义。

第 2 章　摇蚊的生物学特性

2.1　摇蚊的分类地位

摇蚊隶属于动物界，昆虫纲（Insecta），节枝动物门（Arthropoda），双翅目（Diptera），摇蚊科（Chironomidae），成虫陆生，幼虫水生的生物。

昆虫纲是动物界中种类最多的一类，约 100 万种。多为陆生，少数种类和一部分幼虫为水生（4%）。水生的共包括 11 个目，其中常见为 7 个目。常见的昆虫纲生物的分类及特点如表 2-1。

常见昆虫的分类　　表 2-1

分类	口器	呼吸器	翅	利害	变态	常见科
积翅目	咀嚼式	丛状气管鳃位于胸足、下唇的基部及腹部末端	2 对翅牙	鱼类饵料	半变态	石蝇
蜉蝣目	咀嚼式	气管鳃，叶状及丝状，位于 1～7 腹节两侧	2 对，膜质	鱼类饵料	半变态	蜉蝣科
蜻蜓目	咀嚼式	尾鳃、直肠鳃	2 对，翅脉发达	危害育苗，又是鱼类天然饵料	半变态	丝蟌 赤卒
半翅目	刺吸式	气门 10 对，位于腹部	前翅基部革质，翅端膜质，后翅膜质	危害育苗，养殖敌害	渐变态	螳蝽科、负子蝽科
毛翅目	咀嚼式	气管鳃、枝状，尾足末端	2 对，膜质，翅面具细毛	肉食性，鱼类天然饵料	完全变态	纹石蛾
鞘翅目	咀嚼式	气门，第 1～8 腹节	前翅角质或革质，无翅脉，坚硬如鞘；后翅膜质，有翅脉	捕食育苗，养殖大害	完全变态	龙蚤
双翅目	刺吸式和吮吸式	指状腹鳃，肛门鳃	前翅膜质，后翅退化为平衡棒	鱼类及多种水产的良好饵料	完全变态	摇蚊科

双翅目中有两个科，分别为蚊科（Culicidae）和摇蚊科（Chironomidae）。

蚊科幼虫总称孑孓，全部发育都在水中进行，只要有一点水就可以生存。蚊科种类很多，常见有按蚊（疟蚊）*Anopheles*、伊蚊（黑斑蚊）*Aedes*、库蚊（家蚊）*Culex*、幽蚊 *Chaoborus* 等，由于蚊科大多是重要的流行病传播体，对人类健康危害极大。

摇蚊成虫的形态与普通蚊子类似，但翅无鳞片，足也较大。静止时，成虫的前足一般向前伸长，并不停地摇动，故名摇蚊。摇蚊口器退化，不叮人，因此是一种不咬人的蚊子。摇蚊科幼虫是最常见的底栖动物，它们的数量常占底栖动物总数 50%以上，生物量也大，是鲤鱼等底层鱼类的主要饵料，此外还有许多种类可以作为水环境质量分类的指示性生物。

2.2　摇蚊的形态特征

2.2.1　昆虫的变态

昆虫自卵孵出后，经过生长、蜕皮，不仅躯体逐渐增大，而且还发生一系列形态和生理上的变化，才能发育成虫，这种变化的过程称之为变态。根据其发育过程中的变态特征可分为：

（1）不完全变态

其发育过程为：卵—幼虫—成虫。不完全变态又分为渐变态和半变态两种。

渐变态的幼虫和成虫在形态上比较相似，生活环境与生活方式一样，不同之处在于个体的大小、性器官发育程度及翅（翅芽）等方面。渐变态昆虫的幼体称为若虫。

半变态幼虫和成虫的形态不同，生活习性也不完全一样，如幼虫具气管鳃或直肠鳃，到成虫期即消失；生活环境幼虫为水生，成虫陆生，半变态昆虫的幼虫称为稚虫。

（2）完全变态

其发育过程为：卵—幼虫—蛹—成虫。

在完全变态昆虫的发育过程中，幼虫和成虫不仅在形态上不同，生活环境与生活方式也多不一样，而且中间必须经过一个不食不动的蛹期，然后再羽化为成虫。

摇蚊为典型的变态昆虫，其生活史分成虫、卵、幼虫和蛹四个为四个不同阶段。不同阶段具有不同的形态特征。

2.2.2 摇蚊的形态特征

1. 成虫

摇蚊成虫的外形大体与蚊虫相似，体长1～30mm，多数种类体长在10mm以下，体分为头、胸、腹三部分。体色多样，白色、黄色、淡绿色、黑色等都有，可有鲜明的色斑。

花翅摇蚊是南方某城市水源地和水厂中最常见的一种摇蚊，其雌雄成蚊的形态有所不同，雄成虫外观通常黄色，盾片、腹部背板以及足常具棕色或褐色的斑纹，雌成虫体色通常呈淡黄并具有深色斑纹。其外观如图2-1所示。

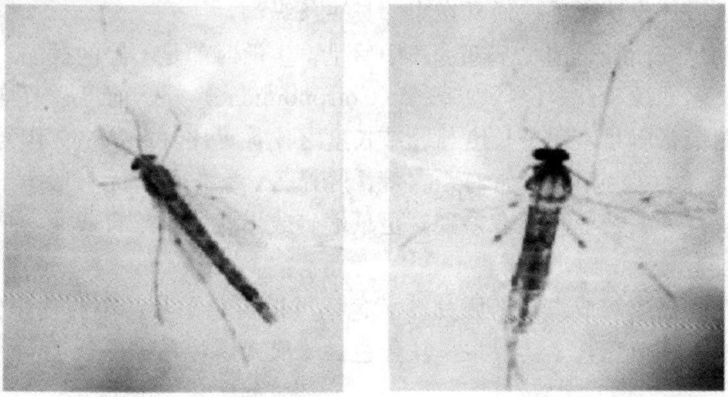

(*a*)　　　　(*b*)

图2-1　花翅摇蚊雌、雄成虫

(*a*) 花翅摇蚊雄成虫；(*b*) 花翅摇蚊雌成虫

(1) 头部特征

摇蚊成虫头部一般呈扁球形，复眼卵形或肾形，复眼间具微毛或缺，无单眼。触角柄节退化，梗节发达，球状；鞭节丝状，雌雄二型，雄触角鞭节11～15节，并具发达的环毛；雌触角短，鞭节5～8节，无环毛。

摇蚊亚科（Chironomidae）和直突摇蚊亚科（Orthocladiinae）雄触角末节最长，而长足摇蚊亚科（Tanypodinae）和寡脉摇蚊亚科（Podonominae）则为倒数第二节最长，触角比（AR）（末鞭节长/其余各鞭节长之和）为常用的分类特征。口器退化，上唇有一对肉质叶组成，不具上颚，下颚须 4～5 节。

花翅摇蚊雄体触角呈羽状，12 节，环毛褐色；触角比为一般为 2.1 左右。下唇须 5 节，每一节的长度分别为 0.032mm，0.027mm，0.127mm，0.143mm，0.180mm。额瘤明显，长 0.04mm，宽 0.02mm。头部的触角 5 节，长度分别为 0.08mm，0.15mm，0.10mm，0.09mm 和 0.17mm。下唇须 5 节，长度分别为 0.037mm，0.037mm，0.148mm，0.175mm，0.276mm。额瘤长 0.043mm，宽 0.022mm。

（2）胸部特征

摇蚊背部略隆起，前胸很小，前胸背板成窄领状。中胸发达，盾片上常具大而显著的色带（Strip），盾片上着生的中鬃、背中鬃和翅上鬃等刚毛的有无、形态数目的变化为重要的分类特征；小盾片常为半球形，后盾片发达无毛，通常在中部具一条纵沟。

胸足细而长，前足基部远离中后足，生活时前足不停的摆动，摇蚊的中文名即源于此。除摇蚊亚科（Chironomidae）外，前足胫节均长于第一跗节，胸足基跗节长度与胫节长度之比称足比（AR），常作为分种的特征。各足胫节端部常有距、棘、胫栉等，它们的有无、形态、愈合程度等在种属及亚科间有差别，足爪端尖或齿状，爪垫有或无，爪间突一般长且具毛。

花翅摇蚊雄成虫胸部盾片淡黄色，具棕黄色条带，小盾片呈黄色，后背板呈棕黄色，平衡棒也呈淡黄色。雌成虫盾片具棕色条带，小盾片淡黄色。

（3）翅特征

摇蚊的翅狭长，雌虫略加宽，静止时平伏与腹部之上，翅为透明膜质或具色斑，翅面生细毛、大毛或无毛。腋瓣光裸或生缘缨，翅脉较少，除前缘脉较强外其余各脉细弱，前缘脉一般在端部与第四、五合径脉（R4+5）汇合，而在 *Corynoneura* 和 *Thienemanniella* 属，前缘脉与径脉分支愈合加厚形成翅痣，亚前缘脉（Sc）游离，常于端部变弱而消失。径脉分 3 支，第 2、3 合径脉（R2+3）细弱有时缺，而在 Tanypodinae 亚科，该脉分叉成独立的第 2 和第 3 径分脉。中脉直不分支，肘脉二分叉，臀脉弱，端部一般不达翅缘，横脉 2 条，径中横脉（rm）与第 4、5 合径脉垂直或斜向排列，中肘横脉的有无常为分亚科的特征。翅色斑的有无、形态，翅面大毛的有无，腋瓣缘缨的有无，前缘脉（C

脉）与 R4＋5 汇合点位置，R2＋3 脉的有无，肘脉（Cu 脉）分支与否，Cu2 脉分叉的位置，脉弯曲的程度在种属分类上都有意义。

花翅摇蚊雄体翅长为 3.0mm 左右，雌体翅长约 2.8mm 左右。膜质区有棕色色斑，一个位于 R4＋5 脉和 M 脉之间，一个位于 M 脉和 Cu 脉之间，另一个位于 Cu1 脉和 Cu2 脉之间，在 Cu 脉翅后缘间有 3 个色斑。翅上具有色斑是花翅摇蚊的鉴别特征。r-m 脉具色素，R2＋3 脉与 R1 脉之间的距离短于与 R4＋5 脉之间的距离。

所谓翅脉，是由许多由气管演化，象扇子的扇骨一样，起着加固翅膜的作用，对整个翅膜起着支架作用。翅脉有纵脉与横脉之分。纵脉是由翅基部伸到外缘的翅脉，横脉是横列在纵脉之间的短脉，它们都有一定的名称和缩写代号。人们常根据翅脉的变化来认识昆虫。

翅脉的分布形式叫脉序，又叫脉相。不同昆虫具有不同的脉相，它是十分稳定的。通过脉序的识别，有助于识别昆虫。Richards 等人根据纵脉凹凸相间最适合飞行动能学这一观点提出的翅脉的型式。

其中纵脉分为以下 6 种：

1）前缘脉 C（Costa）：位于翅的前缘，为不分支的凸脉，最为强大。

2）亚前缘脉 Sc（Subcosta）：为分二枝或不分枝的凹脉。

3）径脉 R（Ridius）：分 5 枝，第一枝 R1 为凸脉，第二枝 Rs 为凹脉，其再分为 2-2，共 4 条脉。

4）中脉 M（Media）：位于翅的中部，主干凹，再分 2 枝，前中脉 MA 为凸脉，分二枝 M1 和 M2。后中脉 MP 为凹脉。2-2 分 4 枝，为 MP1-MP4。

5）肘脉 Cu（Cubitus）：主干凹脉，分二枝，Cu1 为凸脉，Cu2 为凹脉，Cu1 常再分为 Cu1a 和 Cu1b。

6）臀脉 A（Anal veins）：位于臀区内，分 3 枝，1A、2A、3A 常为凸脉。

除纵脉外，还有一些横向走动的脉，叫横脉，连接纵脉，分别为肩横脉 h、径横脉 r、分横脉 s、径中横脉 r-m 和中肘横脉 m-Cu。

（4）足部特征

花翅摇蚊足部底色呈淡黄色，跗节端部具有窄的黑环。前足第 1～3 跗节也有黑环；第 4 跗节基部 1/3 呈灰色，远端 2/3 呈黑色；第 5 跗节全为黑色；前足足比（第 1 跗节长/径节长）为 1.73。中、后足第 1～3 跗节具黑环，第 4～5 跗节全为黑色。前、中、后足径节及第 1 跗节上生有许多鬃毛，前足第 1 跗节上最长的鬃毛与该节直径的比最大达 5.4。

(5) 腹部特征

摇蚊成体腹部 10 节，通常背腹扁平，前 8 节结构简单且形态相似，背板上色斑的有无或颜色的变化在某些属（如 *Glyptotendipes*，*Cricotopus* 等）具分类意义。第 9、第 10 节生殖节或外生殖器为形态鉴定的主要依据。

雄体第 9 节背板一般变的窄而短，端部可延长形成肛尖（Anal point）或无。第 10 节形成一对分 2 节的抱器（Hypopyguim）抱器端节可与基节愈合（Chironominae），或与基节相关节，端节一般简单或二分叉，末端常具一枚骨化的端棘（megaseta）。

雌体第 8 节腹板发达，其上着生几个叶状突起，第 9 节背板常分成 1～2 对叶状突起，并与第 9 腹板相关节，第 9 节腹板骨化强烈，呈形，第 10 节为一连续的环行结构，不分背腹板，其后缘着生一对末断游离的叶状尾须，其雌性生殖节内还有 2～3 对相对骨化的受精囊，通过直或卷曲的受精囊管达生殖孔。

花翅摇蚊雄体腹部背板第 1～7 节，除在端部有一窄的灰色斑纹外，其他全为黑棕色。雌体后胸背板基部有一灰色带，端部有一棕色带。

(6) 生殖节特征

花翅摇蚊肛尖细长，端部稍膨大，中间比两端细。上附器端部细长，边缘裸露并稍向内弯曲。下附器较长长度超过肛尖的端部，末端稍膨胀，上面着生有约 20 根弯曲的刚毛。抱器端节上生有许多端棘。

2. 卵

摇蚊卵大多为球形或长圆形，颜色多为白或红色，也有棕黄色等，通常几十至几百个卵包在一胶质囊袋中，形成卵块，卵块一般为圆柱形管状，透明，可以清楚地观察到卵粒排列结构。卵块有两种类型，直突摇蚊亚科 Orthocladiinae 和寡角摇蚊亚科 Diamesimae 为线形，呈长柱状，其内的卵沿长轴成行排列；长足摇蚊亚科 Tanypodinae 和摇蚊亚科 Chironominae 为块型，一般为球形或椭圆形，卵在内盘绕或分散排列。

花翅摇蚊的卵呈长椭圆形（见图 2-2），钝端为卵的前部，锐端为卵的后部。颜色为浅黄色或乳白色。刚产出的卵粒长 230～250μm，宽 95～115μm。卵在孵化过程中，卵长略有增加，但卵宽没有明显变化，30℃时卵长在 12h 后平均增长 24μm，24h 后平均增长 64μm，36h 后平均增长 71μm，即将孵化的卵长达 300～420μm。对细长摇蚊卵的观测结果也与此相似。

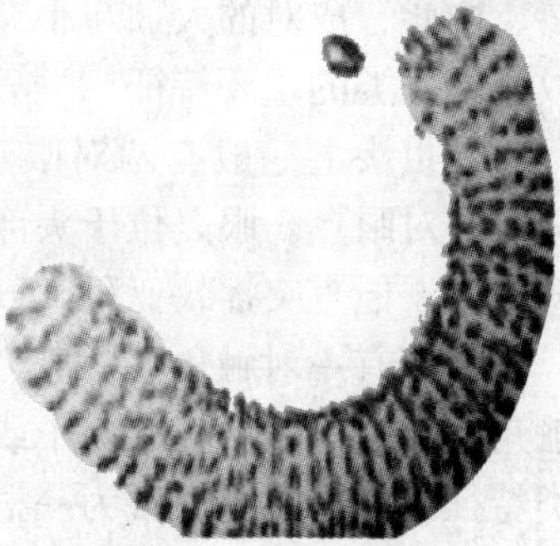

图 2-2 花翅摇蚊卵

卵块一般产在水面上离水约 5mm 处，以卵块的基部附着于水岸或构筑物的壁上，端部的 2/3 漂浮于水中。卵块分为柄状部分与含卵部分，柄状部分具有很强的黏性，卵块以柄状部分黏附在水面以上的物体上，含卵部分为卵粒螺旋排列的部位。卵块中央为透明胶质的中轴丝（central fibres），中轴丝横贯整个卵块，在含卵部为双股螺旋呈链状交织在一起，在柄状部融合成一条。卵块的表面有缢痕，这与卵粒的螺旋排列有关。

对 30 多个花翅摇蚊卵块进行观测并统计，发现不同卵块大小不等，卵块的螺旋数在 10～70 个之间，平均为 33 个螺旋；每个螺旋含 9～17 个卵粒，平均为 13 个卵粒；每个卵块的卵粒数在 80～800 个之间，平均含有 410 个卵粒，但是，不同季节，卵块内的平均卵粒数没有明显变化。

但据文献中对细长摇蚊的研究，其卵袋由 20～40 个螺旋组成，每个螺旋含卵 12～20 个，每个卵袋中的卵粒数在 280～765 个之间不等。

初孵卵块接触水后膨胀，5～20mm 后即可胀大 5～6 倍，膨胀后的卵块长约为 2～30mm。卵在发育过程中，胚胎在卵壳中不停的蠕动，孵化时幼虫的腹部先伸出卵壳。

3. 幼虫

摇蚊幼虫的身体一般为圆柱形，长约 2～30mm，身体分为头、胸、腹三部分，幼虫期间的胸、腹节外表无区别，只在成蛹时，腹节增宽。

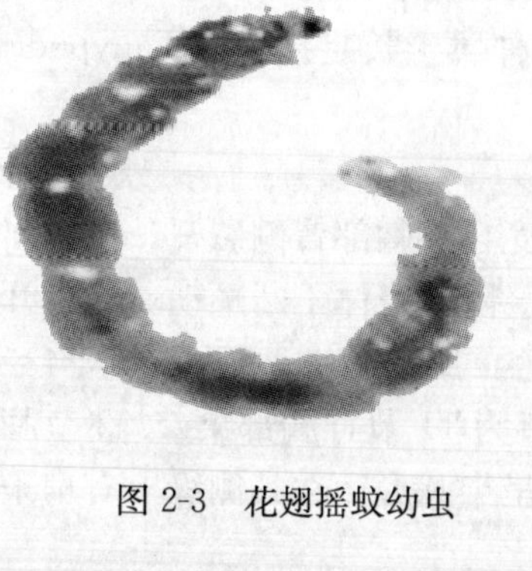

图 2-3 花翅摇蚊幼虫

幼虫发育期经历三次蜕皮，对应摇蚊幼虫的 4 个不同龄期，随着幼虫不断长大，体色逐渐变深，由 1 龄期的无色变成深红色（图2-3）。

（1）头部特征

摇蚊的头部甲壳质化，与身体有明显不同。头上具眼点、触角，有由上唇、内唇、成对的大颚与小颚、舌和下唇组成的口器。头部特征是对摇蚊进行分类的重要特征。

幼虫头上一般有两对眼点，但粗腹摇蚊亚科（Pelopinae）的种类只有一对眼点。眼点位于头部两侧触角生点附近，同侧两个眼点一般横向排列，但直突摇蚊亚科（Hydrobaeninae）的种类则总向排列。

头部有一对触角，一般为5节，也有4节或6节，与成虫相似。在触角的第一节表面，有一个或数个环形感觉器，其数目和位置常作为分类特征。触角刚毛通常为一根，也有的种类有3根刚毛，刚毛位于触角基节（第一节）远端，但有些种类刚毛着生于第二或第三节上。触角的基节和鞭节长度之比常用做定种特征。

摇蚊幼虫的上唇呈薄片状，上面生长着许多刚毛和棘，其形态随种类的不同而不同，也作为定种的特征。内唇位于上唇的腹面，由内唇接节，内唇中片和中央梯形片等构成。摇蚊幼虫的下唇则极甲壳化，前端为齿化的曲板，其齿数、大小、颜色都是进行分类的特征。

摇蚊幼虫具前上颚、大颚、小颚各一对。前上颚位于上唇两测，以一关节膜连接于上唇根带上，而粗腹摇蚊亚科等肉食性种类无前上颚。具有前上颚的幼虫一般具有筑巢习性。大颚在头部腹面，肉食性种类大颚前端较杂食性种类更弯曲。小颚位于大颚下面，呈叶状小颚板上常有一根小颚须，其长宽比例常作为分类依据。

（2）胸部特征

摇蚊幼虫的胸部由3节组成，与腹部各节无区别，在第一胸节腹面有一对伪足，称前原足。其基部常愈合。原足上的爪勾与毛的有无、数量、长短及形状为重要的分类特征。

腹部特征：摇蚊幼虫的腹部通常由9节组成，在最后一节上有一对后原足。有些种类在第八腹节上有1对或2对指状腹腮。

图2-4为郭先武在武汉南湖发现的几种属于长足摇蚊（Tanypodinae）的摇蚊幼虫的形态特征。

（3）蛹

老熟的幼虫在化蛹前，体长缩短，体壳自头胸部背侧裂开，前端出现羽毛状呼吸器官，腹部较幼虫变得扁平。随着身体不断颤动，幼虫开始蜕皮。蜕皮后虫体由粉红色变为红褐色，腹部弯曲，形成体长4～6mm的蛹（如图2-5）。花翅摇蚊蛹的体节为11节，胸部第2、3节膨大愈合，翅和肢的原基明显，尾部游泳片呈半圆形，在其侧缘上有扁平

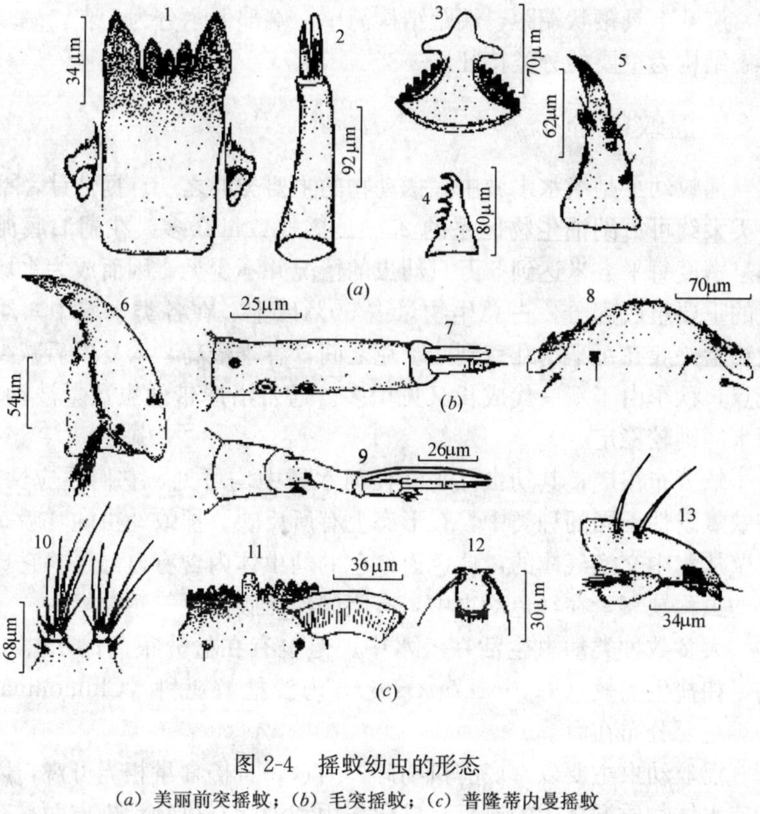

图 2-4　摇蚊幼虫的形态

(a) 美丽前突摇蚊；(b) 毛突摇蚊；(c) 普隆蒂内曼摇蚊

1—唇舌和侧唇舌；2—触角；3—颏及颏附器；4—后原足爪；5—上颚；6—上颚；7—触角；8—颏；9—触角；10—尾前须突；11—颏；12—S1 刚毛；13—上颚

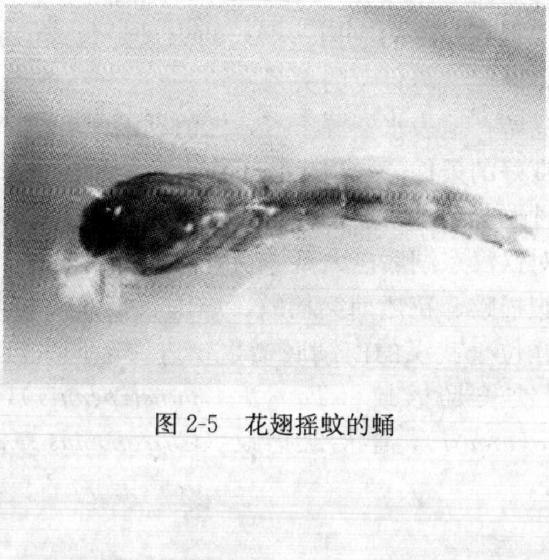

图 2-5　花翅摇蚊的蛹

长毛列生，胸部有一对白色的羽毛状呼吸器官，体节最后一节具肛叶一对，肛叶上具鞭状端距，端距结构简单，端部偶尔分为 2 支。蛹端距的形态结构为重要的分类特征。

2.3　摇蚊的分布

摇蚊幼虫是淡水水域中底栖动物的主要类群之一。据估计，摇蚊的种类大约可占湖泊生物区系的 25%。摇蚊数量众多，在湖泊底泥中的栖息密度每平方米达到 5 万只幼虫的情况并不少见，因而成为水域生物量的重要组成部分，占总生物量占 50%以上。在各类水域中，幼虫的生物量一般在每平米几克到几十克之间，春季最高，入夏以后减少到最低点，秋季由于新一代成长又见增多。通常沿岸带幼虫数量波动较大，深水区则较稳定。

蚊分布很广，其幼虫几乎在任何水域中均可见，它们适应性亦强。在缺氧耐性不同的种类中，在形态上有所反映。摇蚊幼虫的呼吸是通过体壁从水中交换气体的，体色血红色的幼虫体内含有血红素，它比非红色幼虫耐缺氧，在红色幼虫中，有腹鳃比无腹鳃更能耐缺氧。

大多数种类幼虫生活在淡水中。但也有在盐分很高的水体中生活的，如盐生摇蚊（*T. gr. salinarius*），海滨摇蚊亚科（Clunioninae）的种类主要分布在海滨。

摇蚊幼虫主要以水底有机物碎屑为食，且摄食量相当可观，因而在加速水体物质循环中的有机物矿化作用和消除有机物污染方面具有显著作用。摇蚊科昆虫又因种类丰富，个体众多，不同种类对水域生境要求不同，从而成为监测水体环境和污染状况的优良指示生物，在生态学和环境科学领域中得到广泛的应用。摇蚊幼虫又是鱼类的优良天然饵料，营养价值很高，因此与养鱼业的关系密切。

我国幅员辽阔，地表水资源丰富，江河湖泊星罗棋布，为摇蚊的生活栖息提供了良好的条件。水生生物工作者对我国的部分河流、湖泊的摇蚊（幼虫）种群分布进行过系统的调查，并发现了许多摇蚊新种属。

龚志军等对武汉东湖底栖大型生物群落进行了调查，发现其中摇蚊的优势种为菱腹摇蚊、花翅前突摇蚊、中国长足摇蚊和大红得永摇蚊。王银东等对同样位于武汉的南湖底栖生物进行了研究，共发现 9 种摇蚊，分别为刺铗长足摇蚊（*Tanypus punctipennis*），红裸须摇蚊（*Propsiloerus akamusi*），半褶皱摇蚊（*Chironomus semireductus* Lenz)，太湖裸须摇蚊（*P. taihuensis*），美丽前突摇蚊（*Procladius bellus*），花纹前突摇蚊（*P. chorus*），长附摇蚊（*Tanytarsus sp.*），羽摇蚊（*C. plumosus*）和褶皱摇蚊（*C. reductus*）。其中出现频率高、密度较大的优势种类为刺铗长足摇蚊和红裸须摇蚊。

温廷桓等在污染严重的无锡太湖五里湖发现大量摇蚊成虫，经鉴定为德永摇蚊属的新品种，命名为太湖得永摇蚊（*Takunagayusurika taihuensis sp. n.*）。该种摇蚊每年10月底开始在无锡湖滨出现，11月中旬为盛发期。值得关注的是，该摇蚊品种已被证实为是一种仅次于尘螨的强烈变态反应源，当地许多居民因暴露而过敏。周丞、温廷桓对此进行了观测和研究，对居住在无锡太湖边的部分人群进行皮试调查，发现过敏性患者摇蚊成虫浸液（Tok. t.）皮试反应率高达44.2%，与正常人群15.3%具有显著性差别，与在日本发现的变应源摇蚊红色德永摇蚊（*Tokunagaysurika akamusi*）具有相似性。

熊飞等2005年对云南抚仙湖摇蚊幼虫的空间分布进行了调查，发现摇蚊幼虫5属6种，分别为花纹前突摇蚊（*P. chorus*），羽摇蚊（*C. plumosus*），隐摇蚊（*Cryptochironomus*），指突隐摇蚊（*C. digitatus*），多足摇蚊（*Polypedilum*）和小突摇蚊（*Micropsectra sp.*），其中花纹前突摇蚊和羽摇蚊为优势种类。不同摇蚊幼虫分布水深具有明显差异，6种摇蚊幼虫的平均分布水深自深至浅依次为：小突摇蚊107.2m，花纹前突摇蚊64.5m，多足摇蚊29.5m，隐摇蚊29.1m，指突隐摇蚊26.6m，羽摇蚊11.8m。

孙刚等对位于长春的南湖底栖生物进行了调查，共采集底栖生物21种，其中羽摇蚊幼虫（*C. plumosus*）是最主要的水生昆虫，摇蚊科幼虫中还发现了细长摇蚊幼虫（*T. attenuatus*）。

影响摇蚊幼虫种群分布的主要因素包括地域、水深、水体富营养化程度等，因此，处于不同地域的湖泊水库摇蚊的优势种类可能完全不同，而处于同一地区的不同湖泊水库，如果水质等水环境指标不同，摇蚊幼虫的种群结构也会有很大差异，此外，同一水域中摇蚊幼虫的种群结构可能会随季节的不同而变化。

2.4 摇蚊的分类

摇蚊科已知种类有5000多种，分别隶属于下列11个亚科，常见的7个亚科为：寡角摇蚊亚科（Diamesinae），寡脉摇蚊亚科（Podonominae)，长足摇蚊亚科 [Tanypodinae (Pelopiinae)]，摇蚊亚科 [Chironominae (Tendipedinae)]，直突摇蚊亚科 (Orthocladiinae)，棒脉摇蚊亚科 (Corynoneurinae) 和海滨摇蚊亚科 (Clunioninae)。

中国已知种类近 500 种。常见种类属摇蚊亚科、长足摇蚊亚科与直突摇蚊亚科 3 亚科。

摇蚊科的主要属列于表 2-2。

摇蚊属名　　　　**表 2-2**

亚科名	属名	
直突摇蚊亚科 Orthocladiinae	浅胸摇蚊属(*Abiskomyia*)	奥里摇蚊属(*Oliveridia*)
	异叶角摇蚊属(*Acamptocladius*)	直突摇蚊属(*Orthocladius*)
	异环足摇蚊属(*Acricotopus*)	拟毛突摇蚊属(*Parachaetocladius*)
	安的列摇蚊属 (*Antillocladius*)	拟突摇蚊属(*Paracladius*)
	异中足摇蚊属(*Apometriocnemus*)	拟环足摇蚊属 (*Paracricotopus*)
	寄螨摇蚊属(*Baeoctenus*)	拟开氏摇蚊属(*Parakiefferiella*)
	北施密摇蚊属(*Boreosmittia*)	拟沼摇蚊属(*Paralimnophyes*)
	布摇蚊属(*Brillia*)	拟中足摇蚊属(*Parametriocnemus*)
	苔摇蚊属(*Bryophaenocladius*)	拟矩摇蚊属(*Paraphaenocladius*)
	叶角摇蚊属(*Camptocladius*)	拟施密摇蚊属(*Parasmittia*)
	心突摇蚊属 (*Cardiocladius*)	拟毛突摇蚊属(*Paratrichocladius*)
	毛突摇蚊属(*Chaetocladius*)	拟三突摇蚊属(*Paratrissocladius*)
	沟盾摇蚊属(*Chasmatonotus*)	拟直突摇蚊属(*Parorthocladius*)
	海滨摇蚊属(*Clunio*)	平施密摇蚊属(*Platysmittia*)
	毛施密摇蚊属(*Compterosmittia*)	双铗摇蚊属(*Plhudsonia*)
	棒脉摇蚊属(*Corynoneura*)	裸须摇蚊属(*Propsilocerus*)
	环足摇蚊属(*Cricotopus*)	刀突摇蚊属(*Psectrocladius*)
	双突摇蚊属(*Diplocladius*)	伪直突摇蚊属(*Pseudorthocladius*)
	叉施密摇蚊属(*Diplosmittia*)	伪施密摇蚊属(*Pseudosmittia*)
	刀毛摇蚊属(*Doithrix*)	光中足摇蚊属(*Psilometriocnemus*)
	齿摇蚊属(*Doncricotopus*)	流环足摇蚊属(*Rheocricotopus*)
	寄石蛾摇蚊属(*Dratnalia*)	流施密摇蚊属(*Rheosmittia*)
	骑蜉摇蚊属(*Epoicocladius*)	拟萨特摇蚊属(*Saetheriella*)
	狭翅摇蚊属(*Eretmoptera*)	半突摇蚊属(*Semiocladius*)
	真开氏摇蚊属(*Eukiefferiella*)	施密摇蚊属(*Smittia*)
	高盾摇蚊属(*Eurycnemus*)	(*Stackelbergina*)
	(*Euryhapsis*)	柱突摇蚊书(*Stilocladius*)
	陆直突摇蚊属(*Georthocladius*)	苏伯来摇蚊属(*Sublettiella*)
	光中足摇蚊属(*Gymnometriocnemus*)	寄蜉摇蚊属(*Symbiocladius*)
	盐突摇蚊属(*Halocladius*)	同直突摇蚊属(*Synorthocladius*)
	毛胸摇蚊属(*Heleniella*)	背瘤摇蚊属(*Tavastia*)
	异长跗摇蚊属(*Heterotanytarsus*)	潮带摇蚊属(*Tethymyia*)
	异三突摇蚊属(*Heterotrissocladius*)	海施密摇蚊属(*Thalassosmittia*)
	水摇蚊属(*Hydrobaenus*)	提尼曼摇蚊属(*Thienemammiella*)
	克莱施密摇蚊属(*Krenosmittia*)	雅明摇蚊属(*Tokunagaia*)
	拉普开氏摇蚊属(*Lappokiefferiella*)	德永摇蚊属(*Tokunagayusurika*)
	拉普施密摇蚊属(*Lapposmittia*)	三突摇蚊属(*Trissocladius*)
	沼摇蚊属(*Limnophyes*)	津田摇蚊属(*Tsudayusurika*)
	林德摇蚊属(*Lindebergia*)	(*Tvetenia*)
	无尖中足摇蚊属(*Lipurometriocnemus*)	特维摇蚊属(*Tvetenia*)
	洛佩摇蚊属(*Lopescladius*)	约尼摇蚊属(*Unniella*)
	中环足摇蚊属(*Mesocricotopus*)	阳突环足摇蚊属(*Vivacricotopus*)
	肛脊摇蚊属(*Mesosmittia*)	木栖摇蚊属(*Xylotopus*)
	中足摇蚊属(*Metriocnemus*)	扎路摇蚊属(*Zalutschia*)
	矮突摇蚊属(*Nanocladius*)	

续表

亚科名	属名	
长足摇蚊亚科 Tanypodinae	无突摇蚊属(*Ablabesmyia*)	大粗腹摇蚊属(*Macropelopia*)
	异长足摇蚊属(*Alotanypus*)	纯粗腹摇蚊属(*Meropelopia*)
	阿那摇蚊属(*Anatopynia*)	单粗腹摇蚊属摇蚊属(*Monopelopia*)
	异伪长足摇蚊属(*Apsectrotanypus*)	那塔摇蚊属(*Natarsia*)
	北粗腹摇蚊属(*Arctopelopia*)	尼罗长足摇蚊属(*Nilotanypus*)
	贝司长足摇蚊属(*Bethbilbeckia*)	拟麦氏摇蚊属(*Paramerina*)
	布鲁摇蚊属(*Brundiniella*)	五脉摇蚊属(*Pentaneura*)
	坎托粗腹摇蚊属(*Cantopelopia*)	拟五脉摇蚊属(*Pentaneurella*)
	菱跗摇蚊属(*Clinotanypus*)	前突摇蚊属(*Procladius*)
	腔摇蚊属(*Coelotanypus*)	伪长足摇蚊属(*Psectrotanypus*)
	壳粗腹摇蚊属(*Conchapeiopia*)	拉多长足摇蚊属(*Radotanypus*)
	穴粗腹摇蚊属(*Denopelopia*)	雷欧长足摇蚊属 (*Reomyia*)
	皮长足摇蚊属(*Derotanypus*)	流粗腹摇蚊属(*Rheopelopia*)
	虹彩摇蚊属(*Djalmabatista*)	史奈摇蚊属(*Schineriella*)
	非特摇蚊属(*Fittkauimyia*)	长足摇蚊属(*Tanypus*)
	斑粗腹摇蚊属(*Guttipelopia*)	池粗腹摇蚊属(*Telmatopelopia*)
	哈伊摇蚊属(*Hayesomyia*)	远粗腹摇蚊属(*Telopelopia*)
	泽粗腹摇蚊属(*Helopelopia*)	特长足摇蚊属(*Thienemannimyia*)
	胡氏长足摇蚊属(*Hudsonimyia*)	三叉粗腹摇蚊属(*Trissopelopia*)
	泉粗腹摇蚊属(*Krenopelopia*)	异粗腹摇蚊属(*Xenopelopia*)
	拉布长足摇蚊属(*Labrundinia*)	扎长足摇蚊属(*Zavrelimyia*)
	拉粗腹摇蚊属(*Larsia*)	
摇蚊亚科 Chironomidinae	异足摇蚊属(*Apedilum*)	肛齿摇蚊属(*Neozavrellia*)
	阿什摇蚊属(*Asheum*)	短须摇蚊属(*Nilodorum*)
	阿克西摇蚊属(*Axarus*)	尼罗摇蚊属(*Nilothauma*)
	弱摇蚊属(*Baeotendipes*)	雨摇蚊属(*Nimbocera*)
	须毛摇蚊属(*Beardius*)	(*Omisus*)
	贝克摇蚊属(*Beckidia*)	帕加摇蚊属(*Pagastiella*)
	切诺摇蚊属(*Chernovskiia*)	拟摇蚊属(*Parachironomus*)
	摇蚊属(*Chironomus*)	拟枝角摇蚊属(*Paracladopelma*)
	枝角摇蚊属(*Cladopelma*)	拟劳氏摇蚊属(*Paralauterborniella*)
	长跗摇蚊属(*Cladotanytarsus*)	拟长跗摇蚊属(*Parapsectra*)
	(*Constempellina*)	长跗摇蚊属(*Paratanytarsus*)
	短须摇蚊属(*Corynocera*)	间摇蚊属(*Paratendipes*)
	隐摇蚊属(*Cryptochironomus*)	明摇蚊属(*Phaenopsectra*)
	弯铗摇蚊属(*Cryptotendipes*)	多足摇蚊属(*Polypendilum*)
	(*Cyphomella*)	海摇蚊属(*Pontomyia*)
	德美摇蚊属(*Demeijerea*)	伪摇蚊属(*Pseudochironomus*)
	拟隐摇蚊属(*Demicryptochironomus*)	(*Rheomus*)
	二叉摇蚊属(*Dicrotendipes*)	流长跗摇蚊属(*Rheotanytarsus*)
	恩菲摇蚊属(*Einfeldia*)	罗摇蚊属(*Robackia*)
	内摇蚊属(*Endochironomus*)	萨特摇蚊属(*Saetheria*)
	内三叶摇蚊属(*Endortribelos*)	丝摇蚊属(*Sergentia*)
	古罗摇蚊属(*Gillotia*)	(*Skutzia*)
	雕翅摇蚊属(*Glyptotendipes*)	木生摇蚊属(*Stelechomyia*)
	裸突摇蚊属(*Goeldichironomus*)	(*Stempellina*)
	(*Graceus*)	(*Stempellinell*)
	哈摇蚊属(*Harnishia*)	狭摇蚊属(*Stenochironomus*)
	(*Hyporhygma*)	斑摇蚊属(*Stictochironomus*)
	球附器摇蚊属(*Kifferulus*)	萨博摇蚊属(*Sublettea*)
	克鲁斯摇蚊属(*Kloosia*)	(*Synendotendipes*)
	泉摇蚊属(*Krenopsectra*)	长跗摇蚊属(*Tanytarsus*)
	劳氏摇蚊属(*Lauterborniella*)	特氏摇蚊属(*Thienemanniola*)
	李摇蚊属(*Lipiniella*)	三叶摇蚊属(*Tribelo*)
	石长跗摇蚊属(*Lithotanytarsus*)	杆长跗摇蚊属(*Virgatanytarsus*)
	小摇蚊属(*Microchironomus*)	异摇蚊属(*Xenochironomus*)
	小突摇蚊属(*Micropsectra*)	光摇蚊属(*Xestochironomus*)
	倒毛摇蚊属(*Microtendipes*)	(*Zavrelia*)
	(*Neostempellina*)	刷毛摇蚊属(*Zavreliella*)

续表

亚科名	属名	
寡脉摇蚊亚科 Podonominae	摇蚊属(*Boreochlus*) 拉孜摇蚊属(*Lasiodiamesa*) 李兹摇蚊属(*Linevitshia*)	拟北摇蚊属(*Paraboreochlus*) 拟绿摇蚊属(*Parochlus*) 刺[illegible]属(*T*[illegible])
原寡角摇蚊亚科 Prodiamesinae	毛摇蚊属(*Compteromesa*) 齿摇蚊属(*dontomesa*)	单寡角摇蚊属(*Monodiamesa*) 原寡角摇蚊属(*Prodiamesa*)
寡角摇蚊亚科 Diamesinae	狭寡角摇蚊属(*Arctodiamesa*) 寡角摇蚊属(*Diamesa*) 卡鲁摇蚊属(*Kaluginia*) 拉普寡角摇蚊属(*Lappodiamesa*) 帕摇蚊属(*Pagastia*)	波摇蚊属(*Potthastia*) 伪寡角摇蚊属(*Pseudodiamesa*) 伪开氏摇蚊属(*Pseudokiefferiella*) 同波摇蚊属(*Sympotthastia*) 同寡角摇蚊属(*Syndiamesa*)

摇蚊亚科的主要属和种列于表 2-3 中。

摇蚊亚科常见种类　　表 2-3

属名	种名
流长跗摇蚊属(*Rheotanytarsus* Thienemem et Bause)	多摩流长跗摇蚊(*Rheotanytarsus tamaquartus* Sasa)
长跗摇蚊属(*Tanytarsus* v. d. Wulp)	细长跗摇蚊[*Tanytarsus ejuncidus*(Walker)] 台湾长跗摇蚊(*Tanytarsus formosanus* Kieffer)
摇蚊属(*Chironomus* Meigen)	爪哇摇蚊(*Chironomus javanus* Kieffer) 花翅摇蚊(*Chironomus kiiensis* Tokunaga) 羽摇蚊[*Chironomus plumosus*(L.)] 萨摩亚摇蚊(*Chironomus samoensis* Edwards) 溪岸摇蚊(*Chironomus riparius* Meigen) 塞氏摇蚊(*Chironomus thummi*)
枝角摇蚊属(*Cladopelma* Kieffer)	平铗枝角摇蚊(*Cladopelma edwardsi*)
隐摇蚊属(*Cryptochironomus* Kieffer)	喙隐摇蚊(*Crptochironomus rostratus* Kieffer)
二叉摇蚊属 (*Dicrotendipes* Kieffer)	暗绿二叉摇蚊(*Dicrotendipes pelochloris*)
恩菲摇蚊属(*Einfeldia* Kieffer)	离恩菲摇蚊[*Einfeldia dissidens*(Walker)]
雕翅摇蚊属(*Glyptotendipes* Kieffer)	等跗雕翅摇蚊[*Glyptotendipes paripes*(Edwards)]
哈摇蚊属(*Harnischia* Kieffer)	截铗哈摇蚊(*Harnischia japonica* Hashimoto) 膨铗哈摇蚊(*Harnischia turgidula* Wang et Zheng)
灰腹球附器摇蚊属[*Kiefferulus glauciventris*(Kieffer)]	克罗摇蚊(*Kloosia* Krusman) 朝鲜克罗摇蚊(*Kloosia koreana* Reiss)
小摇蚊属(*Microchironomus* Kieffer)	软铗小摇蚊[*Microchironomus tener* (Kieffer)]
尼罗摇蚊属(*Nilodorum* Kieffer)	台湾尼罗摇蚊(*Nilodorum tainanus*)
拟摇蚊属(*Parachironomus* Lenz)	弯狭拟摇蚊(*Parachironomus arcuatus*)

续表

属　　名	种　　名
拟枝角摇蚊属(*Paracladopelma* Harnisch)	钩突拟枝角摇蚊(Paracladopelma camptolabis)
间摇蚊属(*Paratendipes* Kieffer)	黑带间摇蚊(*Paratendipes nigrofasciatus*)
多足摇蚊属(*Polypedilum* Kieffer)	独毛多长摇蚊(*Polypedilum henicurum* Wang) 云集多足摇蚊[*Polypedilum nubifer* (Skuse)] 伴行多足摇蚊(*Polypedilum vectus*)
罗摇蚊属(*Robackia* Saether)	毛尾罗摇蚊(*Robackia pilicauda* Saether)
商摇蚊属(*Shangomyia* Saether et Wang)	无栉商摇蚊(*Shangomyia impectinata*)
狭摇蚊属(*Stenochironomus* Kieffer)	云翅狭摇蚊(*Stenochironomus nublipennis*)

2.5　摇蚊的鉴定

2.5.1　形态学鉴定方法

形态学是研究动物、植物和微生物的整体及其组成部分的外形和结构的学科。形态学鉴定方法是根据生物的外部形态作为生物分类鉴定的依据，并结合生物学、生态学和生理学等特征，是目前最常用的一种分类鉴定方法。

对于摇蚊成虫和幼虫的分类鉴定，目前基本上是采用形态学鉴定方法，即根据不同种类摇蚊的形态结构特征对摇蚊进行分类。进行分类鉴定的基本步骤是：

首先采集摇蚊成虫或幼虫标本。对于摇蚊成虫，可以采用诱蚊灯或捕虫网捕捉。对于幼虫，使用彼德生采泥器采集水域的底泥，泥样通过100目过滤筛筛分后，择取摇蚊幼虫。

所获得成虫标本浸泡在75%酒精中保存，幼虫标本用8%的福尔马林固定后，进行计数和大致分类。然后进行标本解剖，用树胶或普里氏液（Puri）制作成永久或半永久显微镜玻片标本，在生物显微镜下根据摇蚊不同部位的形态结构进行种属鉴定。

我国几种常见摇蚊科幼虫的形态特征如下：

(1) 摇蚊属（*Chironomus*）：属摇蚊亚科，为摇蚊科分布最广的种类。其形态特点是体大型，体长可达30毫米，呈红色，俗称红虫。前面对花翅摇蚊的形态特征进行过介绍，其他常见的种类有塞氏摇蚊，第八腹节具两对腹鳃，一般长于后原足，后原足末端尖锐；羽摇蚊，第八腹界节亦具两对腹鳃，腹鳃长于后原足；大红摇蚊，第八腹节两侧各有一个柔软的指状侧鳃，第八腹节不具腹鳃。由于不同种类幼虫很难区别，一般对成虫进行种类鉴定。

（2）长足摇蚊属（*lanypus*）（图 2-6）：属长足摇蚊亚科。幼虫体长为 5～11mm。体圆柱形，不具侧缘毛。大触角长为头部的 1/3 或 1/2，可伸缩。中唇舌具 5 个黑褐色的齿。侧唇舌末端具 2 个不等长的棘。肛乳突短，位于肛门的周围。幼虫肉食性，在各种极不同的水域平均可见到。

（3）多足摇蚊属（*Polypedilum*）：属于摇蚊亚科。幼虫体长为 6～10mm。环器位于大触角第一节下 1/4 处。大颚具 3 个齿，在另一面上具附齿（或称内齿）。下唇齿几乎直型。具 2 个中央齿，中央齿及第二侧齿比其他齿高。幼虫喜栖息于湖泊的淤泥及河沙中。

（4）隐摇蚊属（*Cryptochironomus*）：属于摇蚊亚科。幼虫体长达 5～15mm。大触角长，其刚毛着生在第二或第三节上。大颚呈镰形，端齿发达。下唇的中央齿通常比其他齿宽的多，并且颜色较浅。幼虫多栖息于河流中，对水中含氧量很敏感，很多种类为典型沙急流生物。

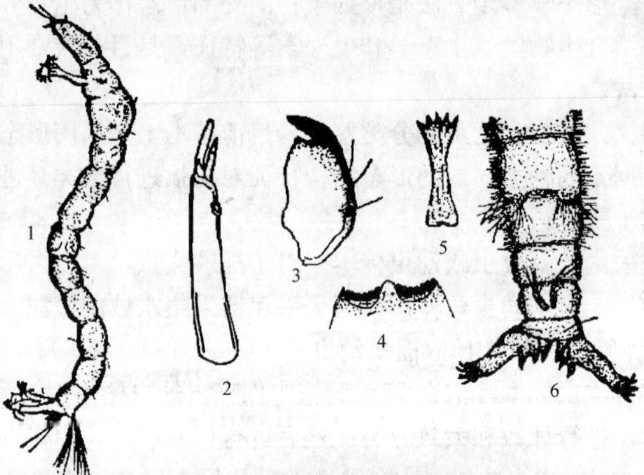

图 2-6　长足摇蚊幼虫形态特征

1—幼虫全貌；2—触角；3—大颚；4—副下唇；5—中唇舌；6—后腹部及尾部背面

图片来源：颜京松、叶沧江、白洋淀的摇蚊幼虫及二新种记述。昆虫学报. 1997.（84）Vol.20（2）

（5）雕翅摇蚊属（*Glyptotendipes*）：属摇蚊亚科。幼虫体粗短，体长达 15mm。大触角 5 节，环器位于触角第一节下面的 1/3 处，下唇具单个中央齿，两侧各有 6 个侧齿，第一侧齿长于中间齿。

（6）前突摇蚊属（*Procldius*）：属于长足摇蚊亚科，为长足摇蚊分布最广的属。幼虫呈浅白、浅黄或浅红色，具大理石花纹。体长达11mm，身体略扁，体节两侧具缘毛。大触角短，藏于触角鞘内，可伸缩。不具劳氏器。中唇舌由5个黑色齿组成，中央齿最短。

(7) 粗腹摇蚊属（*Pelopia*）：属长足摇蚊亚科。幼虫体长5～11mm，呈圆柱形，不具侧缘毛。大触角长为头部的1/3或1/2，可伸缩。中唇舌具5个黑褐色齿，侧唇舌末端具两个不等长的棘。

(8) 长附摇蚊属（*Tanytarsus*）：属摇蚊亚科。幼虫体长5～7mm，呈浅绿色或浅褐色。腹节两侧有羽状刚毛。大触角位于长触角托上，第一触角节具环器和一根感觉刚毛，劳氏器具柄。

(9) 劳氏摇蚊属（*Lauterbornia*）：属摇蚊亚科。幼虫呈血红色，体长达10mm。触角托很高，劳氏器小，着生长柄上。

笔者采用形态学分类鉴定的方法对在南方某地区的公园、水源水库、自来水厂及污水处理厂等10多个采样点采集摇蚊成虫标本进行种类鉴定，共鉴定出摇蚊25种，隶属于3亚科16属，包括直突摇蚊亚科2属2种，长足摇蚊亚科2属2种，摇蚊亚科12属21种。

在公园水域、水源水库以及自来水和污水处理厂鉴定出的摇蚊种类有：

(1) 直突摇蚊亚科（Orthocladiinae）；

(2) 安的列摇蚊属（*Antillocladius*）中的刀鬃安的列摇蚊（*Antillocladius scalpellatus Wang & Saether*）；

(3) 异三突摇蚊属（*Heterotrissocladius*）中的异三突摇蚊（*Heterotrissocladius sp.*）；

(4) 长足摇蚊亚科（Tanypodinae）；

(5) 前突摇蚊属（*Procladius*）中的箭前突摇蚊［*Procladius sagittalis*（*Kieffer*）］；

(6) 拟梅里摇蚊属（*Paramerina*）中的拟梅里摇蚊属（一种）*Paramerina sp.*；

(7) 摇蚊亚科（Chironominae）；

(8) 摇蚊属（*Chironomus*）（5种），分别为：1）环斑摇蚊［*Chironomus circumdatus*（Kieffer）］、2）爪哇摇蚊（*Chironomus javanus Kieffer*）、3）花翅摇蚊（*Chironomus kiiensis* Tokunanga）、4）萨摩亚摇蚊（*Chironomus samoensis Edwards*）、5）尼罗摇蚊属（*Nilodorum*）的台南尼罗摇蚊（*Nilodorum tainanus Kieffer*）；

(9) 枝长跗摇蚊属（*Cladotanytarsu*）2种，分别为：1）伪残枝长跗摇蚊（*Cladotanytarsus pseudomancus*）（Goetghebuer）、2）淡枝长跗摇蚊（*Cladotanytarsus sinjongensis*）；

隐摇蚊属（*Cryptochironomus*）的白带隐摇蚊［*Cryptochironomus albofasciatus*（Staeger）］；

（10）二叉摇蚊属（*Dicrotendipes*）2 种，分别为：强壮二叉摇蚊［*Dicrotendipes nevorssus*（Staeger）］、暗绿二叉摇蚊 *Dicrotendipes pelochloris*（Kieffer）；

（11）恩非摇蚊属（*Einfeldia*）的离恩非摇蚊［*Einfeldia dissidens*（Walker）］；

（12）雕翅摇蚊属（*Glyptotendipes*）的德永雕翅摇蚊（*Glyptotendipes tokunagai* Sasa）；

（13）哈摇蚊属（*Harnischia*）的短叶哈摇蚊［*Harnishchia curtilamellata*（Malloch）］；

（14）球附器摇蚊属（*Kiefferullus*）的灰球附器摇蚊［*Kiefferullus glauciventris*（Kieffer）］；

小摇蚊属（*Microchironomus*）的软铗小摇蚊［*Microchironomus tener*（Kieffer）］；

多足摇蚊属（*Polypedilum*）2 种，分别为：

刀多足摇蚊［*Polypedilum*（*Uresipedilum*）*cultellatum Goetghebuer*］、云集多足摇蚊 *Polypedilum*［（*Polypedilum*）*nubifer*（Skuse）］

长跗摇蚊属（*Tanytarsus*）3 种，分别为：

台湾长跗摇蚊（*Tanytarsus formosanus* Kieffer）、摇长跗摇蚊（*Tanytarsus oscillaus Johannsen*）、小山长跗摇蚊（*Tanytarsus oyamai* Sasa）；

长跗摇蚊属（1 种）（*Tanytarsus sp*）。

出现频率最高的为尼罗摇蚊属（*Nilodorum*）的台南尼罗摇蚊（*Nilodorum tainanus*），摇蚊属（*Chirnomus*）的花翅摇蚊（*Chironomus kiiensis*），此外，还有二叉摇蚊属（*Dicrotendipe*）的暗绿二叉摇蚊（*Dicrotendipes pelochloris*）和小摇蚊属（*Microchironomus*）的软铗小摇蚊（*Microchironomus tener*）。

同时，在研究中发现，水源地区域摇蚊种类呈现明显的多样性，而自来水水厂区域内的摇蚊品种则非常单一，优势种属非常明显，可能与水厂特殊的水环境有关。将在后面的章节进行详细介绍。

调查中发现，摇蚊的种群分布呈现明显的区域性。对华东某景观湖泊采集的摇蚊标本进行鉴定，发现其优势种类有四种：长足摇蚊属的刺铗长足摇蚊（*Tanypus punctipennis*），雕翅摇蚊属的德永雕翅摇蚊（*Glyptotendipes tokunagai*），台南短须摇蚊（*Kiefferulus tainanus*）和小摇蚊属的短减小摇蚊（*Microchironomus tabarui*）。

2.5.2 分子生物学鉴定方法

由于形态学分类方法的局限性以及单纯进行分类学研究的学者队伍的不断缩小，使分类学的发展面临巨大的挑战，亟须一种快捷方便的物种鉴定方法。分子生物学是从分子水平研究生命本质为目的的一门新兴边缘学科，在生物物种鉴定方面的应用对于突破形态学分类的局限性，提高了研究效率，具有巨大的优势。

宗祖胜等通过检索基因数据库（GenBank）中摇蚊的 rDNA 同源序列，设计出特异性扩增引物，并对深圳市 4 个自来水厂中摇蚊 rDNA 的内部转录间隔序列（ITS1）进行 PCR 扩增和限制性片段长度多态性分析（PCR-RFLP），同时对摇蚊 ITS1 区进行 DNA 序列测定，并根据 ITS1 区的序列差异构建了摇蚊的系统进化树，结果表明，摇蚊的 ITS1 可以作为摇蚊种分类阶元的理想分子标记。分类阶元是指在分类学上将生物划分为一系列阶元，主要包括界、门、纲、目、科、属、种等 7 个等级。其中种是分类的基本单位，是客观存在的实体，而种以上的分类阶元则是代表在形态、生理、生物学等方面相近的若干种的集合单位。

分子生物学鉴定标本的采集方法与形态学方法相似。

研究中采用的 DNeasy DNA 分离提纯试剂盒及 Master Mix PCR 试剂盒由德国 QIAGEN 公司生产，限制性内切酶 Mse Ⅰ和 Tsp509 Ⅰ购自基因公司。

2.5.2.1 摇蚊基因组 DNA 的提取

摇蚊基因组 DNA 的提取采用德国 QIAGEN DNeasy 试剂盒，具体操作步骤如下：

（1）将装有摇蚊的小离心管在液氮中冷冻 3min，取出后各加入 90μL 的 buffer ATL 和 10μL 蛋白酶 K，振荡混匀，55℃温育 2h 至组织完全消化。

（2）取出离心管，震荡 15s，加入 100μL 的 Buffer AL，振荡混匀，70℃温育 10min。

(3) 向离心管中加入 100μL 无水乙醇，震荡混匀后将上述混合液置于离心柱中，8000r 离心 1min，弃掉流出液。

(4) 将离心柱置于一新的 2mL 的离心管中，加 250μL 的 Buffer AW1（Buffer AW1 用前要先加入 25mL 的无水乙醇配成 44mL 的溶液），8000r 转速下离心 1min，弃掉流出液。

(5) 将离心柱置于一新的 2mL 的收集管中，加 250μL 的 Buffer AW2（Buffer AW2 用前要先加入 30mL 的无水乙醇配成 43mL 的溶液），12000r 转速下离心 3min，弃掉流出液。

(6) 将离心柱置于一支干净的 1.5mL 的微量离心管中，直接往 DNeasy 膜上加 100μL 的 AE 缓冲液，室温放置 1min，8000r 转速下离心 1min，收集洗脱液备用。

2.5.2.2　PCR 扩增

PCR（Polymerase Chain Reaction）即聚合酶链反应。PCR 技术的基本原理 类似于 DNA 的天然复制过程，其特异性依赖于与靶序列两端互补的寡核苷酸引物。

1. PCR 基本反应步骤

PCR 由变性—退火—延伸 3 个基本反应步骤构成：

(1) 模板 DNA 的变性：模板 DNA 经加热至 93℃左右一定时间后，使模板 DNA 双链或经 PCR 扩增形成的双链 DNA 解离，使之成为单链，以便它与引物结合，为下轮反应作准备；

(2) 模板 DNA 与引物的退火（复性）：模板 DNA 经加热变性成单链后，温度降至 55℃左右，引物与模板 DNA 单链的互补序列配对结合；

(3) 引物的延伸：DNA 模板—引物结合物在 Taq DNA 聚合酶的作用下，以 dNTP 为反应原料，靶序列为模板，按碱基配对与半保留复制原理，合成一条新的与模板 DNA 链互补的半保留复制链重复循环变性—退火—延伸三过程，就可获得更多的“半保留复制链”，而且这种新链又可成为下次循环的模板。每完成一个循环需 2～4min，2～3h 就能将待扩目的基因扩增放大几百万倍（Plateau）。到达平台期所需循环次数取决于样品中模板的拷贝。

2. 摇蚊分子生物学鉴定的 PCR 扩增步骤

(1) PCR 引物设计

从 GenBank 中搜集到 55 条不同种类摇蚊的核糖体基因 rDNA 序

列，编号分别为 AJ296767-AJ296822。利用 MegAlign 等 DNA 序列分析软件分别对 18s rDNA、基因间转录间隔序列（ITS1）和 5.8s rDNA 的同源性性进行分析，从而设计出扩增 ITS1 的 PCR 引物，上游引物 CAHIRO-FOR1 序列为：5/-AAATAAAAgTcgTAAcAAggTT-3/，下游引物 CHIRO-REV1 序列为：5/-ATgTATAAggcgcAATATg-3/，扩增反应的上下游引物分别与摇蚊的 18s rDNA 和 5.8s rDNA 对应区域互补。

（2）PCR 扩增反应

以摇蚊基因组 DNA 为模板对摇蚊 ITS1 进行扩增，PCR 扩增反应体系总体积为 100μL，其中模板 DNA 10μL、引物各 10μL、Master Mix Taq DNA 聚合酶及 Mg2＋10μL、无菌水 60μL。

PCR 反应条件如下：预变性（94℃/3min），扩增反应 30 个循环（变性 94℃/1min，退火 53.5℃/1min，延伸 72℃/1min），最后一个循环延伸反应延长至 10min（即 72℃/10min），PCR 仪用热盖子。

（3）PCR 产物检测

PCR 产物在 2.0%的琼脂糖凝胶上电泳，在紫外分析仪上观测结果，PCR 产物－20℃冰箱保存。

2.5.2.3 酶切分析

利用 Mse Ⅰ和 Tsp509 Ⅰ两个限制性内切酶酶切 PCR 产物。Mse Ⅰ酶切温度为 65℃，反应 3h；Tsp509 Ⅰ酶切温度为 37℃，反应 3h。

2.5.2.4 DNA 序列测定

PCR 扩增产物经纯化后，克隆进 pMD 18-T 高效 T 载体中，然后利用 ABI PRISMTM 377XL DNA 测序仪进行序列测定。

2.5.2.5 摇蚊 ITS1 PCR 扩增结果

根据形态学特征对摇蚊标本进行传统生物学鉴定分类，分类标准参照有关摇蚊分类图谱及南开大学王新华等制作提供的实物显微标本，分别对照摇蚊头、胸、腹、尾、足和翅等局部生物学特征及整体外形进行鉴定，分类结果发现，采集到的摇蚊标本有：花翅摇蚊、暗绿二叉摇蚊、软铗小摇蚊、台南尼罗摇蚊，其中在深圳的 4 个自来水厂中均采集到了花翅摇蚊，可以初步推测花翅摇蚊是各水厂中的优势种群。

如图 2-7 所示，经过 PCR 后，花翅摇蚊、暗绿二叉摇蚊、软铗小摇蚊和台南尼罗摇蚊均扩增出了约 400bp 的目标 DNA 片段。

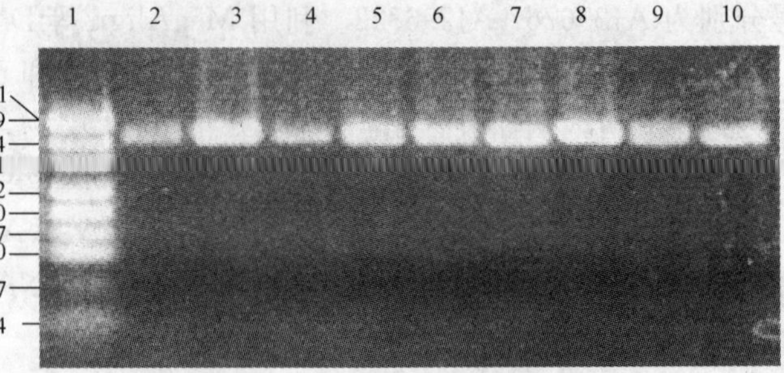

图 2-7　各水厂摇蚊标本 ITS1 扩增结果

1—Marker；2—花翅摇蚊；3—暗绿二叉摇蚊；4—软铗小摇蚊；

5—台南尼罗摇蚊；6、7、8、9、10—花翅摇蚊

2.5.2.6　PCR 产物 Mse Ⅰ和 Tsp509 Ⅰ酶切结果

酶切结果见图 2-8、图 2-9。可以看出，PCR 产物经过 Mse Ⅰ酶切均产生 2 条片段，其中，暗绿二叉摇蚊和软铗小摇蚊所产生的片段大小明显与花翅摇蚊不同；经过 Tsp509 Ⅰ酶切后，花翅摇蚊产生 1 个条带，而软铗小摇蚊和台南尼罗摇蚊均产生 2 个条带，且两个片段大小有明显差异。

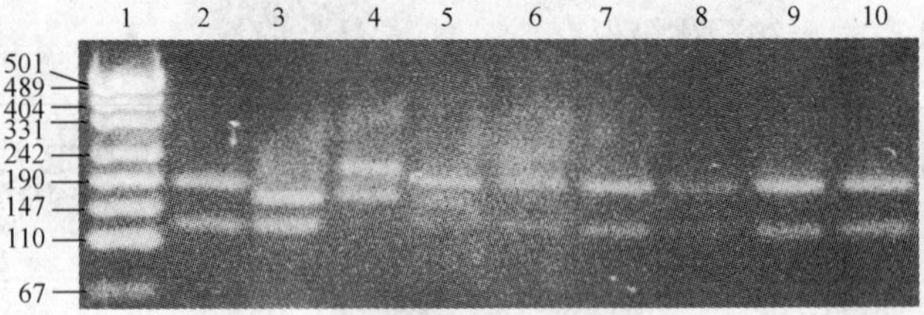

图 2-8　PCR 产物 Mse Ⅰ酶切结果

1—Marker；2—花翅摇蚊；3—暗绿二叉摇蚊；4—软铗小摇蚊；

5—台南尼罗摇蚊；6、7、8、9、10—花翅摇蚊

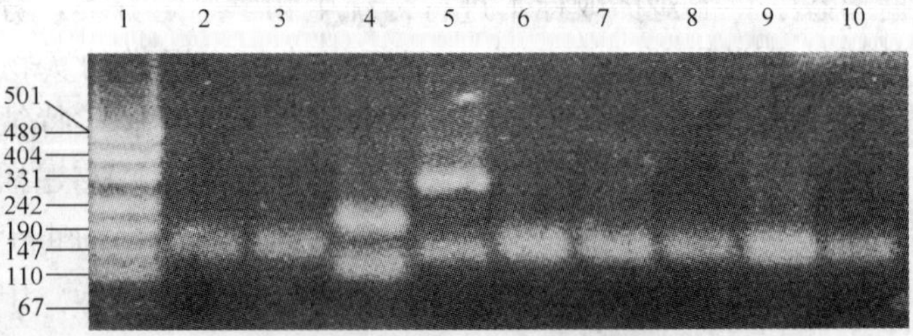

图 2-9　PCR 产物 Tsp509 Ⅰ酶切结果

1—Marker；2—花翅摇蚊；3—暗绿二叉摇蚊；4—软铗小摇蚊；5—台南尼罗摇蚊；6、7、8、9、10—花翅摇蚊

由此可见，通过 Mse Ⅰ和 Tsp509 Ⅰ两个限制性内切酶可以将暗绿二叉摇蚊、软铗小摇蚊、台南尼罗摇蚊和花翅摇蚊区别开来，从而可以在不需要许多形态学分类经验与基础的情况下，进行摇蚊的种类鉴定。

2.6 摇蚊的人工培养

进行摇蚊人工培养主要有两方面的目的：

首先，摇蚊幼虫营养丰富，虫体含干物质为1.4%；干物质中，蛋白质含量为41%～62%、脂肪为2%～8%，是多种经济水生动物如鲤、鲫、鲮、鲟、青鱼、黄鳝、泥鳅、河蟹、鳖、龟等的优良天然饵料，特别是很多经济水生物的幼体阶段更以摇蚊幼虫为其主要天然饵料。因此，通过人工方法大量培养摇蚊幼虫，对培育经济水生动物的幼体具有重要意义。

另一方面，是为了科学研究的目的进行摇蚊的人工培养。建立摇蚊的人工培养方法是进行摇蚊的生长、繁殖等生物学特征研究的基础。在红虫防治技术研究中，通过实验室人工培养，一方面可以弄清导致红虫爆发的主要因素，同时也为进行摇蚊的灭活与控制试验研究提供所需的虫源。

2.6.1 作为经济生物的摇蚊幼虫的人工培养

由于摇蚊幼虫的生存能力强、生长繁殖快，对水体环境没有特别要求。作为生物饵料进行的摇蚊幼虫大规模人工培育不需任何特殊设备，方法也比较简单。佘德英等对此进行了研究探讨，具体方法如下。

2.6.1.1 培育池

对于培育摇蚊幼虫池子的大小、深浅、结构等都没有特别的要求，但为了便于管理和收获，最好选择池深50cm左右的水泥池；池底铺上富含有机物的淤泥并加水20～30cm深。为了便于捕捞，池底铺设的淤泥最好采用孔径为0.6cm的筛网过滤的细泥。

2.6.1.2 培育方法

培育摇蚊幼虫不需进行引种工作。每年的春季，当水温上升到14℃以上，气温在17℃以上时，自然会有很多摇蚊在培育池中产卵繁殖。2～7d后，卵便孵化出膜。

刚出膜的摇蚊幼虫营浮游生活，生活期为3～6d，以各种浮游生物、菌胶团和有机碎屑等为食。因此，在这一期间要经常向池中泼洒发酵过的有机肥，使池水维持较高的肥度。

浮游生活之后，摇蚊幼虫逐渐转为底栖生活，主要以有机碎屑为食。这一期间要定期向池中泼洒发酵过的有机肥或直接在池中投放陆草，让陆草腐烂发酵。

摇蚊幼虫具背光性。在光照强烈的夏季，要适当加深池水，使池水深度维持在 40～50cm，或在池子的上方加盖凉棚、搭设葡萄架等。摇蚊幼虫耐低氧能力很强，长期处于低氧环境或短期处于无氧条件下都能正常生存，因此培养摇蚊幼虫的池水不需加以特别管理；但如果池水过于老化而变成臭清水，光线大量透射到水底时，会影响摇蚊幼虫的生活，此时可更换部分池水，并向池中适当施发酵过的有机肥。

2.6.1.3　捕捞

捕捞时，先用孔径为 1.5mm 左右的网将池中大颗粒的烂草败叶捞去，然后排去部分池水，再铲取底泥，用孔径为 0.6mm 的筛网筛去淤泥，即可取得摇蚊幼虫。

摇蚊幼虫的生长发育速度很快，大多数摇蚊在春夏两季都各能完成一个世代。在培育池中，摇蚊幼虫的生物量，虽然因季节有所波动，但全年都能维持在较高的水平。因此，摇蚊幼虫的捕捞，可根据生产需要随时进行。

2.6.2　摇蚊的实验室人工培养

由于进行实验室培养的目的是出于研究的需要，因此在摇蚊品种的纯度、培养条件的控制等方面都比作为饵料培养所要求的条件更严格。

目前对于摇蚊的实验室培养，大多参照代田昭彦的培养方法，并根据摇蚊的种类和培养情况进行相应的改进。

2.6.2.1　人工培养实验室

为了进行摇蚊的实验室培养，笔者建立了专门的人工培养实验室。人工培养实验室呈长方形，约 12m²，有 2 个窗户便于通风透气，为了进行培养条件控制，实验室设有照明日光灯、紫外杀菌灯；采用空调进行室温和湿度调节。根据进行摇蚊的生活史研究的需要，实验室设采卵箱和幼虫培养池两个部分。

采卵箱以铝合金为框架，做成长、宽、高分别为 1m、1m、2m 的长方体形状，外面挂有 40 目的尼龙防蚊网。采卵箱顶部装有 2 支 20W 的日光灯，日光灯联结有自动定时开关。采卵箱内侧设有加湿机，必要时可增加环境的湿度。在采卵箱中放置 3 个直径为 50cm，高 20cm 的塑料圆盆，圆盆中有 10cm 深的水，作为羽化和产卵的场所。

人工培养实验室的平面布置图见图 2-10。

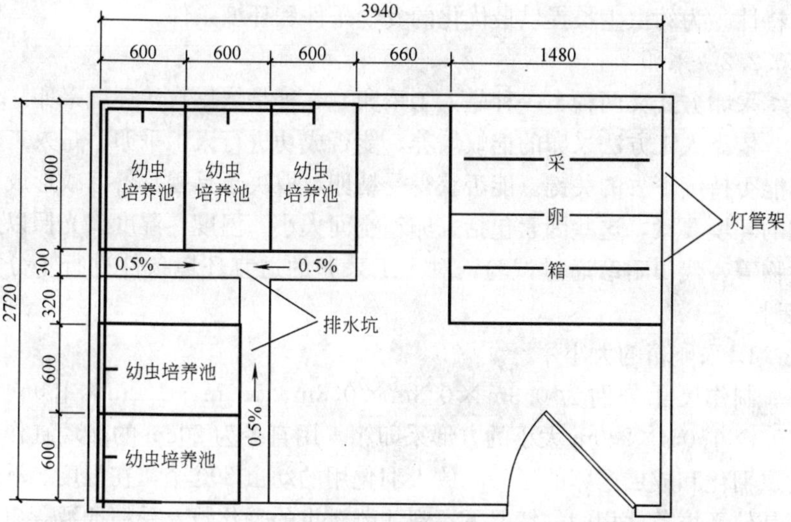

图 2-10　红虫培养实验室平面图（单位：mm）

幼虫培养池由钢板加工而成，分为 2 组：一组为 3 个间隔，另一组为 2 个间隔，每个间隔均为长 1.0m，宽 0.6m，高 0.4m 的长方体，图 2-11 为其中的一组。池中放置多个长方形搪瓷盘作为卵孵化和幼虫生长场所。

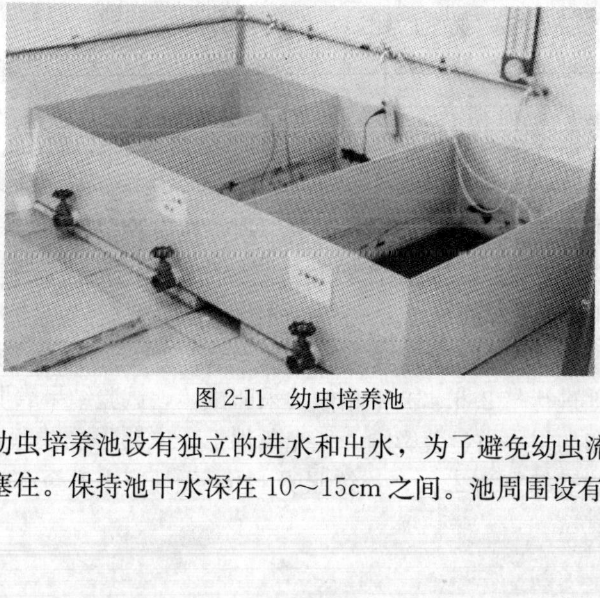

图 2-11　幼虫培养池

每格幼虫培养池设有独立的进水和出水，为了避免幼虫流失，出水口用海绵塞住。保持池中水深在 10～15cm 之间。池周围设有排水沟。

摇蚊的实验室培养分为人工采卵、幼虫饲养和成虫饲养 3 个过程，人工采卵过程通过给摇蚊成虫提供适宜的交配和采卵的环境，从而获得进行幼虫培养所需的受精卵，幼虫的饲养过程，则需要根据摇蚊的种类和特性，为幼虫生长提供最优化的食物条件和环境条件。

2.6.2.2　采卵

采卵方式又两种，一种是人工采卵，一种是依靠自然环境采卵。

依靠人工方法采卵的摇蚊培养，能否成功进行人工采卵，是人工培养能否持续下去的关键。能否获得受精卵，取决于是否具备摇蚊形成蚊柱的环境要素，这些因素包括采卵箱空间大小、温度、湿度、光照以及食物等。代田昭彦通过试验，对人工采卵的适宜环境条件进行了分析探讨。

1. 采卵箱的大小

制作尺寸分别为 0.3m×0.3m×0.3m，1.0m×1.0m×1.0m 和 1.0m×1.0m×2.0m 大小的方形采卵箱，用直径为 20cm 的玻璃缸作为幼虫羽化和成虫产卵的场所，放入羽化用的幼虫 500 个，在温度、湿度等其他环境条件相同的情况下，观测雌雄虫的羽化数、受精卵数，以确定能够满足摇蚊顺利进行交配所需要的空间大小。根据试验结果，1.0m×1.0m×2.0m 采卵箱的产卵率和受精率最高，至少需要 $2m^3$ 的空间才能满足摇蚊形成蚊柱并交配的需要。

2. 温度

控制采卵箱中的湿度为 90%的条件下，在 10～35℃范围内改变摇蚊产卵的气温条件，观测产卵数，产卵率和受精卵数及受精率等。结果表明，10℃时没有产卵，15℃时产卵率为 17%，18℃时产卵率迅速上升到 74%，20℃达到了 98%。在 20～28℃之间，产卵率均能保持在 90%以上，绝大部分雌蚊都能产卵。受精率最高的气温区间则在 23～26℃之间，受精率能达到 80%以上，超出这个范围，受精率明显下降。

综合羽化、产卵和授精三方面的因素，在实验室条件下，气温保持在 20～28℃范围内，是提高产卵率，获得受精卵的适宜条件。

3. 光照

在湿度为 90%，气温为 23～25℃，水温为 20～23℃的条件下，改变光照条件进行与 2.6.4.2 中相似的采卵试验，试验结果表明，光照条件对受精卵的得率由显著影响。无光条件下，未获得受精卵，24h 连续照明，平均受精率为 22%；连续照明 12h，受精率上升至 39%，在 24h

照明过程中，间歇性熄灯，结果表明，24h内间歇性熄灯4～8次，每次0.5h，可以获得80%以上的受精率，是进行摇蚊人工采卵的适宜光照条件。

4. 湿度

根据代田昭彦的试验结果，产卵率和受精率均随着湿度的增加而增加，当湿度提高到80%以上时，产卵率急剧升高，湿度提高到85%以上时，受精率急剧增大。综合各方面的因素，80%～90%是有利于摇蚊采卵的适宜湿度。

5. 其他条件

除了空间大小、温度、光照、湿度等因素外，成虫的饵料、成虫的密度雌雄比例等因素也对受精卵的获得由一定的影响。

尽管大量文献都提出了摇蚊成虫不摄食的观点，但在代田昭彦的研究中，认为是否提供成虫饵料以及饵料的种类对摇蚊的产卵率和受精率都有影响，以2%的蔗糖和2%的蜂蜜为比较适宜的饵料，并认为投加饵料的目的是延长成虫的寿命，以提高受精率。

在成虫密度为500～4000个/m^3的范围内，受精率随个体密度的增加而增加，以个体密度大于100个/m^3比较合适。

除采用前述的人工方法采卵外，为了使培养的摇蚊幼虫更接近自然环境中的幼虫，以获得更有效的幼虫灭活数据，还采用自然环境采卵的方法。摇蚊卵取自自来水厂沉淀池的池壁。幼虫在沉淀池羽化变成成虫后，即行交配然后产卵于池壁离水面约5cm处，可以用镊子夹住卵块的尾部，使之脱离池壁，然后放在装有水的容器中，带回实验室进行孵化，或者用更简单的手指采卵法，也就是用人的食指或中指横向去刮卵块，卵块就会粘到手指上。

摇蚊卵带回实验室后，将40cm×20cm×5cm的白搪瓷托盘放入养虫池后，虫卵均匀地放入托盘，待虫卵沉入盘底部后，然后将培养基倒入盘中，上面罩上纱网以免飞虫进入。视室温而定，通常2～5d可全部孵化成幼虫。

2.6.2.3 幼虫饲养

1. 筑巢基质和营养源

在摇蚊的生活史中，幼虫是惟一进食的阶段，同时由于摇蚊幼虫具有筑巢生长的特性，适宜的筑巢基质和营养源是人工培养能否成功的关键。在实际培养过程中，添加的培养基质具有为摇蚊幼虫提供营养源和筑巢材质双重功能。

在天然环境中，摇蚊幼虫一般筑巢生活在泥土基质中，以水和泥土中的有机质作为营养物质，因此，含有大量有机质的富营养化水体容易大量孳生摇蚊。在自来水厂的沉淀池和反应池等构筑物中生长的摇蚊幼虫，则以含有天然悬浮颗粒物和水处理过程中产生的矾花作为筑巢材料，并从其中的藻类、腐殖质中吸取营养。

代田昭彦对幼虫饲养过程中的基质与营养源进行了系统的探讨。对比采用琼脂—牛奶培养基、黏土—牛奶培养基、琼脂—黏土—牛奶培养基以及黏土—桑叶培养基等不同人工基质进行摇蚊幼虫，并观测幼虫的收获率、生长速度以及产量。

研究发现，琼脂—黏土—牛奶培养基中幼虫的收获率最高，达到100%，其次是黏土—牛奶培养基，收获率达到95%以上，黏土—桑叶培养基的收获率则相对较低。从生长速度来看，在 10d 培养期内，3mm 的幼虫在不同培养基中的生长情况如下：琼脂—牛奶培养基中幼虫体长 7.5mm，黏土—牛奶及黏土—桑叶培养基中幼虫体长为 8mm，黏土—牛奶培养基铺在沙上幼虫体长达 8.8mm，琼脂—黏土—牛奶培养基中幼虫体长达到 9.4mm。可见摇蚊幼虫在琼脂—黏土—牛奶培养基中的生长速度最快。

在幼虫产量方面，琼脂—牛奶培养基中最高产量为 $260mg/100cm^2$，黏土—桑叶培养基中的最高产量为 $400mg/100cm^2$，黏土—牛奶培养基中的最高产量为 $433mg/100cm^2$，黏土—牛奶培养基铺在沙上幼虫产量为 $500mg/100cm^2$，而琼脂—黏土—牛奶培养基的产量远高于上述几种培养基，达到 $733mg/100cm^2$。

综合上述试验结果，以而琼脂—黏土—牛奶培养基最适合摇蚊幼虫生长。上述试验结果是在短期静水培养条件小所得到的。现将几种培养基的配制方法介绍如下：

(1) 牛奶—琼脂培养基：将培养细菌用的琼脂粉溶解于热水中，配成 0.8%的琼脂溶液，冷却至 50℃后，再加入牛奶。根据牛奶的添加量，调整纯水的添加量，使最终的琼脂浓度为 0.75%。然后将该培养基溶液 25mL 导入直径为 9cm 的培养皿中冷却凝固后，再加入10mL 纯水。

(2) 黏土培养基：取一定量的黏土加入蒸馏水，在研钵中研碎后，配制成黏土悬浊液，取出一定量的黏土溶液，徐徐加入氯化钙溶液使黏土悬浊液絮凝沉淀，上清液透明为止，并据此确定所需添加的氯化钙的量。以沉淀下来的沉淀物作为黏土培养基。

(3) 牛奶—黏土培养基：取一定量的黏土，加入一定量的蒸馏水，在研钵中研碎，使之成为分散的胶体状，除去砂质后（用纱布过滤），用每平方厘米1.2kg的高压锅灭菌30min，冷却后再称取一定量的牛奶溶液，倒入黏土溶液中。牛奶会被黏土吸附形成絮状沉淀。待沉淀沉入水底，上清液澄清后，水底的絮状沉淀可作为试验用的牛奶黏土培养基。

此外，还有黏土—植物叶营养基、琼脂—黏土—牛奶培养基、下水沟泥培养基和养鱼池泥培养基等。其配制方法不一一介绍。值得注意的是，在实际应用上述培养基时，由于培养的摇蚊幼虫的种类，所采用培养基配制材料的来源等因素的不同，需要根据具体情况，摸索最适宜的培养基配方。

例如，以花翅摇蚊为培养对象，首先采用牛奶—黏土培养基进行幼虫培养，并对筑巢基质和营养基质的材料和配比进行了优化。

首先进行了筑巢基质的筛选。在其他条件不变的情况下，分别选择藻类悬浮物、黏土、砂土、硅藻土4种筑巢基质，对比摇蚊幼虫的成活率，4个龄期的花翅摇蚊幼虫在投放48h后的存活率见图2-12。

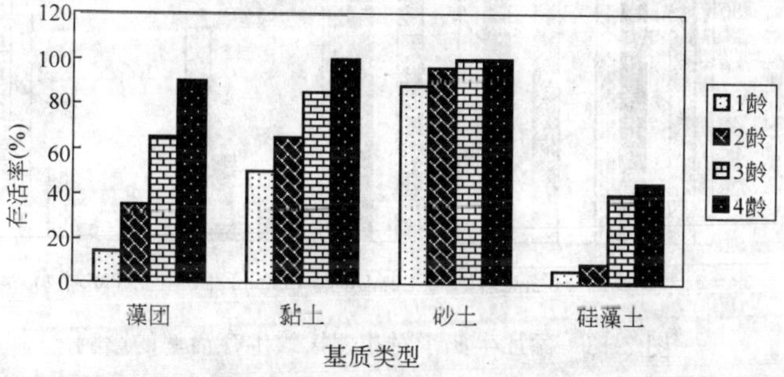

图2-12 各龄期幼虫在不同培养基质中的存活率

可以看出，在实验室培养时，砂土是对花翅摇蚊幼虫最为优良的培养基质，其次为黏土、藻团。在砂土基质中，试验的3龄和4龄幼虫未发生死亡现象，2龄幼虫存活率达到96%，1龄幼虫存活率也达到88%之多。黏土的培养情况略差于砂土，虽然其中4龄幼虫的存活率和砂土中相当，但3龄幼虫存活率下降至85%，2龄和1龄幼虫的死亡率更高(分别为35%和50%)。

在水库和水厂沉淀池中，藻团为红虫的生长发育提供了营养条件，但在实验室静态培养时，藻团中各龄幼虫的死亡率，尤其是低龄红虫的死亡率很高。在所试验的四种环境中，硅藻土中幼虫成活率最低，1 龄与 2 龄幼虫的成活率分别仅有 6%和 9%。

试验结果说明，砂土中花翅摇蚊幼虫具有良好的存活稳定性，适宜作为生测培养基质。

以沙土为筑巢基质，进行了营养基质牛奶添加量的考察，培养器皿为直径 12cm 的培养皿。结果见图 2-13。在 0.5mL 的牛奶基质浓度中，2 龄幼虫成活率从 96%提高为 100%，1 龄幼虫存活率也从 88%提高到 95%。增加牛奶浓度至 1.0mg/L 时，4 龄幼虫仍然保持了 100%的成活率，但 3 龄幼虫存活率下降为 95%，2 龄和 1 龄幼虫的存活率下降为 89%和 84%。浓度提高至 2.5mg/L 时，4 龄幼虫的存活率下降到 72%，3 龄和 2 龄幼虫存活率急剧下降为 29%和 24%，1 龄幼虫存活率只有 8%。浓度提高至 5.0mg/L 时，4 龄幼虫的存活率仅有 26%，其他龄期幼虫存活率极低。

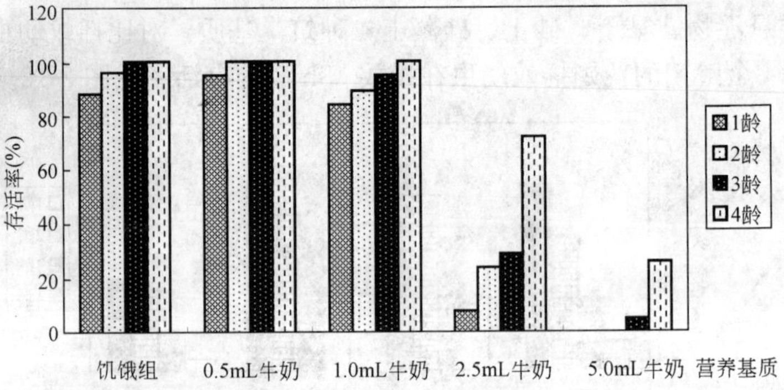

图 2-13　添加牛奶量对花翅摇蚊生存活率的影响

上述结果说明，添加适量牛奶基质，能提高花翅摇蚊幼虫的成活率。但过量基质影响幼虫的生测稳定性，过量严重时，严重影响幼虫的存活，推测原因可能是过度添加营养基质导致水质发生不利于摇蚊幼虫生存的变化，比如牛奶腐坏。

在采用砂土—牛奶培养基培养一段时间以后，出现了孵化后幼虫成活率急剧降低的现象，尽管采用了控制温度、湿度、清洗培养池等多种措施，仍然不能使成活率提高。分析其中的原因，可能受到病菌感染，采用消毒剂对培养池进行消毒清洗，实验室进行紫外消毒后，幼虫成活率才有了明显提高。估计与牛奶容易腐坏变质，从而孳生病菌导致幼虫感染有关。

为了提高培养幼虫的稳定性，决定筛选性能稳定的复合人工饲料作为培养基质。人工饲料营养组成和合理使用对幼虫饲养非常重要。选用的人工饲料主要成分包括鱼粉、小麦胚芽、虾粉、优质酵母、小麦粉、脱脂大豆、螺旋藻、海藻精、虾红素、多种维他命、多种矿物质等，最终确定的人工饲料其营养成分组成如表 2-4。

人工饲料的营养成分含量　　表 2-4

粗蛋白质	粗脂肪	粗纤维	粗灰分	水分
49.0%以上	5.0%以上	3.0%以下	12.0%以下	10.0%以下

将饲料用研钵研磨成粉末状，然后称取 10g/袋进行分装密封，以免防潮变质。不同虫龄饲料添加量如表 2-5。

人工饲料添加量（单位：g/千头）　　表 2-5

一龄幼虫	二龄幼虫	三龄幼虫	四龄幼虫
0.2～0.3	0.4～0.6	0.8～0.9	1.0～1.2

采用上述符合饲料进行摇蚊幼虫的饲养近 2 年时间，孵化幼虫的成活率，幼虫的羽化率和产卵率都维持在比较高的水平，并形成了持续稳定地世代循环。

2. 静水培养和流水培养

静水培养是在培养皿中放置培养基和水，然后接种卵或幼虫，培养过程应根据幼虫的生长情况添加营养源。静水培养的优点是操作简单，缺点是由于是死水，长期存放容易变质和滋生细菌，从而导致幼虫的死亡。但作为进行摇蚊生态特性研究短期培养是可行的，代田昭彦采用静水培养法进行为期 10d 的培养，并据此对比研究了不同培养基的优劣。但是，在静水培养中也发现，由于投加营养物质，并采用了有机物培养基，导致培养水质恶化，溶解氧不足，幼虫的收获量不稳定。

采用流水培养的目的一方面是通过新鲜水的补充，维持水质的稳定，控制富营养化；另一方面，通过新鲜水的补充，保证水中有足够的溶解氧，以满足摇蚊幼虫生存和生长的需要。代田昭彦探讨了水的流量以及溶解氧分布对幼虫收获量的影响，发现在流水培养中，水的流动不均匀导致溶解氧分布不均匀，是影响摇蚊生产量的重要原因。收获的活体幼虫重量与流量和溶解氧量成正比。

本节中所进行的实验室幼虫培养主要是在流水环境中进行，目的是为了获得稳定的世代，并在低温的冬天能够持续观测其生长繁殖情况的变化，越冬方式，并获得充足的试验用虫源。在图 2-11 所示的装置中，控制换水的速度范围为 0.1～0.2L/min，培养池中水的停留时间约 1～2h。同时，在饲养过程中用氧气泵进行充氧。

从自来水厂的沉淀池采集摇蚊幼虫培养虫源，首批采集 3 龄幼虫约为 3500 头左右，用自来水清洗掉虫体表面的污泥，然后放到幼虫培养池内饲养。

由于饲养场所与外界隔离后，实验室中种群的进化潜力已经定型，要得到良好的摇蚊种群或者需要多世代饲养下去，就尽可能每隔 3～5 个世代后适当添加外界的虫源，这样可以避免种群的消退和虫体形态的变异。实验室饲养的摇蚊最重要的环节在第一个世代，同时为了保持遗传的多样性，应使其死亡率降到最低。

2.6.2.4　成虫饲养

根据对摇蚊生活习性的研究，成虫阶段是不摄食的。但是，在代田昭彦的培养方法中，为成虫也设置了摄食的场所，所采用的成虫饵料有 3 种不同的配方，分别为：2%的蔗糖水，2%的蜂蜜水，2%的蔗糖水与 2%的蜂蜜水以 5：2 的比例混合，每天 2 次用喷雾器喷洒在挂在采卵箱中的棉布上。

事实上，由于摇蚊的成虫阶段不摄食，只要采卵箱中的温度和湿度合适，就能够达到 90%以上受精率。因此，我们对于成虫的饲养，除了用加湿机加湿，使室内湿度始终保持在 85%以上，同时将温度控制在 26～28℃之间以外，不需要添加特别的成虫饵料。成虫的生命期很短，雌蚊产卵后很快死亡，因此，对于成虫不需要特别的饲养条件，为了使摇蚊成虫能够顺利受精、产卵，必须提供如前所述的适宜的环境条件。

2.6.3　影响红虫生长繁殖的主要因素

通过对摇蚊室内人工培养全过程的观测，发现温度、湿度、光照是影响摇蚊生长繁殖的重要环境因素。对花翅摇蚊的生活史进行了 1 年的持续观测，发现花翅摇蚊在深圳 1 年可发生 7～8 个世代，世代历期从温度最高时（水温约30℃）的25d到低温（水温23℃）时的45d。从11月底至来年3月中旬，摇蚊以幼虫形态越冬。一年内的生长繁殖时间可长达8个月以上。

2.6.3.1 温度对摇蚊生长繁殖的影响

随机选择了第三代刚刚羽化的成虫，在温度分别为25℃、27℃和29℃下（其他条件相同）各设3个重复，各配15对蛹放到1.5m×1.5m×2.0m的采卵箱中饲养，孵化为成虫后，观察产卵情况，记录卵块数，并在显微镜下观察，计算出每块卵的卵粒数。分别从中随机取出5个卵块，放到长为40cm×20cm×5cm的托盘中，加入培养基质上面用纱网罩住，按照上述3个温度进行培养。表2-6为3个不同温度下摇蚊的孵化率、化蛹率和羽化率的比较。

不同温度下摇蚊不同虫态成活率 **表2-6**

温度	重复	卵块数（块）	卵粒数（粒）	孵化数（头）	孵化率（%）	化蛹数（头）	化蛹率（%）	羽化数（头）	羽化率（%）
25℃	Ⅰ	5	1006	647	64.3	506	78.2	481	95.1
	Ⅱ	5	746	373	50.0	218	58.4	209	95.9
	Ⅲ	5	951	477	50.2	406	85.1	393	96.8
	平均	5	901	499	55.4	377	75.6	361	95.8
27℃	Ⅰ	5	840	479	57.0	395	82.5	386	97.7
	Ⅱ	5	1012	695	68.7	606	87.2	584	96.4
	Ⅲ	5	968	566	58.5	487	86.0	460	94.5
	平均	5	940	580	61.7	496	85.5	477	96.2
29℃	Ⅰ	5	913	488	53.5	402	82.4	388	96.5
	Ⅱ	5	741	455	61.4	378	83.1	352	93.1
	Ⅲ	5	755	409	54.2	311	76.4	291	93.6
	平均	5	803	451	56.2	364	80.7	344	94.5

由表2-6可以看出，温度对摇蚊虫卵的孵化率的影响较大，对化蛹率和羽化率的影响不如孵化率明显，综合3个不同温度下花翅摇蚊的生长情况，以27℃最适合摇蚊的生长繁殖。

2.6.3.2 湿度对摇蚊繁殖的影响

湿度也是影响摇蚊繁殖的重要因素之一。在干燥的季节，如果不采取措施提高采卵箱的湿度，则摇蚊的产卵率底，很难形成世代循环，增加养虫间的湿度，产率迅速上升。

改变采卵间的湿度，研究成虫产卵的总数量以及其中受精卵的所占的百分比率，表 2-7 为不同湿度下摇蚊卵总数量以及受精卵占总卵粒数百分率的比较。

摇蚊受精率与湿度的关系　　表 2-7

相对湿度	卵块数(块)	卵粒数(个)	受精卵数(个)	受精率
75%	4	676	314	46.4%
80%	7	863	459	53.2%
85%	8	1407	831	59.1%

由表 2-7 可以看出，湿度对受精率有明显影响。其他条件相同的情况下，湿度越高受精率越高。而在水厂或其他摇蚊孳生的地方，雨后经常出现爆发高峰，也说明了潮湿的环境能促进摇蚊的生长繁殖，从而缩短摇蚊大规模爆发的周期。

2.6.3.3　光照对摇蚊繁殖的影响

光照时间对摇蚊的繁殖也有一定的影响。表 2-8 为 27℃，85%湿度下不同光照条件下摇蚊的产卵情况的比较。

光照对摇蚊产卵量的影响　　表 2-8

光照时间(h)	卵块数(块)	总卵粒数(个)	块/每雌蚊	粒/每雌蚊
0	2	233	0.4	46.6
8	8	1218	1.6	243.6
16	9	1946	1.8	389.2
24	5	767	1.0	153.4

由表 2-8 可以看出，完全没有光照的情况下，摇蚊的产卵数量最低，光照提高到 8h 后，产卵数量大大提高，光照时间 16h 摇蚊的产卵量达到最高，延长光照时间至 24h，产卵量反而大大降低。因此，夏季日照时间长相对较长，有利于摇蚊的生长繁殖。

2.7　摇蚊的生活习性

2.7.1　摇蚊的生活史

摇蚊是典型的变态昆虫，其生活史经过卵、幼虫、成虫、蛹和成虫 4 个阶段，其中幼虫期最长，也是摇蚊生活史中惟一需要进食的阶段。摇蚊在幼虫阶段共经历 3～4 次蜕皮，将摇蚊幼虫阶段划分为 4 个龄期，

图 2-14 表示摇蚊生活史的各阶段。

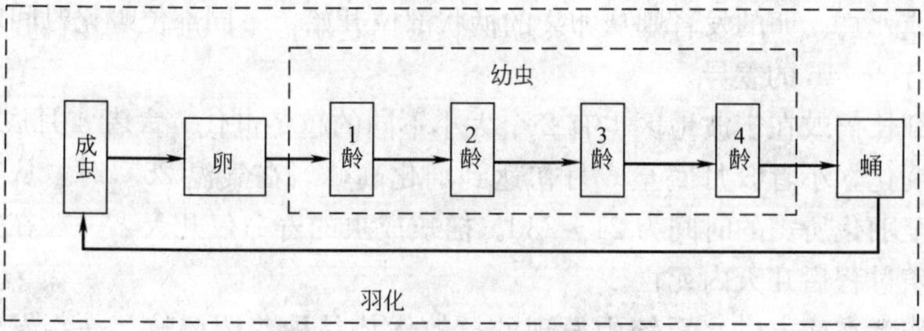

图 2-14 摇蚊的生活史

摇蚊生活史中不同阶段的历期随摇蚊种类、气候、水质的不同而不同。卵一般在 2～3d 孵化，幼虫 12～20d 不等，蛹阶段一般仅几个小时即可羽化为成虫，成虫期一般 5～7d。

J. K. G. Boothroyd 对新西兰 Kaniwhaniwha 河的直突摇蚊（*Kaniwhaniwhanus* Chapmani）生活史进行了详细的研究，研究内容包括幼虫密度变化、幼虫化蛹、以及蛹的羽化过程以及成虫的观测。观测结果表明，3 龄期 *K.* Chapmani 幼虫头部长度 0.175～0.25mm，4 龄期幼虫的头部长度为 0.25～0.35mm。

摇蚊幼虫密度的高峰期发生在每年的 2 月、7 月和 11 月，各高峰期对应的 4 龄期摇蚊幼虫平均密度分别为 3552 条/m^2，3648 条/m^2 和 3264 条/m^2。蛹密度的高峰期发生在 11 月和来年 1 月，低谷期则在 5 月，白天蛹的密度明显比晚上高。这一变化规律与水温的变化呈现明显相关性，水温越高，蛹的密度相对较高。羽化高峰期则发生在 9 月和来年 1 月。1 天中羽化高峰期则随季节的不同而变化，羽化可能发生在白天的所有时段，但在 7 月和 9 月份，羽化则主要在清晨完成。同时分析了水温和食物等因素对摇蚊尤其是幼虫生长速度的影响，但是，Boothroyd 没有观测摇蚊（*K.* Chapmani）生活史中各阶段的历期情况。

不同种类摇蚊的世代周期变化差异很大，大部分品种每年有两个世代——第一个在春末夏初，一个在夏末秋初。但有的 2 年只有一个世代，也有的 1 年有多个世代。

陆开宏等采用野外观测和人工培养的方法研究了宁波地区细长摇蚊（*Tendipes attenutus*）的生活史进行了研究，观测了卵、幼虫、蛹和成虫期的发育特点及其影响因素。研究发现，卵的胚胎发育及孵化时间随水温及卵粒在卵袋中的部位而异。在 20～25℃之间，孵化时间随温度升高而缩短，而在6～7℃低温下，孵化极为缓慢，更低温度下则停止孵化或死亡。卵的发育则从卵袋的柄状部位开始，不同部位孵化时间前后可有3～4h的差异。

细长摇蚊在宁波地区也有2个大小不同的越冬世代，大者4月底5月初羽化，小者5月底至6月初达到羽化高峰。在气温25℃时，从卵发育至羽化所需的时间为21～23d。摇蚊成虫的寿命仅几天，一般在完成生殖过程后几天内死亡。

作者在南方供水系统中发现的摇蚊优势品种花翅摇蚊，一年发生8～9个世代，各发育阶段的适宜温度为25～28℃，5～10月份为其最适宜发育生长期。通过观测和实验室培养对其生活史进行了详细研究。花翅摇蚊幼虫各阶段形态特点以及历期列于表2-9中。

各龄摇蚊幼虫的体长、体色、头壳宽度的观测结果　　表2-9

龄期	体长(mm)		头壳(μm)		体色	历期(d)
	范围	平均	范围	平均		
Ⅰ	0.600～1.125	0.845	85～100	91	无色	1～2
Ⅱ	1.000～2.875	2.250	150～175	164	淡茶色	3
Ⅲ	2.625～6.500	4.348	240～300	265	淡粉红色	4
Ⅳ	6.000～14.000	9.235	400～510	454	粉红色到深红色	7

宗祖胜于1997～1998年在自然的室温下进行了为期1年的花翅摇蚊人工接种培养，温度对其生命周期有明显影响。摇蚊世代发生情况与气温水温的关系如表2-10。

摇蚊世代发生情况　　表2-10

世代	接卵日期	羽化起止时间	平均历期(d)	平均水温(℃)	平均气温(℃)
1	1997年10月6日	1997年10月11日～11月26日	42±2.6	24.0	23.5
2	1997年11月20日～1998年3月12日	幼虫越冬，未羽化	—	—	—
3	1998年3月13日	1998年4月19日～5月7日	45±3.7	23.0	21.0
4	1998年4月28日	1998年6月3日～6月14日	40±3.5	23.5	23.0
5	1998年6月9日	1998年8月4日～8月15日	32±1.9	27.5	28.0
6	1998年7月1日	1998年7月8日～7月20日	30±1.5	28.5	29.5
7	1998年8月8日	1998年9月1日～9月10日	28±1.7	27.5	28.0
8	1998年9月7日	1998年10月3日～10月11日	28±1.3	27.5	28.0

气温和水温对花翅摇蚊生命周期有影响，各世代历期随水温和气温的增加而缩短。同时，在温度较高的6～10月，各世代平均历期的标准差较小，说明摇蚊发育整齐，成虫羽化集中，随着温度降低，其历期的标准差明显增加，说明个体发育的差异增大。当温度降低到一定程度以后，以幼虫形式越冬而不再羽化，在11月至第二年3月，平均气温和水温均低于22℃，摇蚊不再发生大量羽化，而以幼虫越冬。在深圳地区，由于气候条件适宜，花翅摇蚊1年可以发生8个世代（包括越冬代），高峰期28天可以完成1个世代。

2.7.2 摇蚊的生活习性

2.7.2.1 卵

在自然水体中，摇蚊的卵块一般分布在池壁、池角、草木等接近水面的阴暗场所。在水厂的水池，花翅摇蚊成虫一般将卵产在水面上方距离水面约0.5cm的干爽处。初孵卵块接触水后膨胀，5～20min后即可胀大5～6倍，膨胀后的卵块长约为2～30mm。卵在发育过程中，胚胎在卵壳中不停的蠕动，孵化时幼虫的腹部先伸出卵壳。

2.7.2.2 幼虫

卵块将要孵化时，可见幼虫在其中不停地回转运动。初孵化的幼虫体长约0.5～0.6mm，一般在卵块中停留5～10h后再游入水中，这时的幼虫体内含有许多油滴，比重小，可以凭借身体的弯曲在水中浮游。浮游时间通常为3～6d，随环境条件不同而不同，也可延长至半月以上。

初孵幼虫有趋光性，主要分布在水体上层，可随水流离开不适宜的环境而另觅适宜的居所。此时的花翅摇蚊幼虫呈淡茶色、透明。

1龄末期幼虫利用体表分泌的黏液粘附水中的藻类等丝状物和一些颗粒物筑成筒状虫巢，初期筑的巢比较短且薄，长5mm左右，幼虫一般不更换巢穴，随着幼虫休长的增加巢也越来越长，最长可达20mm。一般一个巢中只有一条幼虫，有时可见2～3条。幼虫在巢中不断的蠕动，使巢中不断的有水流通过，有利于取食水流中的食物以及通过体壁与水中的氧气进行交换。随着幼虫从浮游状态转入营底栖生活，幼虫由趋光性转变为避光性。对花翅摇蚊幼虫的观测表明，2龄期幼虫即开始表现出避光性。

花翅摇蚊幼虫发育期间蜕皮3次，对应4个龄期。但据陆开宏等的研究，细长摇蚊幼虫共蜕皮四次。幼虫在生长过程中，体长并不随着蜕皮急剧增大，而是连续增长，花翅摇蚊幼虫最大体长平均达14mm，随着生长体色加深，从初孵幼虫的无色变为高龄幼虫的深红色。

2.7.2.3 蛹

老熟幼虫化蛹前，体长缩短，体壳自头胸部背侧裂开，前端出现羽毛状呼吸器官，腹部较幼虫变得扁平。随着身体不断颤动，幼虫开始蜕皮。蜕皮后虫体由粉红色变为红褐色，腹部弯曲，形成蛹。

蛹的阶段很短，一般几个小时，最长2～3d后即羽化为成虫。对花翅摇蚊羽化过程的观测发现，当接近羽化时，蛹离开巢中游到水面，腹部不断摆动用游泳片作伸展运动。经过一段时间后，身体伸开，静止不动与水面约成30°角。蛹皮由于吸水膨胀自胸部背面成“V”形裂开，头部、翅、肢依次从蛹皮中脱出，用四肢支起蛹皮，使腹部从蛹皮脱出。有些蛹的四肢不能完全脱离蛹皮，腹部不能从蛹皮中脱离出来，因此不能完全羽化。成虫完全羽化出来之后，多数能立即飞离水面飞到附近的池壁上休息，少数成虫要在水面停留一段时间再起飞。

2.7.2.4 成虫

摇蚊的成虫是摇蚊世代周期中惟一陆生的阶段。刚羽化的成虫有的立即能飞起来，也有的先在水面停留然后起飞。由于没有刺吸式口器，此阶段完全不进食，因此寿命很短，一般为5～7d，雄虫的生命期更短，此阶段的摇蚊主要是完成生殖行为。

摇蚊成虫白天停息在树荫、草丛等阴暗处，在日出和日落前后则开始飞行，并集结成群。摇蚊在群内呈“∝”形飞行，这种飞蚊群被称为蚊柱。摇蚊通过把散居生活的雄蚊和雌蚊聚集到一个有限的空间里，并在其中交配，可以借此维系其种群的繁殖力，因此，也称为婚飞。

据观察，花翅摇蚊的蚊柱在水面上方特定区域内形成，比如从其上方离水面0.5～1m的处开始。观察到最大的蚊柱高约10m，直径约2m，聚集摇蚊的数量近百万头，可持续近4h。

Boothroyd对*K.* chapmani摇蚊的婚飞行为观测发现，摇蚊成虫喜好在流速较高的开阔水域上方集解，蚊群离水面约2m，在河流上方则会随水流方向移动。

根据对花翅摇蚊蚊柱形成初期、盛期和末期多次网捕成虫的雌雄比的统计结果发现，蚊柱主要由雄虫组成，雄性在蚊柱中所占的百分率在95%以上。在采集的7303头成虫中，雄虫7181头，占总数量的

98.33%，雌虫122头，占总数量的1.67%。但在形成蚊柱的不同时期，雌雄虫所占的的比例略有变化，在蚊柱形成初期，雄虫的百分比为95.46%～100%，平均为百分比为97.26%；蚊柱形成盛期雄虫的百分比为99.09%～100%，平均为99.57%；蚊柱形成末期雄虫的百分比为96.17%～99.47%，平均为97.56%。婚飞时的高雄：雌蚊比例，有利于提高受精率，从而提高摇蚊的繁殖能力。

对细长摇蚊蚊柱的观测也得出了相似的结果。在蚊柱形成的初期和末期，几乎全为雄的成虫，只是在蚊柱形成的鼎盛期，才有少数几只前来交尾的雌蚊（见表2-11）。

细长摇蚊蚊柱形成过程中的性别比 **表2-11**

性　别	初　期	最盛期	结束期
雄性(尾)	105	170	98
雌性(尾)	0	10	0
雄性百分率(%)	100	94	100

日出和日落前后是蚊虫交配和产卵的高峰时段，交尾时雌雄蚊成对离开蚊柱，几乎垂直落到地面，交尾完成后，雌蚊飞去，雄蚊或死亡，或回到蚊柱中。婚飞一般可持续1.5～3h，夏天傍晚持续时间最长，形成的蚊柱也最大。

雌成蚊产卵时，先在水面飞行，后停在水面上方的附着物上，用前足与中足支持身体，后足向上挺，使腹部弯向水面。产卵开始时，卵块一端附着在后足基部，延伸腹部将卵块挤出。产卵结束后，移动后足将卵块拖入水中。整个产卵过程持续1～2min。雌蚊产卵后12～24h即死亡。

据观察，花翅摇蚊一般产两次卵，第一次产的卵块个体大，第二次产的卵块个体较小。这与大多数摇蚊一生只产一次卵的特性有所不同。

据陆开宏等的观察，环境对细长摇蚊的繁殖行为有明显影响。在宁波地区，细长摇蚊婚飞产卵的最低气温仅为15.5℃，气温20～28℃时婚飞及产卵活动最盛。在深圳地区，花翅摇蚊婚飞产卵的盛期发生则发生在25～28℃的气温下。风速对婚飞也有影响，当风速达到1.5m/s时，未见细长摇蚊有婚飞现象。此外，婚飞发生的频率与湿度也有一定的关系，摇蚊婚飞一般在湿度较高的水面上方。

2.7.3 摇蚊幼虫的食性

如前所述，在摇蚊的生活史中，幼虫是惟一的进食阶段。不同种类摇蚊幼虫，其食性有所不同，摇蚊幼虫通常的摄食方式有粘食、滤食、捕食、沉食等。

粘食是低龄期营浮游生活幼虫特殊的摄食方式。摄食时由后原足的管状腺分泌黏液，使原足末端的花冠状沟和肛前刚毛带有黏性，从而黏附悬浮于水中的藻类以及其他有机碎屑，幼虫弯曲身体，使尾部接近头部，吞食黏附的食物。

摇蚊幼虫可分为肉食性和杂食性两大类，除了环足摇蚊属的某些种类只摄食植物性食物外，其他种类均属于上述两大类。

杂食性摇蚊幼虫以滤食为主，花翅摇蚊幼虫即属于滤食性生物，以滤食水中藻类、细菌、水生植物及含有机物的泥土、动植物遗骸、排泄物为食，因此在实验室进行人工培养时，可以用含有絮凝过程中产生的矾花的水作为培养基质，摇蚊幼虫生长发育良好。此外，内摇蚊属、雕翅摇蚊属的许多种类也是通过滤食方式摄取食物。

在滤食过程中，幼虫在管巢的出口用分泌的唾液织成小网，然后将头对准管巢的进口，通过身体的扭动，形成水流，并通过滤网截流水流中的悬浮物质，作为食物。

肉食性摇蚊幼虫则以猎食方式摄取食物，幼虫静伏在相对隐蔽的地方，见到小型浮游动物等食物，即突击摄取，主要食物包括甲壳类、寡毛类和其他摇蚊幼虫。长足摇蚊属的美丽前突摇蚊（*Procladius bellus*）幼虫即属于典型的肉食性摇蚊幼虫。粗麒摇蚊亚科的幼虫以及中国长足摇蚊幼虫也被认为是肉食性的摇蚊幼虫。

Henriques-oliweira. A. L 采用分析摇蚊幼虫胃内容物的方法研究了存在于巴西 Rio da Fazenda 几种摇蚊的食性，研究对象包括直突摇蚊亚科 7 种、摇蚊亚科 12 种和长足摇蚊亚科的 5 种摇蚊幼虫。研究发现，泥屑是摇蚊幼虫胃内容物中最主要的成分，此外还有藻类、细菌、花粉、树叶和碎木屑、动物遗骸等，但所占的比例较小。惟一例外的是摇蚊亚科的狭摇蚊属（*Stenochironomus*），其主要食物不是泥屑，而是树叶和碎木屑，占总组成的 90%以上。

表 2-12～表 2-14 分别为 Henriques-oliweira. A. L 研究的长足摇蚊亚科、摇蚊亚科和前突摇蚊亚科摇蚊幼虫胃内容物组成的分析结果。表 2-15 给出了不同食物对 3 个摇蚊亚科各属食物结构的贡献。从中也可以看出，肉食性的摇蚊幼虫主要集中在长足摇蚊亚科，而摇蚊亚科和前突摇蚊亚科幼虫的食物结构中基本上没有动物尸骸。

长足摇蚊亚科摇蚊幼虫食物结构分析表 **表 2-12**

摇蚊种类	主要食物及最高比例	食物种类	食物大小(μm)
兀突摇蚊属 (*Ablabesmyia*)	1. 碎屑 78%(8月); 2. 动物遗骸 48%(5月)	单细胞藻类等叶绿素类物质、真菌、树叶和木质碎片、其他碎屑、摇蚊幼体、桡足有体花粉和孢子等	50～1050
虹彩摇蚊属 (cf. *Djalmabatista*)	1. 碎屑 57%(5月和11月); 2. 动物遗骸 50.7%(2月); 3. 藻类 9%(8月)	单细胞和多细胞藻类、真菌、树叶和木质碎片、其他碎屑、摇蚊幼体、花粉和孢子等	50～2875
拉布长足摇蚊属 (*Labrundinia*)	1. 碎屑 90%(5月); 2. 花粉 10.6%(2月); 3. 藻类 7%(11月)	单细胞和多细胞藻类、真菌、碎屑、花粉和孢子	12.5～200
拉粗腹摇蚊属 (aff. *Larsia*)	1. 碎屑 74.5%(5月); 2. 动物遗骸 22.7%(2月); 3. 藻类 14.4%(11月)	单细胞藻类等叶绿素类物质、真菌、摇蚊幼体、桡足有体、枝角幼体等动物遗骸、花粉和孢子	20～1865
拟五脉摇蚊属 (aff. *Pentaneura*)	1. 碎屑 69.7%(5月); 2. 动物遗骸 46.4%(11月)	单细胞、多细胞藻类等叶绿素类物质,真菌、摇蚊幼体、桡足幼体、枝角幼体等动物遗骸碎屑	25～1912

资料来源：HENRIQUES-OLIVEIRA，A. L.，NESSIMIAN，J. L. 1 等. FEEDING HABITS OF CHIRONOMID LARVAE（INSECTA：DIPTERA）FROM A STREAM IN THE FLORESTA DATIJUCA，RIO DE JANEIRO，BRAZIL. *Braz. J. Biol.*，63（2）：269-281，2003

摇蚊亚科摇蚊幼虫食物结构分析表 **表 2-13**

摇蚊种类	主要食物及最高比例	食物种类	食物大小(μm)
摇蚊属 (*Chironomus*)	1. 碎屑 88%(11月); 2. 树叶和木屑 12.6%(2月); 3. 藻类 4.3%(2月)	藻类等含叶绿素物质、真菌、树叶和木屑、碎屑、花粉和孢子	62～400
内三叶摇蚊属 (*Endotribelos*)	1. 碎屑 95.8%(5月); 2. 藻类 10.9%(8月); 3. 树叶和木屑 19%(8月); 4. 真菌 14%(11月)	Chlorophyceae：藻类等含叶绿素物质、真菌、树叶和木屑、碎屑、花粉和孢子	15～187.5
尼罗摇蚊属 (*Nilothauma*)	1. 碎屑 84%(2月); 2. 藻类 7%(11月); 3. 真菌 100%(8月); 4. 树叶和木屑碎片 12%(5月)	藻类等含叶绿素物质、真菌、树叶和木屑、碎屑、花粉和孢子	7.5～62.5
(aff. *Omisus*)	1. 碎屑 90.3%(8月); 2. 树叶和木屑 5.8%(5月)	藻类等含叶绿素物质、碎屑、真菌、树叶和木屑、碎屑、花粉	25～175
明摇蚊属 (*Phaenopsectra*)	1. 碎屑 88.8%(8月); 2. 树叶和木屑 32.7%(11月); 3. 藻类 8.6%(11月)	藻类等含叶绿素物质、真菌、树叶和木屑、碎屑、花粉和孢子	12.5～400

续表

摇蚊种类	主要食物及最高比例	食物种类	食物大小(μm)
多足摇蚊属 (*Polypedilum*)	1. 碎屑 88%(5月)； 2. 藻类 18.7%(8月)； 3. 树叶和木屑 10%(5月)	藻类等含叶绿素物质、真菌、树叶和木屑、碎屑、花粉和孢子	12.5～175
流长跗摇蚊属 (*Rheotanytarsus*)	1. 碎屑 93.3%(5月)； 2. 真菌 6.2%(11月)； 3. 花粉 3.4%(2月)	藻类等含叶绿素物质、真菌、树叶和木屑、碎屑、花粉和孢子	12.5～67.5
拟花托摇蚊属 (*Stempellinella*)	1. 碎屑 94.4%(5月)； 2. 真菌 6.4%(8月)	藻类等含叶绿素物质、真菌、树叶和木屑、碎屑、花粉和孢子	12.5～67.5
狭摇蚊属 (*Stenochironomus*)	1. 树叶和木屑 93.7%(2月)； 2. 藻类 14.5%(5月)； 3. 碎屑 15.2%(11月)	藻类等含叶绿素物质、真菌、树叶和木屑、碎屑	30～1000
长跗摇蚊属 (*Tanytarsus*)	1. 碎屑 93.6%(5月)； 2. 树叶和木屑 3.5%(8月)	藻类等含叶绿素物质、真菌、树叶和木屑、碎屑、花粉和孢子	12～100
三叶摇蚊属 (aff. *Tribelos*)	1. 碎屑 88.3%(2月)； 2. 树叶和木屑 26.1%(5月)； 3. 真菌 5.8%(11月)； 4. 藻类 3.6%(11月)	藻类等含叶绿素物质、真菌、树叶和木屑、碎屑、花粉和孢子	25～475
(Chironomini sp.)	1. 碎屑 90.6%(2月)； 2. 藻类 14.8%(8月)； 3. 树叶和木屑 4.3%(8月)	藻类等含叶绿素物质、真菌、树叶和木屑、碎屑、花粉和孢子	12.5～100

资料来源：同表 2-12。

直突摇蚊亚科摇蚊幼虫食物结构分析表　　表 2-14

摇蚊种类	主要食物及最高比例	食物种类	食物大小(μm)
棒脉摇蚊属 (*Corynoneura*)	1. 碎屑 97%(2月)； 2. 真菌 5%(8月)； 3. 树叶和木屑 5%(8月)	单细胞藻类、真菌花粉	12.5～75
洛佩摇蚊属 (*Lopescladius*)	1. 碎屑 97%(8月)； 2. 花粉 2.5%(2月)	真菌、树叶和木屑、碎屑、花粉	12.5～31.25
矮突摇蚊属 (*Nanocladius*)	1. 碎屑 89.7%(2月)； 2. 藻类 15.7%(8月)； 3. 真菌 12%(8月)； 4. 花粉 3.3%(2月)	藻类等含叶绿素物质、真菌、树叶和木屑、碎屑、花粉和孢子等	12.5～90
拟开氏摇蚊属 (aff. *Parakieffer-iella*)	1. 碎屑 88.3%(8月)； 2. 藻类 10%(5月)； 3. 真菌 16.5%(2月)	藻类等含叶绿素物质、真菌、树叶和木屑、碎屑、花粉等	12.5～100

续表

摇蚊种类	主要食物及最高比例	食物种类	食物大小(μm)
拟中足摇蚊属（*Parametriocnemus*）	1. 碎屑90.5%(11月)； 2. 树叶和木屑21.8%(2月)； 3. 藻类4.6%(8月)	藻类等含叶绿素物质、真菌、树叶和木屑、碎屑、花粉和孢子、寡毛纲昆虫	20～400
伪施密摇蚊属（*Pseudosmittia*）	1. 碎屑86.1%(11月)； 2. 树叶和木屑34.5%(2月)； 3. 真菌7.6%(11月)	藻类等含叶绿素物质、真菌、树叶和木屑、碎屑、花粉和孢子等	12.5～87
提尼曼摇蚊属（*Thienemanniella*）	1. 碎屑92.7%(5月)； 2. 藻类5.4%(8月)； 3. 真菌4.4%(11月)； 4. 孢子3.7%(11月)	藻类等含叶绿素物质、真菌、树叶和木屑、碎屑、花粉和孢子等	5～50

资料来源：同表2-12。

各种食物对不同摇蚊幼虫食物结构的贡献（%）　　表2-15

		藻类	真菌	花粉孢子	树叶木屑	动物遗骸	碎屑	淤泥
长足摇蚊亚科								
兀突摇蚊属（*Ablabesmyia*）	Mean	1.82	1.42	1.62	2.40	28.46	61.34	2.92
	SD	1.37	0.73	0.80	1.99	13.05	11.93	2.68
虹彩摇蚊属（cf. *Djalmabatista*）	Mean	3.04	0.94	2.18	2.15	32.29	51.72	7.68
	SD	3.57	0.53	2.02	2.13	11.33	4.25	6.08
拉布长足摇蚊属（*Labrundinia*）	Mean	4.49	1.58	4.66	4.28	0.49	83.50	1.02
	SD	1.54	1.13	3.55	5.35	0.84	4.19	1.19
拉粗腹摇蚊属（aff. *Larsia*）	Mean	5.51	1.61	1.86	2.46	16.65	70.04	1.88
	SD	5.22	0.87	0.56	1.23	3.50	3.83	1.67
拟五脉摇蚊属（aff. *Pentaneura*）	Mean	1.13	1.41	1.28	2.20	28.16	60.03	5.78
	SD	0.80	0.82	0.52	1.00	15.22	9.54	5.55
摇蚊亚科								
摇蚊属（*Chironomus*）	Mean	1.25	3.14	1.12	4.76	0.09	62.10	2.55
	SD	1.78	1.86	0.89	4.72	0.15	36.22	2.41
内三叶摇蚊属（*Endotribelos*）	Mean	5.96	4.18	0.87	6.79	0.00	81.32	0.90
	SD	5.01	5.70	0.54	7.21	0.00	11.97	0.70
尼罗摇蚊属（aff. *Nilothauma*）	Mean	3.55	29.30	1.53	6.50	0.00	59.13	0.00
	SD	6.15	41.22	1.35	6.54	0.00	34.48	0.00
(aff. *Omisus*)	Mean	1.95	2.65	1.63	3.90	0.00	88.99	0.86
	SD	1.03	0.88	0.24	1.72	0.00	1.29	0.71

续表

		藻类	真菌	花粉孢子	树叶木屑	动物遗骸	碎屑	淤泥
明摇蚊属	Mean	4.26	1.40	1.51	11.41	0.14	55.36	0.92
(*Phaenopsectra*)	SD	3.86	1.24	0.97	12.60	0.14	34.09	0.58
多足摇蚊属	Mean	7.45	3.82	1.70	7.12	0.00	79.04	0.88
(*Polypedilum*)	SD	7.01	1.79	0.71	2.55	0.00	8.86	0.81
流长跗摇蚊属	Mean	1.65	2.64	2.27	0.95	0.00	90.67	1.83
(*Rheotanytarsus*)	SD	0.96	2.09	0.96	0.39	0.00	2.10	1.11
(*Stempellinella*)	Mean	0.89	3.53	1.53	1.97	0.00	91.02	1.07
	SD	0.67	1.79	0.62	0.66	0.00	2.38	0.42
狭摇蚊属	Mean	8.03	0.13	0.05	87.23	0.00	4.57	0.00
(*Stenochironomus*)	SD	4.16	0.13	0.09	6.41	0.00	6.27	0.00
长跗摇蚊属	Mean	1.15	1.86	1.63	2.32	0.00	91.93	1.12
(*Tanytarsus*)	SD	0.37	0.45	0.62	0.84	0.00	1.28	0.60
三叶摇蚊属	Mean	3.07	1.96	1.30	13.45	0.00	79.11	1.12
(aff. *Tribelos*)	SD	0.52	2.33	0.61	9.49	0.00	7.43	0.66
(*Chironomini tipo*)	Mean	7.57	2.15	1.39	3.85	0.04	83.95	1.05
	SD	5.99	1.30	0.48	0.79	0.06	5.25	0.42
直突摇蚊亚科								
棒脉摇蚊属	Mean	0.40	2.20	1.93	1.34	0.00	92.46	1.68
(*Corynoneura*)	SD	0.69	2.09	0.70	2.12	0.00	5.13	1.80
洛佩摇蚊属	Mean	0.00	1.12	1.79	0.52	0.00	96.07	0.50
(*Lopescladius*)	SD	0.00	0.51	0.60	0.34	0.00	0.55	0.22
矮突摇蚊属	Mean	6.71	3.98	3.19	2.49	0.00	81.92	1.71
(*Nanocladius*)	SD	5.51	4.79	0.87	1.46	0.00	7.57	0.66
拟开氏摇蚊属	Mean	7.04	5.76	2.01	1.92	0.00	81.18	2.09
(aff. *Parakiefferiella*)	SD	7.55	6.31	1.23	0.84	0.00	6.01	0.82
拟中足摇蚊属	Mean	2.31	2.30	1.67	8.75	0.50	82.95	1.52
(*Parametriocnemus*)	SD	1.53	0.93	0.15	7.87	0.61	8.52	0.47
伪施密摇蚊属	Mean	2.06	3.57	1.80	18.77	0.00	73.15	0.66
(*Pseudosmittia*)	SD	1.93	2.43	1.16	11.55	0.00	9.49	0.50
提尼曼摇蚊属	Mean	2.74	2.05	2.74	1.15	0.00	90.83	0.47
(*Thienemanniella*)	SD	2.23	1.39	0.89	1.66	0.00	1.29	0.46

注：1. “Mean”表示平均值，“SD”表示方差；

2. 表中数字下面有下划线的表示肉食性摇蚊幼虫。

资料来源：同表2-12。

2.7.4 摇蚊生境

食物和温度是影响水生生物生长的重要因素，同样，水环境的温度和可获取的食物影响了摇蚊幼虫在水环境中的生长状况。此外，水的流速、溶解氧等环境因素也影响水体中摇蚊的群落分布，比如，直突摇蚊亚科中的长跗摇蚊属喜好生活在流速较高的水域中，而摇蚊亚科和粗腹摇蚊亚科的某些种类则倾向于生活在流速较小，相对静止的水域中。在水温较低且贫营养湖泊，优势摇蚊种类一般为长跗摇蚊、劳氏摇蚊、小突摇蚊等，而在温暖且营养充足的湖泊中，则以羽摇蚊、半折摇蚊、塞氏摇蚊和细长摇蚊比较常见。

摇蚊幼虫被广泛用于作为水质变化，尤其是富营养化的指示生物。水质对摇蚊的影响主要有两个方面：一方面是受污染水体影响摇蚊的群落结构，另一方面是某些污染物对摇蚊具有毒性作用，是摇蚊表现出中毒症状，或导致形态结构的变异。

王俊才等对辽宁省的浑河、苏子河、社河等河流的摇蚊进行了系统调查之后，详细分析了摇蚊幼虫种群分布与常规的水质指标以及水体综合水质之间的关系，发现摇蚊幼虫种类和数量的变化与水质的变化关系密切。从种类分布来看，摇蚊种类多的点水质相对较好，分布的种类有寡角摇蚊亚科、长足摇蚊亚科、直突摇蚊亚科的部分种类，而摇蚊种类少的点水质相对较差，分布的种类主要有直突摇蚊亚科和摇蚊亚科的部分种类。调查表明，达到地面水环境质量标准Ⅰ和Ⅱ类水质的断面，属于清洁或较清洁水体，摇蚊种类分布一般在15种以上，特别是寡角摇蚊亚科、长足摇蚊亚科以及其他摇蚊亚科的稀有种经常出现；Ⅲ类水质的断面，摇蚊种类在9～15种之间，但寡角摇蚊亚科的种类几乎不存在，直突摇蚊亚科和摇蚊亚科的种类占优势；Ⅳ类水质的断面，摇蚊种类明显减少，介于5～9种之间，但种的个体数量有所增加，以耐污性摇蚊如前突摇蚊、环足摇蚊、水摇蚊、多足摇蚊、二叉摇蚊属的种类出现频率最高。Ⅴ类水质的断面，摇蚊种类介于1～5种之间，只出现双线环足摇蚊、三带环足摇蚊及羽摇蚊等少数耐污染种类。而那些水质劣于Ⅴ类的断面，无摇蚊幼虫分布。

龚志军等对比分析了武汉东湖营养水平不同的4个湖区包括摇蚊幼虫在内的大型底栖生物的群落结构和物种多样性，结果发现，大型底栖生物的物种多样性与营养水平呈相反趋势，当水体从中营养型向超富营养型过渡时，物种多样性呈明显降低的趋势。对中国长足摇蚊与富营养化程度的研究表明，中国长足摇蚊适合在一定程度的超富营养化环境中生存，可作为超富营养化的指示生物物种。而此前已经有很多研究表明，羽摇蚊、大红德永摇蚊幼虫可作为富营养湖泊的典型指示生物。

王银东等对比了武汉南湖在重污染状况下的 2003～2004 年与水质较好的 1987～1988 年摇蚊幼虫群落结构的变化，1987～1988 年期间在南湖底泥中共发现摇蚊幼虫 15 种，到 2003～2004 年期间只发现 9 种。不仅种类数量减少，而且种类组成和种类的生物量组成也发生了变化。1987～1988 年期间南湖摇蚊幼虫的优势种为红裸须摇蚊，刺铗长足摇蚊和半褶皱摇蚊，数量和生物量均以红裸须摇蚊占首要地位，到2003～2004 年期间，摇蚊幼虫的优势种类为刺铗长足摇蚊和红裸须摇蚊，其密度和生物量都以刺铗长足摇蚊为绝对优势，半褶皱摇蚊的密度和生物量均显著下降，而小摇蚊、雕翅摇蚊等 7 种摇蚊因为不能适应污染的环境而消失，新增了耐污能力较强的羽摇蚊。

熊飞等研究了云南抚仙湖摇蚊幼虫种群分布于多个水质因子的关系，发现摇蚊幼虫密度与底层水体的 pH、溶解氧、水温极显著相关（$P<0.001$），与底层水体的总氮、总磷及透明度显著相关（$P<0.05$），而与沉积物的 TOC、总氮和总磷含量无相关性。作者认为抚仙湖为贫-中营养的深水湖泊，生境较单一，导致摇蚊的种类组成下相对简单。作者还对比了抚仙湖与杭州西湖、武汉东湖等水域摇蚊幼虫群落分布于水质状况，将抚仙湖 2005 年的调查结果于 1980 年的调查结果进行对比，认为抚仙湖摇蚊幼虫优势种非常突出，以花纹前突摇蚊和羽摇蚊为主，并据此认为抚仙湖的富营养化程度呈增加的趋势。

本书研究中在实验室培养条件下，研究了水质对摇蚊属花翅摇蚊生长繁殖的影响。研究的水质包括富营养化的Ⅴ类天然水体，介于Ⅱ类和Ⅲ类之间的水库原水和经过净水处理后的Ⅰ类水体，培养温度为 26℃，观察卵的孵化、幼虫生长和死亡情况、幼虫化蛹以及羽化情况，测定摇蚊的生长期。试验结果如图 2-15 所示。

从图 2-15 可以发现，水质对花翅摇蚊的世代时间有很大的影响，Ⅴ类水体中摇蚊世代时间最短，约为 21d；其次为介于Ⅱ类和Ⅲ类之间的水库原水，大概为 25d；清洁的处理后Ⅰ类水体中摇蚊完成一个世代大概需要 34d。差别最大的在于幼虫期，卵、蛹和成虫期的历期差异较小。

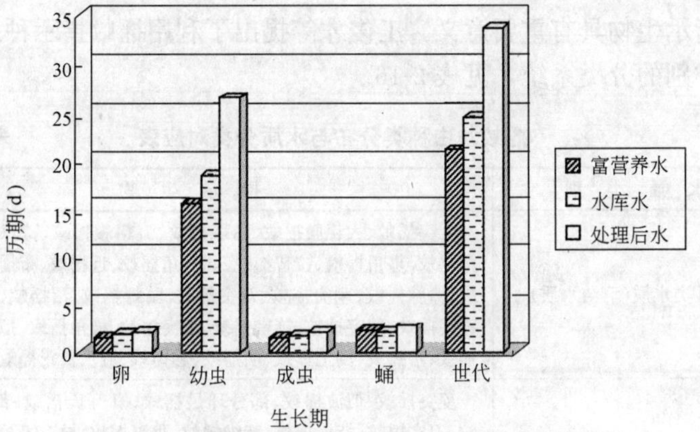

图 2-15 不同水质条件下花翅摇蚊的生长期比较

此外，水质对摇蚊卵的孵化率、幼虫成活率、蛹的羽化率等过程都有明显影响。如图 2-16 所示，在富营养水中卵的孵化率为 98.7%，水库水中卵的孵化率为 95.1%，而在处理后水中卵的孵化率仅为 38.7%。孵化后摇蚊幼虫的成活率也以富营养化水中最高，为 94.7%，水库水中次之，为 89.5%，处理后水中最低，为 69.6%。从卵到成虫的总成活率在富营养水中为 33.1%，水库水中为 27.0%，处理后水中仅为 2%。

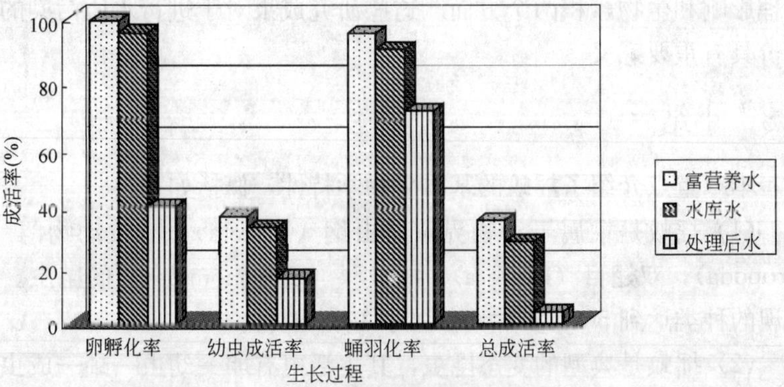

图 2-16 水质对花翅摇蚊成活率的影响

综上可见，摇蚊亚科的花翅摇蚊为耐污性摇蚊，适合于在富营养化的水体中生长。从红虫控制的度来看，对于深圳以及华南地区以花翅摇蚊幼虫为主要红虫来源的供水系统，改善原水水质，是预防红虫孳生繁殖的有效途径。

同样，利用摇蚊幼虫的分布作为湖泊、水库等地表水域污染生物监测的指示生物具有重要意义。王俊才等提出了利用摇蚊指示种划分地面水质类别的分类系统，见表 2-16。

摇蚊幼虫种类分布与水质分类对应表　　　　表 2-16

水质类别	指示生物
Ⅰ、Ⅱ类水质(清洁水质)	无突摇蚊、大粗腹摇蚊、纳塔摇蚊、流粗腹摇蚊、特点摇蚊、北七角摇蚊、寡角摇蚊、拉普摇蚊、同寡角摇蚊、近摇蚊、布摇蚊、新突摇蚊、棒脉摇蚊、刺突摇蚊、双突摇蚊、骑蜉摇蚊、沼摇蚊、矮突摇蚊、直突摇蚊、似突摇蚊、施密摇蚊、浪突摇蚊、枝角摇蚊、拟隐摇蚊、内摇蚊、哈摇蚊、倒毛摇蚊、明摇蚊、瑟摇蚊、流水长跗摇蚊
Ⅲ类水质(轻污染水质)	菱突摇蚊、似波摇蚊、部分环足摇蚊、真开氏摇蚊、部分直突摇蚊、刀实摇蚊、特氏摇蚊、特维摇蚊、驱流摇蚊、异三突摇蚊、枝角摇蚊、隐摇蚊、齿斑摇蚊、间摇蚊、小突摇蚊、枝长跗摇蚊、长跗摇蚊、锥昏眼摇蚊
Ⅳ类水质(中污染水质)	前突摇蚊、长足摇蚊、部分环足摇蚊、水摇蚊、部分直突摇蚊、多足摇蚊、二叉摇蚊
Ⅴ类水质(重污染水质)	双线环足摇蚊、三带环足摇蚊、羽摇蚊
超Ⅴ类水质(严重污染水质)	无摇蚊分布

有关摇蚊的水生态毒理研究也比较多，包括重金属、放射性物质、工业有机物、农药等对摇蚊的毒理作用。研究的毒理影响主要包括遗传毒理影响和生物累积两个方面。这些研究成果对于进行水质污染的生物评价具有重要意义。

2.8　小结

本章重点介绍了摇蚊的基本生物学特性，概括如下：

(1) 摇蚊是隶属于动物界，昆虫纲（Insecta），节枝动物门（Arthropoda），双翅目（Diptera），摇蚊科（Chironomidae）的昆虫。目前发现的种类达到 5000 多种，分属于 11 个亚科。

(2) 摇蚊是典型的变态昆虫，其生活史有卵—幼虫—蛹—成虫 4 个不同阶段，以幼虫阶段的历期最长。

(3) 摇蚊的分类鉴定可以依据成虫或幼虫的特性，除了常规的形态学分类鉴定方法外，还可以采用现代分子生物学鉴定作为形态学分类的补充手段。

(4) 摇蚊的人工培养是进行红虫生物饵料规模化生产的重要途径，

同时也是进行摇蚊生物学特性研究的重要方法。进行摇蚊人工培养时，应重点把握好人工采卵和幼虫饲养两个关键过程，从环境条件、营养饵料、空间需求等多方面创造摇蚊生长繁殖的适宜条件。

（5）水质是影响摇蚊分布和生长繁殖的因素，因此摇蚊是进行水质生物评价的重要指示生物。

第3章　水源和水处理系统中红虫的污染特征

我国南方高温高湿季节长，藻类含量高，为摇蚊幼虫的大量繁殖提供了有利条件，导致水中摇蚊幼虫大量孳生。摇蚊幼虫影响饮用水的安全，一方面影响饮用水感官指标，另一方面摇蚊幼虫携带的细菌和病毒，很难与氯气接触而被灭活，进而会导致疾病传播。例如，某些摇蚊是重要的变应原，引起过敏性变态反应疾病，在日本，非洲若干国家多有记录。周承和温廷桓等曾报道了江苏太湖的红裸须摇蚊（*Propsilocerus akamusi*）和太湖裸须摇蚊（*P. taihuensis*）在每年深秋（10～12月）大量羽化，引起人类气喘、鼻炎和皮炎等过敏性疾病。用变应原皮肤点刺和血清试验首次证实了我国也存在摇蚊过敏的变态反应疾病。中国江湖水域广大，人口密集地区水体富营养化严重，摇蚊大量孳生与疾病关系正在受到高度注意。

本章以深圳市水源与水处理系统为例，探讨红虫的污染特征。

3.1　供水系统摇蚊孳生影响因素分析

昆虫的生长繁殖除了受到食物的制约外，同时也受温度、湿度、溶解氧等环境条件的影响。在供水系统中，不同环境因素和水质参数对花翅摇蚊生长繁殖具有不同的影响，这些影响因素是揭示摇蚊污染特征的关键。

3.1.1　温度对摇蚊生长繁殖的影响

通过摇蚊室内人工培养的观测，发现温度、湿度、光照等是影响摇蚊生长繁殖的重要环境因素。对花翅摇蚊的生活史进行了1年的持续观测，发现花翅摇蚊在深圳一年可发生7～8个世代，世代历期从温度最高时（水温约30℃）的25d到低温（水温23℃）时的45d（表3-1）。从11月底至来年3月中旬，摇蚊以幼虫形态越冬。一年内的生长繁殖时间可长达8个月以上。温度越高，世代历期越短，在深圳的气候条件下，大部分时间世代期在30d左右。

摇蚊各发育阶段经历的时间（培养温度：27℃） 表 3-1

发育阶段	卵	幼虫(红虫)	蛹	羽化产卵	总周期
经历时间	3d	21d	2d	4d	30d

随机选择了第三代刚刚羽化的成虫，在温度分别为 25℃、27℃和 29℃下（其他条件相同）各设 3 个重复，各配 15 对蛹放到 1.5m×1.5m×2.0m 的空间饲养，孵化为成虫后，观察产卵情况并记卵块数和在显微镜下观察，计算出卵粒数，分别从中随机取出 5 个卵块，放到长为 40cm×20cm×5cm 的托盘中，上面用纱网罩住。

按照上述 3 个温度进行培养。表 3-2 为 3 个不同温度下摇蚊的孵化率、化蛹率和羽化率的比较。由表 3-2 可以看出，温度对摇蚊虫卵的孵化率的影响较大，对化蛹率和羽化率的影响不如孵化率明显，综合比较，以 27℃最适合摇蚊的生长繁殖。

不同温度下摇蚊不同虫态时期成活率 表 3-2

温度	重复	卵块数（块）	卵粒数（粒）	孵化数（头）	孵化率（%）	化蛹数（头）	化蛹率（%）	羽化数（头）	羽化率（%）
25℃	Ⅰ	5	1006	647	64.3	506	78.2	481	95.1
	Ⅱ	5	746	373	50.0	218	58.4	209	95.9
	Ⅲ	5	951	477	50.2	406	85.1	393	96.8
	平均	5	901	499	55.4	377	75.6	361	95.8
27℃	Ⅰ	5	840	479	57.0	395	82.5	386	97.7
	Ⅱ	5	1012	695	68.7	606	87.2	584	96.4
	Ⅲ	5	968	566	58.5	487	86.0	460	94.5
	平均	5	940	580	61.7	496	85.5	477	96.2
29℃	Ⅰ	5	913	488	53.5	402	82.4	388	96.5
	Ⅱ	5	741	455	61.4	378	83.1	352	93.1
	Ⅲ	5	755	409	54.2	311	76.4	291	93.6
	平均	5	803	451	56.2	364	80.7	344	94.5

3.1.2 湿度对摇蚊繁殖的影响

湿度也是影响摇蚊繁殖的重要因素之一，在干燥季节，摇蚊的产卵率低，很难形成世代循环。增加养虫间的湿度，产率迅速上升。表 3-3 为不同湿度下摇蚊受精卵占总卵粒数百分率的比较。由表 3-3 可以看出，

摇蚊受精率与湿度的关系　　表 3-3

相对湿度	卵块数(块)	卵粒数(粒)	受精卵数(个)	受精率
[illegible]	[illegible]	[illegible]	[illegible]	[illegible]
80%	7	863	459	53.2%
85%	8	1407	831	59.1%

湿度对受精率有明显影响。其他条件相同的情况下，湿度越高受精率越高。而在水厂或其他摇蚊孳生的地方，雨后经常出现爆发高峰，也说明了湿度对摇蚊繁殖的重要影响。

3.1.3　光照对摇蚊繁殖的影响

光照时间对摇蚊的繁殖也有一定的影响。表 3-4 为 27℃，85%湿度下不同光照条件下摇蚊的产卵情况的比较。由表 3-4 可以看出，光照时间 16h 摇蚊的产卵率最高，光照 24h 时产卵量反而大大降低，夏季日照时间长，有利于摇蚊的生长繁殖。

光照对摇蚊产卵量的影响　　表 3-4

光照时间(h)	卵块数(块)	总卵粒数(个)	块/雌	粒/雌
0	2	233	21.4	46.6
8	8	1218	21.6	243.6
16	9	1946	21.8	389.2
24	5	767	1.0	153.4

3.1.4　浊度和藻类对摇蚊繁殖的影响

摇蚊幼虫作为底栖水生生物，以水中藻类及其他有机碎屑为食物。在摇蚊开始繁殖的 2003 年 3～4 月份对 D 水厂源水和沉淀池出水的浊度和藻类进行几次测定，其平均结果见表 3-5。

某水厂原水和沉淀池出水的浊度和藻类比较　　表 3-5

浊度(NTU)		藻类(个/L)	
原水	沉淀池出水	原水	沉淀池出水
65.3	15.7	4.55×10^{7}	5.55×10^{6}

从表 3-5 可知，原水浊度偏高（感官检测发现水的泥腥味重，含砂石在内的黄色沉淀物较多），同时藻类含量丰富，高达 9.6×10^8 个/L。经预氧化和混凝沉淀后，浊度下降约 76%，藻类含量下降至 4.0×10^7 个/L。可以推测，经絮凝和沉淀工艺处理后，原水中的主要悬浮物和藻类沉降脱离水体，在沉淀池形成凝絮物和积泥，成为花翅摇蚊幼虫的筑巢基质，也为沉淀池中红虫的生长提供了稳定的食物来源。综合其他观察和试验室研究，水中的藻密度高，能够促进摇蚊的孳生。

3.1.5 温度、pH、溶解氧和流速

同期对水厂沉淀池的水温、pH、溶解氧和流速进行测定，结果见表 3-6。根据资料，水温在 20℃以上时，红虫繁殖速度很快，摇蚊的世代历期为 7～11d。进行测定的时间是 3 月，这时水温在全年中处于较低的水平，但最低水温已达 18.9℃，平均在 21.4℃，该水温非常适于摇蚊繁殖。

某水厂沉淀池水质　　表 3-6

项目 / 数值	水温(℃)	pH	溶解氧(mg/L)	流速(mm/s)
最高	28.4	8.4	9.8	28
最低	18.9	7.2	7.2	16
平均	21.4	7.5	7.9	21

pH 也是影响红虫生长的环境因素之一。pH 为 3 时，红虫几乎停止生长；pH 大于 4 时，红虫就可以正常生存；pH 在 7.0～8.0 之间，幼虫成长状况最好；pH 超过 9 时，红虫生长速度下降。在实际的生产中，水厂各流程水的 pH 一般都控制在 7.0～8.0，正是红虫生长的最佳 pH 范围。

红虫好氧生活，水体中溶解氧含量直接影响其生存和生长。有试验表明，当溶解氧量大于 3.5mg/L，溶解氧含量越高，越能促进红虫生长。溶解氧量小于 3mg/L，短时间内红虫会大部分死亡。我们在试验中也发现，当培养水体中溶解氧量过低时，绝大部分的红虫逃出巢穴，游到水体的中上部生活，如果水体中的氧得不到补充，会导致红虫死亡。因此适宜红虫生长的溶解氧含量应大于 4mg/L。根据测定结果，水厂各流程水中溶解氧量均在 7mg/L 以上，为红虫生长提供了有利

条件。

水体流速影响红虫生长，在水体流速较大的地方，红虫无法造巢生活。流速在 0.2m/s 以下时，摇蚊幼虫造巢率约为 80%；流速在 0.5m/s 时，造巢率为 24%；随着流速的增大，造巢率呈下降趋势。这也是导致红虫多在水库、湖泊等水流缓慢水体中大量生存的原因之一。一般水厂沉淀池的流速在 16～28mm/s 之间，相对平缓，加之池壁、斜板表面粗糙，易于沉积矾花淤泥，为红虫筑巢生活提供了有利的环境条件，成为摇蚊栖息产卵的理想场所。

从以上的分析可知，水厂沉淀池的水质特征十分适宜红虫的生长和繁殖，是供水系统中摇蚊污染的重要原因。

3.2　水质对红虫生长繁殖过程的影响

根据前面的分析结论，孳生红虫的沉淀池藻含量高，悬浮物质较多，给红虫生长提供了良好的食物条件，此外，沉淀池水的含氧量、pH、流动性等条件也适宜红虫的生长繁殖。为了进一步了解水质对红虫生长繁殖的影响，为红虫的预警预防提供理论依据，采用不同水质下的红虫人工培养，研究水质因素对红虫生长过程的影响。

3.2.1　水质对摇蚊发育历期的影响

根据前面的研究结果，水温是影响摇蚊发育历期的重要因素，水温越高，摇蚊的世代历期越短。图 3-1 表示不同水质环境下摇蚊各阶段的历期。

可以看出，水质对摇蚊的世代时间有很大的影响，在温度为 26℃时，摇蚊从卵到变成成虫并孵化出卵的世代周期，天然水体中约为 21d，原水中约为 25d，在水质最好的沉后水中，需要 34d。而在摇蚊的发育过程中历期最长的幼虫期，也随水质的变化呈现出相似的变化趋势，即水质越差，幼虫期越短，在天然水中为 15.4d，在原水中为 18.4d，在沉后水中需要 26.4d。卵、蛹和成虫期虽然都比较短，但也随水中影响物质的增加而相应缩短。而在以前有关红虫生态的研究中，未见类似的报道。由于天然水富营养水体中含有大量的藻类和矿物元素，有机物，提供了红虫生长的必要的营养源，使红虫的生长速度加快，从而可能导致其世代周期的缩短。由于摇蚊在富营养化的水体中繁殖周期缩短，导致爆发红虫污染的可能性增加。

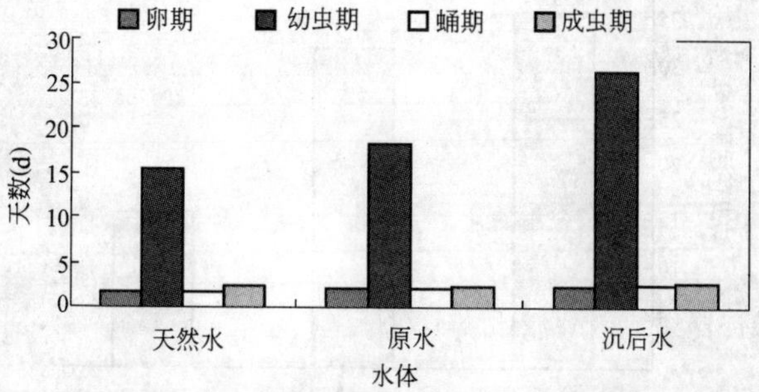

图 3-1　不同水质环境中摇蚊的发育历期比较

3.2.2　不同水质环境中摇蚊成活率的变化

根据试验观测结果，不同水质条件下，摇蚊卵的孵化率、幼虫成活率、化蛹率、羽化率等均有不同的变化。

图 3-2 表示不同水质条件下虫卵孵化率的变化。可以看出，随着水质的改善，虫卵的孵化率逐渐下降，由天然水体的 98.7％下降到原水中的 95.1％，下降不明显，但在水质接近Ⅰ类水的沉后水中，卵的孵化率急剧下降到 38.7％。说明当水质在Ⅱ类以下水质环境中，对卵的孵化没有明显的抑制作用。

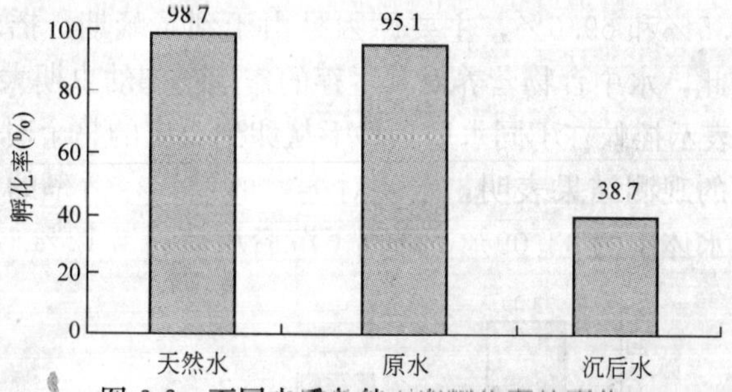

图 3-2　不同水质条件下卵孵化率的变化

图 3-3 表示Ⅰ龄有虫在不同水质中的成活率，可以看出，天然水与原水的差别不大，分别为 35.4％和 31.7％，但在沉后水中迅速降低到 15.3％。

图 3-4 表示蛹在不同水质中的成活率，可以看出，水质对蛹的成活率不如对卵和幼虫成活率的影响大。蛹在 3 种水体中的成活率分别为

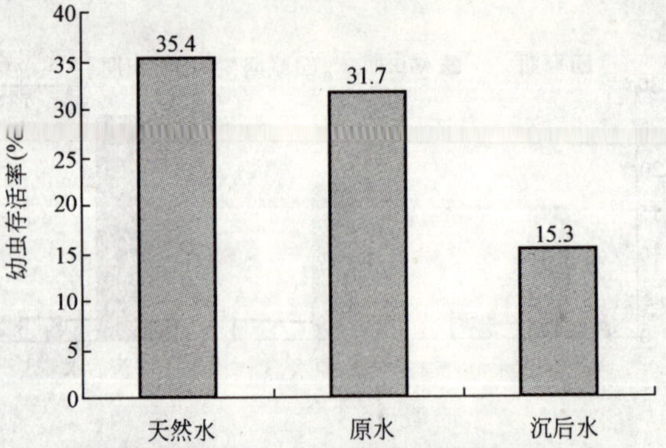

图 3-3　不同水质条件下有虫成活率的变化

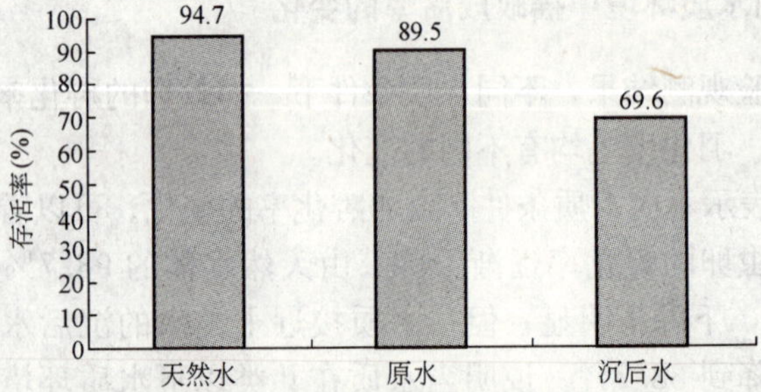

图 3-4　不同水质条件下蛹的成活率比较

94.7%、89.5%和 69.6%，主要原因是由于到了蛹期，摇蚊基本上停止进食，因此，水中食物营养对其生存的作用不如幼虫期大。

图 3-5 表示摇蚊在不同水质条件下从卵到成虫的整个时代成活率的变化，图中的观测结果表明，水质对摇蚊的世代存活率的影响非常明显，从天然水体中的 33.09%下降到了沉后水中的 4.12%。

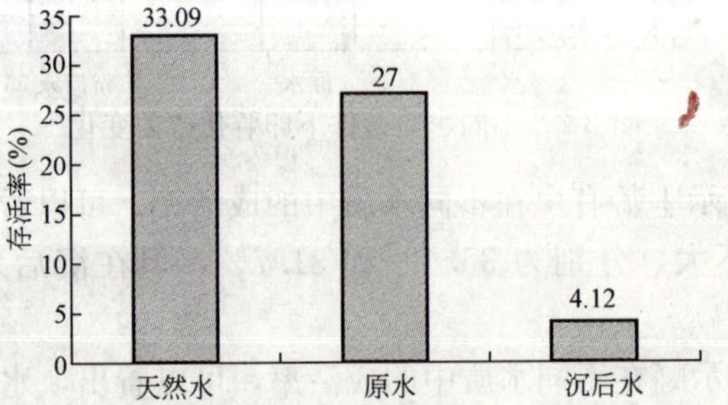

图 3-5　不同水质条件下摇蚊世代生存率比较

可见，水质对摇蚊的各个生长阶段均有影响，富营养化的水体不仅给摇蚊提供充足的食物来源，促进其生长繁殖，而且能够提供良好的外部生长环境，维持高的繁殖率。因此，改善水质是预防红虫爆发的重要措施。

3.3 供水处理工艺流程红虫污染分析

在常规的自来水处理工艺中，水处理工艺一般包括预氧化、混凝沉淀、过滤和消毒等处理环节。经过消毒处理后的水进入清水池，经加压提升输送到配水管网。随着水源污染日益严重以及用户对水质要求的不断提高，增加臭氧化和生物活性炭处理的深度处理已经成为水处理工艺的发展趋势。自来水厂常规处理工艺中摇蚊污染的区域分布见图 3-6。

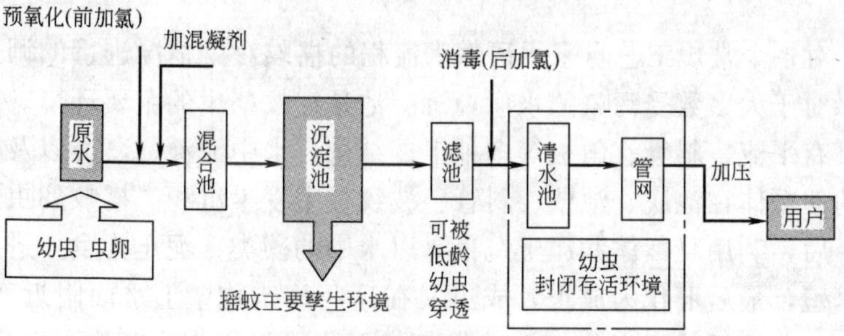

图 3-6 自来水厂区域摇蚊污染分布示意图

3.3.1 自来水厂摇蚊的来源分析

对南方某城市水源及自来水厂摇蚊进行了调查，在进行摇蚊种类调查的 6 个水厂中，特区内的 A、B、C 水厂以同一水库为水源，并且取水口在完全相同或邻近的位置；D 水厂除了使用前述的水库水外，还同时补充使用另一水库水；E 水厂使用山塘水和与 A 水厂相同的水库水，水源 F 水厂为雨水型小水库，A、B、C、D 4 个水厂位置关系图与水源水库的地理位置关系见图 3-7。

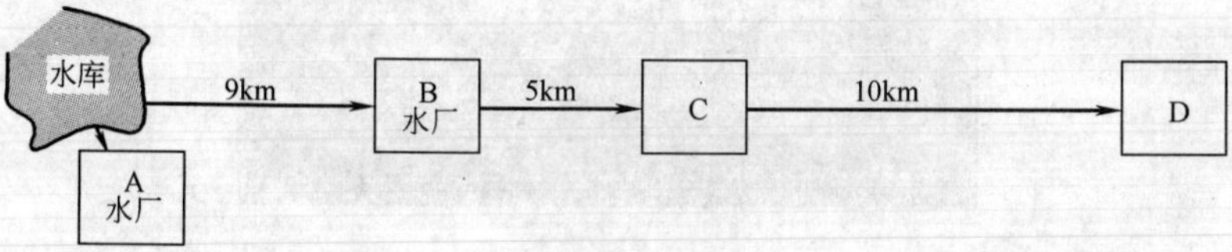

图 3-7 水源地与各水厂的距离关系

根据对摇蚊的种类分布结果的分析，水源水库共发现 10 种摇蚊，在紧邻水库的 A 水厂，其沉淀池中发现 6 种摇蚊，都在水库发现的种群范围之内，其中以花翅摇蚊为主，在距离水库约 9km 的 B 水厂的沉淀池，发现 3 种摇蚊，95%以上为花翅摇蚊；B 水厂和 C 水厂距离水库分别为 14km 和 24km，在其沉淀池中都只发现花翅摇蚊种摇蚊。

可以看出，水厂摇蚊的初始来源为水源水，距离水源越近，摇蚊的种类与水源地越接近。对于水源水库摇蚊种群的多样性在管道输送和水厂的繁殖过程中如何逐步转化为水厂内花翅摇蚊的高度优势种，有待进一步探讨，可能由于水厂内的水质环境适于花翅摇蚊的生长，经过淘汰过程，其他耐受能力差的摇蚊品种逐渐消亡。

3.3.2　沉淀池中摇蚊的污染状况分析

对多个常规工艺自来水厂供水流程的摇蚊污染情况进行的调查发现，对于大多数受污染的水厂，沉淀池是摇蚊孳生的主要环境。沉淀池具有平流、斜管、斜板等多种工艺结构，水中泥沙、藻类以及有机物的絮凝体在池底、池壁、斜管、波纹板中发生沉积。摇蚊幼虫进入水厂后，利用凝絮体和泥土筑巢，以水中的藻类、泥土为食，进行生长繁殖，最后羽化为成虫，成虫又在这些构筑物壁上水面附近产卵。因此，花翅摇蚊可以在沉淀池发育、羽化、产卵，重复整个生活史。生活条件适宜时，数量可呈几何级增长，造成水厂摇蚊的严重污染，见图 3-8。

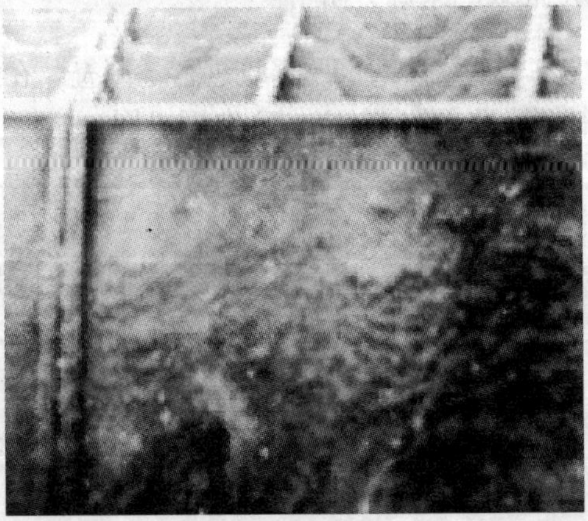

图 3-8　水厂沉淀池波纹板的絮凝物中孳生大量摇蚊幼虫

在摇蚊的繁殖期（4～8 月）对某水厂沉淀池中摇蚊成虫和幼虫的密度进行了为期近半年的观测，并对数据进行统计分析，发现了摇蚊密度的一些变化特征。

该水厂沉淀池为波纹侧向流斜板沉淀池，分南北两组。沉淀池的有效水深 4.15m，每组池的容积约 $4000m^3$。

3.3.2.1 摇蚊成虫密度的变化规律

2002 年 4～8 月的 5 个月内共进行了 17 次灯诱成虫试验，捕获摇蚊 342668 头，平均 20157 头/次。期间水厂沉淀池共进行了 5 次清洗。时间分别为 4 月 1 日，4 月 26 日，5 月 20 日，6 月 17 日和 7 月 16 日，其中第 3 个清洗周期，即 5 月 20 日～6 月 17 日没有进行成虫监测。每个清洗周期的摇蚊观测结果见表 3-7 和表 3-8。其中表 3-7 为每次诱捕成虫数量情况，表 3-8 为每清洗周期诱捕的成虫数量统计结果。

沉淀池摇蚊成虫灯诱试验结果（摇蚊单位：头）　　表 3-7

次数	时间	南组	北组	总数	距洗池天数
1	4 月 8 日～9 日	4998	1750	6748	6
2	4 月 12 日～13 日	4953	1440	6396	10
3	4 月 15 日～16 日	12892	7433	20325	13
4	4 月 18 日～19 日	7849	2785	10634	16
5	4 月 24 日～25 日	18704	4532	23272	22
6	4 月 28 日～29 日	646	439	1085	2
7	5 月 8 日～9 日	19032	12427	31459	12
8	5 月 13 日～14 日	15737	13259	28996	17
9	5 月 25 日～26 日	3456	4242	7968	8
10	6 月 29 日～30 日	19293	9432	28725	12
11	7 月 6 日～7 日	7297	2986	10283	19
12	7 月 10 日～11 日	24939	9067	34006	23
13	7 月 13 日～14 日	26630	25974	52604	26
14	7 月 24 日～25 日	982	560	1542	8
15	7 月 28 日～29 日	17233	8604	25837	12
16	8 月 1 日～2 日	9017	3195	12212	15
17	8 月 4 日～5 日	31101	9475	40576	17
平均值(头/)		13221	6936	20157	—

每个清洗周期诱捕成虫统计结果　　表 3-8

周期	起止	总次数	诱得摇蚊总数(头)	平均每次诱蚊数(头)
1	第 1～第 5 次	5	67285	13457
2	第 6～第 8 次	3	61540	20514
3	第 9～第 13 次	5	133586	26717
4	第 14～第 17 次	4	80167	20042

从表 3-8 中可以看出，第 3～第 4 清洗周期之间，即 6 月 17 日～7 月 16 日之间摇蚊的密度最高，第 1 清洗周期至第 2 清洗周期之间即 4 月 1 日～4 月 26 日之间的密度最底。这一结论与水厂沉淀池池壁观测到的摇蚊密度趋势基本一致。3 月份摇蚊开始孳生，3 月底沉淀池壁出现少量摇蚊，4 月份开始摇蚊密度明显增加，6 月份出现高峰期，8 月份池壁摇蚊开始减少，9 月底基本消失。

图 3-9 表示整个观测期摇蚊成虫数量的变化趋势。可以看出，每次清洗沉淀池后的近 10d 的时间里，摇蚊的数量较少，此后逐渐增加，12～15d 后摇蚊的数量会达到一个高峰，然后稍微下降，在 20d 左右的时间达到第二个高峰。

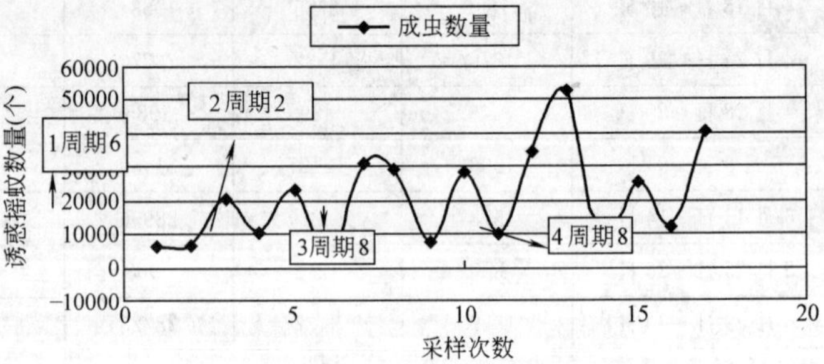

图 3-9　摇蚊数量的变化趋势

出现上述变化规律的原因，是由于每次清洗之后，沉淀池内的幼虫基本上被杀死或清除，在随后的近 10d 的时间内沉淀池内羽化出来的成虫较少。但是，原水中的幼虫或卵会随水流不断进入沉淀池，并不断积累，同时沉淀池周围的摇蚊可能飞到池壁上产卵，孵化，从而形成新的生长周期。试验期间的气温一般在 25～28℃左右，据观测，在此条件下摇蚊从幼虫到羽化大约需要 12d 左右时间，因此在洗池 12～15d 后会有大量的成虫羽化出来，摇蚊的数量达到一个高峰。

3.3.2.2 摇蚊幼虫密度的变化规律

试验中发现，在摇蚊爆发期，沉淀池的排泥水中含有大量的摇蚊幼虫，单纯的排泥对沉淀池内摇蚊成虫和幼虫的密度都没有明显影响，清洗沉淀池则显著降低摇蚊成虫和幼虫的密度。在沉淀池内设置了3个幼虫取样点，沿沉淀池出水方向均匀分布。图3-10是摇蚊幼虫采样点分布图。表3-9表示了试验期间沉淀池排泥水中摇蚊幼虫密度的观测结果。

从4月11日～8月7日，共进行了16次采样，采集到幼虫7733条，排泥水中摇蚊幼虫的平均密度为33条/L。从取样点来看，位于出水口前端的1号点幼虫的平均密度最高，为45条/L；其次是后端的3号点，为35条/L；位于排泥区中部的2号点摇蚊幼虫密度最低，为18条/L。从时间上来看，5月中旬～7月上旬的摇蚊幼虫的密度相对较高，摇蚊幼虫最高密度发生在5月18日，密度最高的1号点达230条/L，3个点的平均密度达到115条/L，此时距离沉淀清洗18d；其次是7月9日，摇蚊幼虫平均密度达到67条/L，此时距离沉淀池清洗21d。

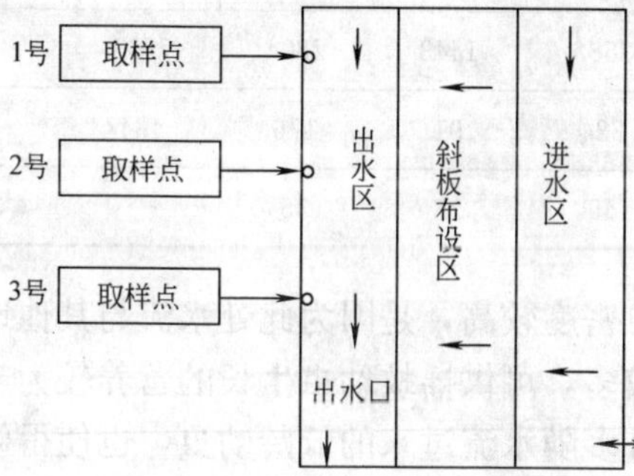

图3-10 摇蚊幼虫采样点分布图

幼虫定量统计结果（单位：条） 表3-9

次数	时间	取样点			合计	平均密度(条/L)	洗池后天数(d)
		1	2	3			
1	4月11日	88	45	12	145	10	9
2	4月22日	225	46	61	332	22	20
3	5月9日	139	74	85	298	20	11
4	5月13日	635	162	167	964	64	15
5	5月18日	1152	219	347	1718	114	18
6	5月24日	0	1	5	6	<1	3

续表

次数	时间	取样点			合计	平均密度(条/L)	洗池后天数(d)
		1	2	3			
7	5 月 28 日	60	14	239	313	21	7
8	6 月 2 日	145	22	330	497	33	11
9	6 月 29 日	122	263	261	646	43	11
10	7 月 6 日	312	115	397	724	48	18
11	7 月 9 日	370	272	366	1008	67	21
12	7 月 13 日	201	104	65	370	25	25
13	7 月 25 日	37	29	72	138	9	9
14	7 月 29 日	13	42	83	138	9	13
15	8 月 1 日	55	27	309	391	26	16
16	8 月 7 日	32	8	5	45	3	22
合计(条)		3586	1443	2804	7733	—	—
平均数量(条/次)		224	91	176	484	—	—
平均密度(条/L)		45	18	35	—	33	—

出水区前部幼虫密度较高，是因为此处水流与其他地方相比相对缓慢，池底部沉积物较多，可供摇蚊幼虫生长的营养较为丰富。同时，出水口的前部保留有许多随水流过来的低龄幼虫，也使得幼虫密度较其他位置高。中部水流较快，沉积物较少，营养物质少，幼虫密度低。

排泥水中摇蚊幼虫密度随洗池时间的变化趋势表示于图 3-11 中。在整个监测过程中，水厂清洗了 5 次沉淀池。1～2 次、3～5 次、6～8 次、9～12 次、13～16 次采样分别为一个清洗周期。从图 3-11 中可以看出，幼虫的密度的变化一方面随清洗周期呈现出周期性变化，在每个周期中，随着清洗间隔时间的增加，摇蚊幼虫的数量基本上呈增加的趋势，在清洗后的 20d 左右幼虫密度达到最高值。同时，幼虫密度的变化还与季节有关，5 月中旬～7 月中旬之间幼虫密度在清洗后上升较快。

对比图 3-9 和图 3-11 可以看出，成虫和幼虫密度都随清洗周期出现周期性的变化，可以作为水厂为了防治红虫而进行沉淀池清洗以及采

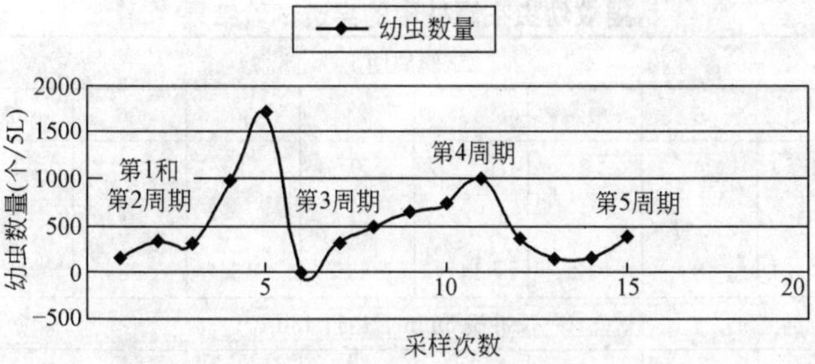

图 3-11　摇蚊幼虫密度的变化趋势

取其他防治措施的参考依据。但从这两种摇蚊密度的定量准确性来看，成虫的定量结果更能代表摇蚊的生长繁殖的真实状况。因为幼虫定量时，由于沉淀池内结构复杂，幼虫的分布不均匀因此取样具有一定的局限性，另外，水厂在生产过程中每间隔 4h 一次的排泥也会影响对幼虫的监测结果产生一定的影响。但用灯诱的方法进行成虫的定量要受气象因素的干扰，如气温、风速、风向以及降雨等。

根据上述摇蚊的监测结果可以判断，在深圳的 4～8 月，沉淀池中摇蚊从幼虫到羽化的时间大概在 12～15d，可以据此确定采取防治措施的方法和时机。

3.3.3　摇蚊幼虫在水厂工艺中的穿透与迁移

与沉淀池相比，水厂反应池和滤池等工艺设施中水流湍急，不适合摇蚊筑巢和产卵，因而很少形成摇蚊的繁殖链。但是，低龄幼虫常常可以随沉淀池出水进入滤池，滤池对个体小于 3mm 的幼虫（1 龄和初期 2 龄）缺乏截留能力，低龄幼虫能够穿透滤砂。如果清水池中没有足够的余氯杀灭穿透氯池的低龄幼虫，由于清水池的水面相对稳定，就可能成为继沉淀池之后的第二个重要的繁殖场所。

为了了解摇蚊幼虫由沉淀池向后阶段工艺构筑物迁移的可能性，采用滤柱研究了摇蚊幼虫在沙滤柱和碳滤柱中的穿透情况。过滤工艺参数模拟深圳曾出现大量红虫污染的 B 水厂的实际运行参数，滤层厚度 1.5 米，滤速为 7m/h，运行周期为 48h，采用水进行反冲洗，冲洗强度为 13～15L/s · m^2，反冲洗时间为 5min。试验的对象为体长在 2～3mm 之间的低龄摇蚊幼虫（1 龄），每次数量为 50 只。进行了两个周期的试验，每一周期运行时间为 6 天。摇蚊幼虫穿透情况见表 3-10。

摇蚊幼虫在滤柱中的穿透试验结果　　表 3-10

试验周期 1								
时间(h)	6	12	18	24	30	36	42	48
过滤期穿透(条)	4	2	1	0	1	0	1	0
穿透率(%)		4	2	0	2	0	2	0
累积穿透率(%)	8	12	14	14	16	16	18	18
反冲洗 5min 后运行 48h								
过滤期穿透(条)	3	0	3	0	1	0	0	0
穿透率(%)	6	0	6	0	2	0	0	0
累积穿透率(%)	6	6	12	0	14	14	14	14
再反冲洗 5min 后，运行 48h								
过滤期穿透(条)	0	0	0	0	0	0	0	0
穿透率(%)	0	0	0	0	0	0	0	0
共穿透 16 只，占 32%，其中第一周期占 18%，第二周期 14%，第三周期为 0；反冲洗水中出来 34 只，占 68%。								
试验周期 2								
时间(h)	6	12	18	24	30	36	42	48
过滤期穿透(条)	5	0	6	0	0	0	0	0
穿透率(%)	10	0	12	0	0	0	0	0
累积穿透率(%)	10	10	22	22	22	22	22	22
反冲洗 5min 后运行 48h								
过滤期穿透(条)	1	0	2	1	2	0	1	0
穿透率(%)	2	0	4	2	4	0	2	0
累积穿透率(%)	2	2	6	8	12	0	14	0
再反冲洗 5min 后运行 48h								
过滤期穿透(条)	1	0	0	0	0	0	0	0
穿透率(%)	2	0	0	0	0	0	0	0
累积穿透率(%)	2	2	2	2	2	2	2	2
共穿透 18 只，占总数 38%，其中第一周期 22%，第二周期 14%，第三周期 2%；反冲洗水中 31 只，占 62%。								

在一次性投加的 50 条 1 龄红虫中，第一运行周期平均穿透率为 20%，第二运行周期平均穿透率为 14%，到第三周期滤柱中基本没有红虫。同时也说明经过 2 个反冲洗周期后，红虫才会被基本冲洗干净，如果第一次反冲洗不彻底，残留的红虫在反冲洗后更容易穿透滤柱。

南方某水厂2004年自7月初开始出现摇蚊和红虫，为了了解红虫在各工艺段的穿透情况，对各工艺段出水摇蚊幼虫进行了为期1个月的挂网监测，每次以1L/min的流速取样10h，检测滤网中红虫数量。成虫则直接数每个100cm² 方框中成体个数。监测结果见表3-11。

某水厂各工艺段出水摇蚊监测结果　　表3-11

时间	原水入口（幼虫）	沉后水（幼虫）	滤后水（幼虫）	出厂水（幼虫）	排泥水（幼虫）	沉淀池壁（成虫）
29/7	0	0	0	0	0	30
30/7	0	0	0	0	5	30
2/8	0	27	6	0	1	20
3/8	0	13	0	4	7	26
4/8	0	11	0	0	1	6
5/8	0	2	0	0	4	180
6/8	7	0	0	0	9	5
9/8	5	0	0	0	0	15
10/8	9	13	3	0	0	3
11/8	0	1	0	0	0	6
12/8	0	3	0	0	3	5
13/8	2	0	0	0	3	5
16/8	0	0	0	0	1	1
17/8	0	0	0	0	1	60
18/8	0	0	0	0	2	22
19/8	0	0	0	0	0	8
20/8	0	0	0	0	0	20
23/8	0	0	0	0	0	25
25/8	0	0	0	0	0	0
26/8	0	0	0	0	0	6
27/9	0	0	0	0	0	0
28/8	0	0	0	0	0	0

注：表中各工艺段出水中幼虫密度以条/m³ 计，池壁摇蚊密度以头/m² 计，排泥水幼虫密度以条/L计。滤后水截留的均为1龄左右幼虫。

表3-11的监测结果说明，该水厂原水中偶尔有幼虫进入水厂；在水厂水处理工艺构筑物中，以沉淀池中幼虫密度明显比进厂原水高，说明除了从原水进入的幼虫外，还有沉淀池内的繁殖发生；沉后水中的低龄幼虫能够部分穿透滤池，从而进入清水池和出厂水中。如果水厂不能

有效防止摇蚊幼虫在滤池后构筑物中生长，则幼虫有可能经管网污染用户龙头水。

对深圳周边的一些水厂的调查中发现，在一些原水水质差的小水厂，由于滤池运行效果差，大量幼虫未被截留而进入清水池，清水池结构不合理，导致局部消毒剂浓度过低，摇蚊在清水池中的池壁和底泥中大量繁殖，并进入管网，到达用户龙头，从而使整个供水系统受到严重的红虫感染。

3.3.4　摇蚊幼虫在清水池中的孳生

南方某水厂清水池红虫孳生的情况比较严重，池底遍布摇蚊幼虫的巢，池壁上也沾满了已羽化的摇蚊，傍晚时在每个清水池的人孔处均有大量的摇蚊群飞，每群蚊柱的数量约有四五百只。清水池排水以后，清水池摇蚊密度很高，池底底泥中红虫密度高达 1000 条/m^2 以上。

该水厂清水池共两组，为矩形结构，清水池中没有导流墙，只有几根支撑柱，清水池采用现场制备二氧化氯消毒，由于二氧化氯直接投加在清水池中，接触时间短，混合效果较差，而且清水池没有导流墙，存在死水区，这些都为红虫的孳生提供了条件。另外水厂混凝沉淀和过滤的效果一般，滤后水水质较差，其中高锰酸盐指数和藻密度较高，为红虫的孳生提供了条件。

摇蚊幼虫在清水池中孳生，直接影响供水水质，该水中通过清洗清水池，短期内能够控制摇蚊孳生，控制周期大约为 2 周，如采取化学药剂等综合防治措施，控制周期能够达到 4 个月以上。

3.3.5　摇蚊幼虫在管网中的迁移

水厂孳生摇蚊与所属供水区域用户关于红虫的投诉有相关性，为此，结合某水厂红虫在清水池中的孳生现状，调查了其相应供水区域管网中红虫的检出情况。表 3-12 是某水厂支状管网沿程红虫的检出数量，检测过程中，该水厂清水池孳生大量红虫。检测结果表明，当水厂清水池中孳生红虫时，管网沿程均检测到摇蚊。

该水厂进行蚊虫综合防治以后，水厂红虫孳生得到了有效控制，出厂水未检出红虫，管网的红虫检出情况如表 3-13。检测结果表明，当水厂出厂水未检测到红虫时，管网沿程大部分取样点也没有检测到摇蚊，进一步表明供水管网的红虫是来源于水厂。其中，红虫防治后，折

防治前管网沿程红虫检测结果　　表 3-12

取样地点		出厂水	管网点 1	管网点 2	管网点 3	管网点 4
距水厂距离		0	1km	4km	5km	6km
3 次平均检出数量	幼虫	3	3	2	1	2
	蛹	0	0	1	0	5
	蛹皮	0	2	4	2	10
	摇蚊尸体	0	1	0	2	2
红虫合计/条		3	6	7	5	19

水厂红虫防治前后管网沿程红虫检出情况　　表 3-13

日期(年-月-日)	红虫(包括红虫和蛹)检出数量/条				
	出厂水	管网点 1	管网点 2	管网点 3	管网点 4
2004-12-7	3	4	12	6	16
2004-12-9	1	2.5	10	2	14
2004-12-11	0	1.5	3	1.5	40.5
2004-12-13	0	1.5	5	9.5	9
2004-12-15	0	3	3	0	0
2004-12-17	0	1	2	0	12
2004-12-19	0.5	0	0	0	2
2004-12-21	0.5	2	0	1	6
2004-12-22	0	0	0	0	13
2004-12-23	0	0	0	0	7

返段红虫数量还是很高，这可能是因为折返段输水管网较长，该取样点附近可能存在水池或水箱等红虫孳生场所有关。

3.3.6 供水系统摇蚊污染途径

通过分析摇蚊在沉淀池、滤池以及清水池中的孳生特点，摇蚊在供水系统的污染途径和污染状况绘出了图 3-12。

图 3-12 显示了供水系统中摇蚊污染途径，包括两个方面——外源性污染和内源性污染。其中，外源性污染主要指摇蚊幼虫和虫卵在不同场所和不同构筑物之间的迁移，内源性污染主要指摇蚊成虫在特定构筑物产卵。

通过观察和取样分析，发现摇蚊幼虫能够在供水系统全流程中进行迁移，导致各个构筑物产生外源性污染，外源性污染程度取决于前一构

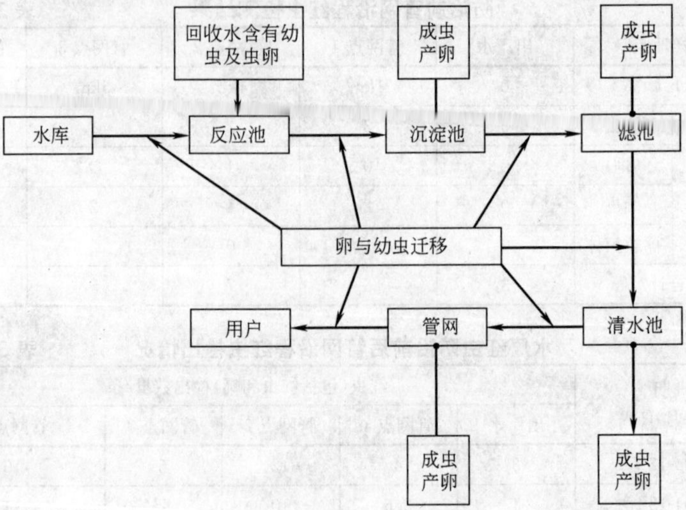

图 3-12　供水系统摇蚊污染途径示意图

筑物的摇蚊密度和构筑物的阻隔效率，而在沉淀池、清水池和管网中的屋顶水箱等构筑物产生的摇蚊污染除了外源性的迁入以外，还有摇蚊成虫产卵导致的内源性污染。摇蚊污染途径和污染原因的分析是防治摇蚊的出发点，供水系统摇蚊防治要针对不同的污染特征采取相应的防治措施。

3.4　供水系统中红虫爆发的预警预防

3.4.1　红虫爆发的主要原因

综合前面的研究结果，导致红虫爆发的因素有以下几个方面：

（1）水源水中摇蚊幼虫和虫卵通过原水管道进入供水系统；

（2）水厂水处理系统中某些构筑物中的水质能为红虫的生长繁殖提供适宜的水质条件，包括食物来源和溶解氧等的供应；

（3）水处理厂中的某些构筑物为摇蚊提供筑巢、栖息、繁殖的场所。比如沉淀池的池壁、斜管沉淀池的斜管，沉淀池的底泥等；

（4）适宜的温度、湿度、光照等气候条件。

3.4.2　红虫的预警预防方案

根据摇蚊生长繁殖的影响因素，建立如下红虫预警预防的方案：

（1）为了杜绝摇蚊幼虫在构筑物中的越冬现象，消除内源性污染，每年1～2月之间彻底清洗反应池、沉淀池和清水池一次，清洗过程中观测摇蚊在这些构筑物中的越冬情况。

（2）由于根据水温的变化，适时进行原水中摇蚊的监测。对于华南地区，建议从3月份开始，对水厂原水进行挂网监测，同时监测水的氨氮、COD、藻密度等参数，分析原水幼虫密度与原水水质变化的关系。当原水水质突然变化、气温升高到25℃以上或暴雨过后应增加观测密度，同时采取措施改善水源水质，优化水厂各工艺的运行效果，尤其是反应池和沉淀池低泥清理。

（3）一旦发现原水中有幼虫，即开始对水厂沉淀池摇蚊成虫密度和沉淀池底泥幼虫的监测，成虫密度监测可采取前述的诱蚊法或单位池壁面积摇蚊计数法；幼虫密度用每升底泥中各龄期幼虫数量来统计，按龄期分类。

（4）当幼虫总密度达到30条/L或成虫密度达到50个/dm^2时，摇蚊成虫即可能大量形成蚊柱交配繁殖，水厂应采取相应的环境防治措施，包括提高排泥频率，定期彻底清洗，提高前加氯浓度等抑制摇蚊在沉淀池中的积累和繁殖。

（5）当幼虫总密度达到100条/L，或成虫密度达到100个/dm^2以上时，表明开始达到摇蚊的爆发高峰期。如果环境防治不能控制，则应及时采取其他高效的物理、化学或生物的方法控制摇蚊的生长繁殖。

3.5 小结

供水系统摇蚊污染特征和孳生规律是进行摇蚊预防控制和应急防治的重要前提，本章介绍了水源和水处理系统中红虫的污染特征，主要结论如下：

（1）通过建立摇蚊人工饲养环境，开展摇蚊生态学研究，确定了影响摇蚊孳生的各种环境因素及其影响，结果表明，摇蚊的生长繁殖主要受到食物的制约，其繁殖速度与藻密度有显著的相关性，同时也受温度、湿度、pH、溶解氧等环境条件的影响。

（2）通过供水系统摇蚊孳生的典型案例分析，并结合中试试验，研究了摇蚊在水厂构筑物中的孳生特点和迁移规律，摇蚊在供水系统全流程均有孳生，其中在沉淀池、滤池、清水池和供水管网都有典型爆发案例，其孳生的原因与水质、水处理工艺、气候条件等多种因素紧密相关。

(3) 改善水处理工艺，能够有效预防摇蚊孳生，其中预处理消毒能够有效控制摇蚊幼虫在沉淀池孳生，摇蚊幼虫能够穿透滤池，提高滤池反冲洗效果，并在滤前加氯能够控制摇蚊幼虫穿透滤池，改善清水池消毒效果，防止外界摇蚊进入清水池等措施能预防摇蚊在清水池孳生。

(4) 通过加强水厂运行管理，提高水处理工艺效果，是预防摇蚊孳生的前提和关键，在摇蚊突然爆发的时候，结合摇蚊的生物学、生态学特征，通过分析摇蚊孳生的关键环节和预防控制的关键节点，继而采取关键防治技术是控制摇蚊孳生的应急手段。

第4章 红虫的物理防治技术

根据摇蚊及红虫的世代交替特征可知，只要控制住“摇蚊→卵→红虫→摇蚊”的任一环节，即可有效控制住摇蚊、红虫在水厂制水环节的大量繁衍。摇蚊产卵一般发生在种群密度高（气温适宜季节）、天气晴好、光照较弱（傍晚或清晨）时段，而在雨天或天气寒冷时较少发生。摇蚊及红虫世代交替周期短、产卵数量多、孵化快（约一个月为一周期、一只摇蚊能产卵几百个、孵化期为2～3d），而在深圳的沉淀池，爆发周期约15d，因此可以考虑通过改变摇蚊的生活环境，抑制其产卵，从而达到控制红虫数量增长和爆发的目的。

本章将分别介绍控制摇蚊成虫（喷雾驱蚊、光诱吸蚊）、控制卵块（紫外防治、超声波防治）、控制摇蚊幼虫（紫外防治、超声波防治）的多种红虫防治的物理方法。

4.1 喷雾驱蚊技术

从多个水厂的现场观察发现，沉淀池池壁上有很多虫卵，而反应池壁上基本上没有，说明沉淀池壁是摇蚊的主要产卵场所，其主要原因是因为沉淀池池壁粘附的矾花及池底的淤泥中含有丰富的营养物质，给红虫提供了食物来源。同时，沉淀池缓慢的流速，潮湿的沉淀池壁，有利于摇蚊栖息产卵。虫卵孵化出的幼虫又进入沉淀池中，在沉淀池丰富得营养条件下生长、化蛹、羽化，从而形成世代循环。鉴于沉淀池在红虫整个发育世代中的重要作用，考虑是否可以运用一种有效手段将摇蚊驱离沉淀池，使其不能在沉淀池壁产卵，从而在根本上防止红虫在水厂水体中孳生。沉淀池喷雾驱蚊正是根据这种设想提出并进行试验。在水厂实施喷雾阻断摇蚊飞向池壁具有压力水源便利的条件，且喷洒置于池边可以回收部分水量，保证在摇蚊产卵时段（傍晚或早晨）喷水不会对制水产生不利影响。

4.1.1 水雾喷头驱蚊现场试验

试验装置组成

1. 喷头

试验采用用于浇灌或人工喷泉装饰的喷头，喷水形式按喷头动作方式分有固定喷头和旋转喷头，按水流喷出方式分射流式和水雾式，喷射射程与输送的水压有关。由于摇蚊数量多，选定水雾喷头进行试验。

选定 WLT-I 型旋插、离心式铜制水雾喷头，工作参数为：压力 $P=75\sim250$kPa，射程 $D=3.0\sim9.0$M。

2. 管路及附件

DN40mm 钢管 48M、DN40 闸阀一个、$DN40\times15$mm 直三通及 WLT-I 型水雾喷头 9 个，喷头间距 3M。安装在 D 水厂南组沉淀池中间隔墙、采用水厂自用水水源。

3. 试验结果观察

图 4-1 所示为喷雾装置安装现场。试验发现，采用喷头竖向布置，射程远、覆盖面积大、水量回收率相对较低，采用水平侧向或斜俯向布置，则射程短、覆盖面积小、水量回收率高。

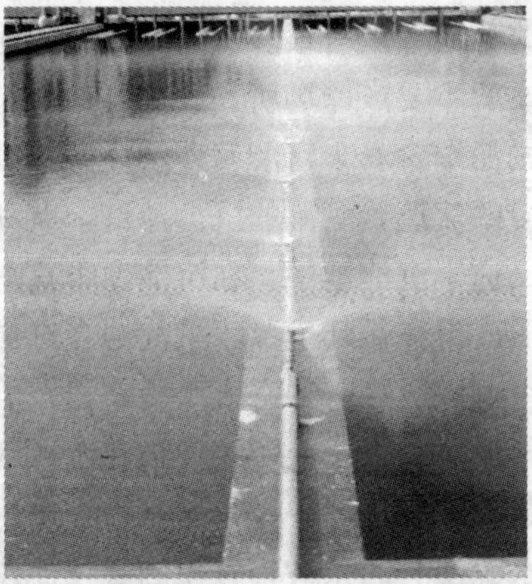

(*a*)

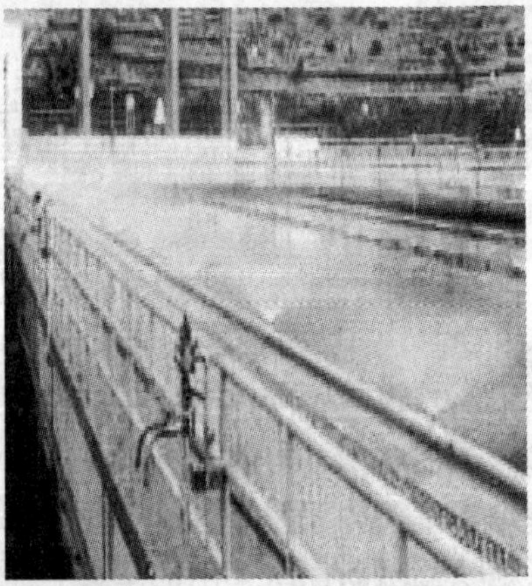

(*b*)

图 4-1　喷雾装置安装现场

(*a*) D 水厂沉淀池喷雾装置；(*b*) B 水厂沉淀池喷雾装置

布置喷雾的池壁未见有摇蚊停留和摇蚊虫卵，但未布置喷雾的池壁从第 3 周末开始摇蚊逐渐增多，且有不少摇蚊虫卵。用纱网斗取池壁粘附积泥发现，布置喷雾的池壁位置积泥中基本未见有红虫，但在未布置喷雾的池壁积泥中发现有不少红虫。

4.1.2 水厂沉淀池水雾驱蚊生产性试验

4.1.2.1 沉淀池基本情况介绍

生产性试验在某水厂进行。某水厂沉淀池共有南、北 2 组，每组 2 格，原为平流沉淀池。每组池长、宽、深分别为 41.70m、23.00m、4.45m，后改造成侧向流波纹形斜板沉淀池，现各格池内布置 3 排、2 层波形斜板，斜板总深 2.2m，总宽 3.9m。

通过对比发现，某水厂沉淀池红虫明显比其他水厂沉淀池红虫多，这主要由沉淀池本身的弱点引起：斜板积泥、底泥排泥不畅（严重时一个月需清池一次），此为红虫孳生提供了丰富的食物来源。基于此选定该厂进行沉淀池水雾驱蚊生产性试验。

试验时考虑到摇蚊被水雾驱赶有可能到反应池停留产卵，影响处理效果，因此在沉淀池喷雾的同时使用纱网覆盖反应池，使摇蚊不能进入反应池产卵，如图 4-2 所示。

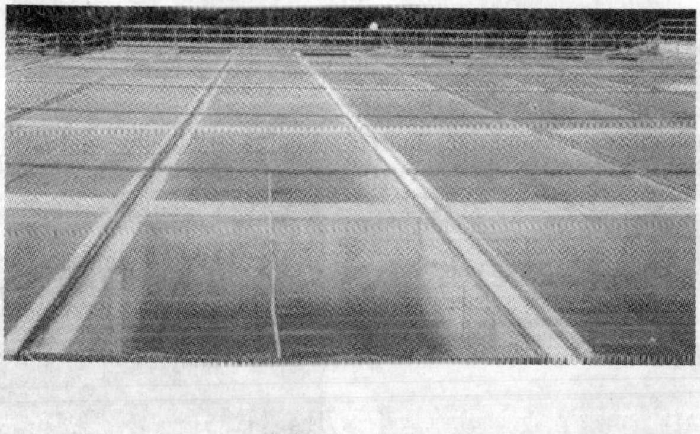

图 4-2 某水厂反应池上的纱网

4.1.2.2 喷雾设置基本情况（图 4-1*a*）

利用沉淀池上消防自用水管作为喷雾水源，喷头沿池四周布置，间距一般 3m，各格沉淀池间管路水源相对独立，但每组内池隔墙共用同一管路喷头，南、北池用 WLT-I 型铜喷头 250 个。经计量，起端压力

200～250kPa 时，以早、晚时段开 7h 计算，日耗水量约 $200m^3$，回流水量约 1/3～1/2。

喷雾系统安装后，进行了现场防治效果观测。通过一周的持续现场观察发现，在水雾覆盖范围之内基本上没有摇蚊飞行、栖息，摇蚊大部分被驱赶到两组沉淀池中间的管廊壁上产卵，不会对水厂水体构成危害。由于反应池上盖有纱网，摇蚊也不能进入反应池内停留产卵；在沉淀池壁上没有发现虫巢存在，这主要是因为经过水雾喷洒，摇蚊数量已大大减少，而且水雾在沉淀池壁上形成微细水流，摇蚊不能在上面附着停留，因而无法在沉淀池壁上产卵。

4.1.2.3　喷雾设施的改进

在沉淀池喷雾运行一段时间后发现，喷雾虽然能取得一定的效果，但是由于水雾的覆盖范围较大，引起走道板部分积水，孳生青苔，导致工人上池操作不便且存在危险；当沉淀池低水位运行时，池内挡水板上会有摇蚊停留并大量产卵，影响了处理效果。

因此对喷雾设施进行改造，将水雾尽量控制在有效范围内（沉淀池池壁），这样不但不影响工人工作，而且使喷雾水量回收利用率大大提高，同时设置摇臂式喷头，使水雾覆盖整个池面，驱离停留在挡水板上的摇蚊，见图 4-3。

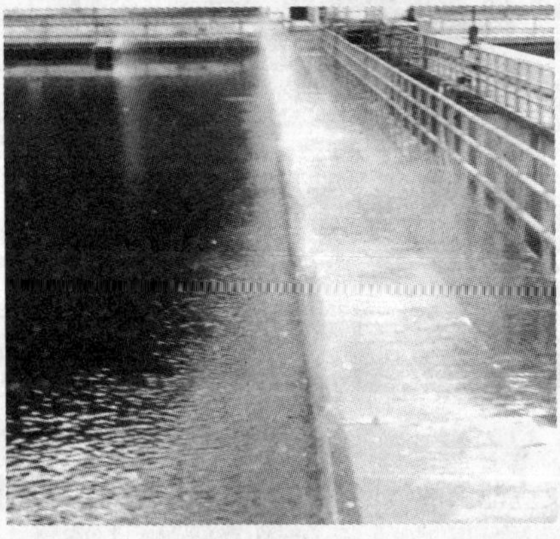

(*a*)

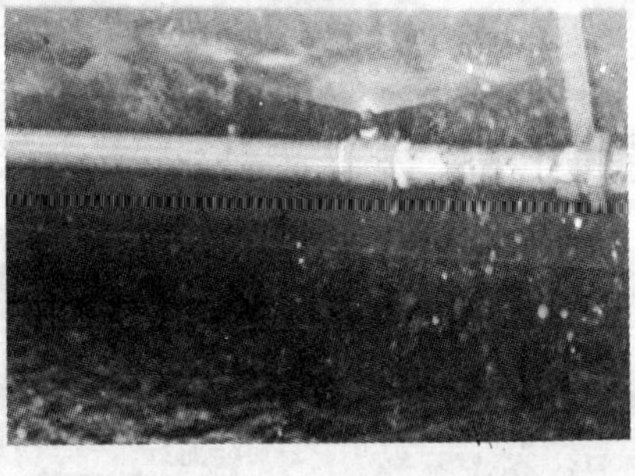

(*b*)

图 4-3　改进前后的沉淀池喷雾设施

(*a*) 改进前；(*b*) 改进后

喷雾改造方案如下：

(1) 管道：原每组沉淀池共用管道取消，每格池各增加一条管道，使单池供水管路形成一个相对独立的闭合环，所有管道均安装在池壁内侧，其中心线距池上边缘约 15cm。

(2) 喷头：原 WLT-I 型铜喷头均改用折射式定角（120°）铜微喷头（WZTD）（P=100～200kPa、Q=160～230L/h、D=2.7～3.6m）。

(3) 摇臂式喷头：每格沉淀池安装 6 个摇臂式可控角铜喷头（PYTKIO）（P=200～400kPa、Q=0.84～1.62m^3/h、R=11.0～14.5m），运行时调节旋转角度为 150°。

喷雾设施经过改造后水雾引起的走道板积水问题得到了有效解决，喷雾水量回收率接近 90%，沉淀池池壁冲刷较彻底，水雾基本上能覆盖沉淀池水面，但是由于水雾覆盖范围大大缩小，导致栏杆、墙壁上停留有摇蚊，且在走道板的上面产有虫卵。

4.1.3 喷雾驱蚊技术成本核算

试验水厂的供水量为 32 万 t/d。对安装喷雾装置的成本进行了核算分析：沉淀池喷雾、反应池盖网所需管道、纱网等材料费、安装费共计约人民币 23000 元；喷雾设施的运行仅需要少量自来水。

因此，采用喷雾驱蚊技术成本低，管理方便。其缺点是由于喷雾的不均匀，可能导致局部地方仍有产卵情况，不能彻底杜绝红虫的繁殖。此外，喷雾导致沉淀池走道湿滑，可能给生产管理带来不便。

4.2 光诱吸蚊技术

供水系统摇蚊大规模爆发期间，白天摇蚊在沉淀池壁栖息，严重影响生产水厂环境；清晨和傍晚成群的摇蚊在厂区内盘旋，严重影响水厂生产。成虫产卵后在水中孵化出幼虫，对水质造成不良影响。为了消除摇蚊大规模爆发对水厂生产和水质带来的影响，有必要研制专用的物理设备捕杀摇蚊成虫。特定光源对蚊虫具有引诱作用，如紫光能够诱集蚊蛾，此外还可以利用化学药剂发出的特殊气味吸引摇蚊，对蚊虫的捕杀可以利用风力作用，也可以利用电场和能场作用捕杀蚊虫。笔者通过光源的诱蚊作用，并结合风力吸入蚊虫的原理，研制了风力吸蚊机，并对其进行了技术经济分析。

4.2.1　固定式风力吸蚊机

4.2.1.1　固定式风力吸蚊机吸蚊基本原理

研制固定式风力吸蚊机用于捕杀供水系统摇蚊成虫，在一个轴流风机进风口处安装 3 只 20W 诱蚊灯，利用诱蚊灯的诱蚊作用将摇蚊引诱到风口附近，风机通过风力作用将摇蚊成虫通过风筒吸入到收集网袋中，网袋中摇蚊由于风力作用脱水死亡。摇蚊通常在早上或者傍晚时分聚集活动，在此时间运行风力吸蚊机能够有效捕杀摇蚊。该吸蚊装置还可以使用在养殖场和农田，用于消灭蚊蛾。

图 4-4 是风力吸蚊机样机局部，图 4-5 和图 4-6 分别是固定式风力吸蚊机的俯视图和侧视图。

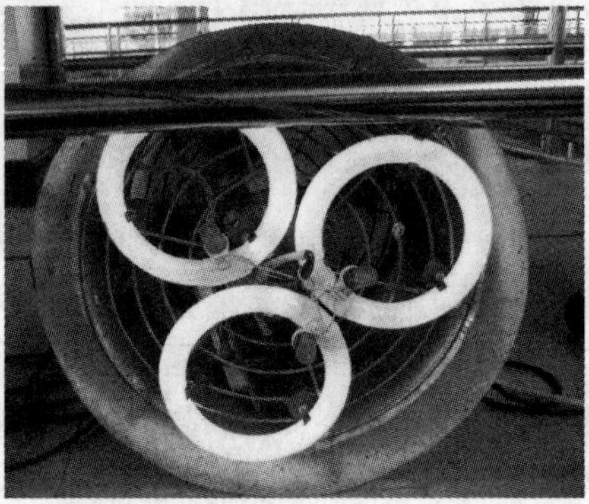

图 4-4　风力吸蚊机样机局部

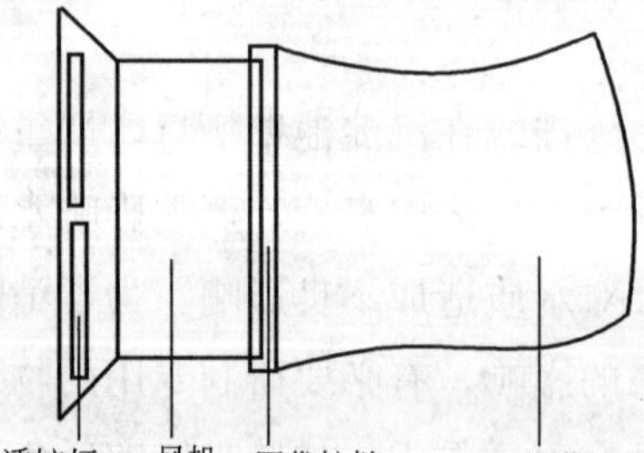

图 4-5　风力吸蚊机样机俯视图

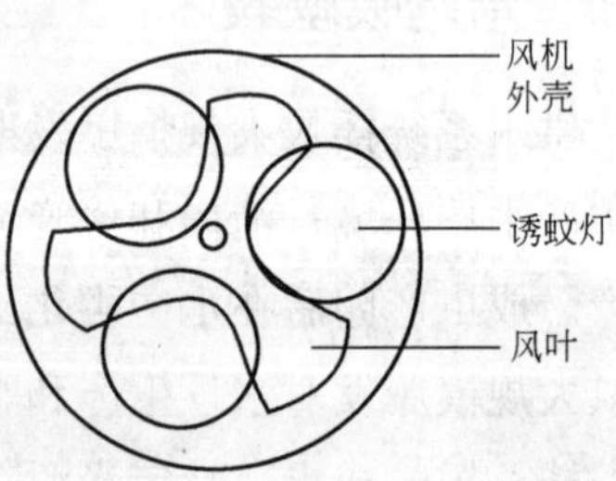

图 4-6　风力吸蚊机样机侧视图

4.2.1.2　固定式吸蚊机最佳诱蚊时间确定

根据初步观察，摇蚊在清晨和傍晚时活动频繁，因此确定摇蚊的活动规律，利用摇蚊形成蚊柱的高峰期进行阶段性诱蚊杀灭，一方面可以减少能耗，另一方面可以延长吸蚊机寿命。表 4-1 为 5 月底在深圳观测的摇蚊活动情况记录。

摇蚊活动情况观测结果 **表 4-1**

时 间	现 象
18:50	有小部分蚊飞舞,形成小蚊柱
19:03	沉淀池上已经开始形成规模蚊柱,反应池上有小型蚊柱
19:13	蚊柱规模越来越大
20:25	依然维持大规模蚊柱。靠近池壁的水面附近有少部分蚊飞舞,水面上有死蚊
20:35	排泥区上形成整条蚊柱
22:00	蚊柱开始稀少
24:00	蚊柱结束
4:24	未开始形成蚊柱。水面漂浮大量蛹皮
5:00	开始形成蚊柱
5:15	大规模蚊柱形成
5:35	蚊柱数量逐渐减少。沉淀池水面下降,蚊子集中在仍是湿的池壁表面上
6:20	蚊柱结束

从表 4-1 可以看出，摇蚊每天形成蚊柱有两个时段，一个时段是清晨 5：00～5：30，另一个时段是傍晚的 7：00～8：30，前后共 2h，可以在这个时段打开吸蚊机诱杀摇蚊。由于摇蚊形成蚊柱的时段随地区和季节的不同而变化，实际应用时应根据观测结果来确定适宜的灭蚊时间。

4.2.1.3 固定式吸蚊机吸蚊参数确定

研制了 6 台不同参数的吸蚊机，吸蚊机编号和主要参数见表 4-2。诱杀摇蚊试验在晚间进行。摇蚊通常在傍晚和早晨两个时间段群飞，是吸蚊机工作最佳时间，吸蚊机每天在这两个时间工作，收集各台吸蚊机内的摇蚊并称重，考察吸蚊机的吸蚊效果。数据记录见表 4-3。

吸蚊机参数 **表 4-2**

吸蚊机	NO. 1	NO. 2	NO. 3	NO. 4	NO. 5	NO. 6
功率(W)	180	370	250	250	550	370
风量(m^3/h)	3700	725～1250	4500	4500	5300	3700
进风风口直径(cm×cm)	ϕ42×23	ϕ30×42	ϕ48×30	ϕ48×30	ϕ48×36	ϕ42×30
市价(元)	240	800	260	260	320	280

吸蚊机吸蚊效果比较　　表 4-3

日期	吸蚊重量(g)						
	NO.1	NO.2	NO.3	NO.4	NO.5	NO.6	总计
6月3日	6.3	3.1	3.9	5.8	5.9	6.0	31.0
6月4日	4.3	1.3	2.4	2.6	5.7	4.1	20.4
6月5日	3.7	0.6	1.4	3.9	3.3	2.4	15.3
6月6日	6.7	2.3	1.6	4.0	6.5	5.2	26.3
6月7日	7.4	2.7	2.1	4.3	5.5	6.3	28.3
6月8日	5.7	3.1	2.6	3.6	4.6	5.8	25.4
6月12日	4.2	1.4	1.5	2.3	4.2	2.7	16.3
平均值(g/d)	5.5	2.1	2.2	3.8	5.1	4.7	23.3

试验结果表明，6 台吸蚊机中，1 号吸蚊机吸蚊效果最好，且 1 号吸蚊机的功率较小，尺寸适中，价格也较低。

4.2.1.4　诱蚊最佳色光的确定

摇蚊具有趋光性，但不同颜色光对摇蚊的吸引能力不同。试验中将各单色灯管放置在沉淀池池边正对着溢水沟槽处，灯管间接距离 2m 以上，以消除各色灯管之间的相互影响；选择灯管下面 3 块等面积池砖，每天观察池砖上摇蚊数量，计算摇蚊密度；观察 7d，数据记录见表 4-4。

吸蚊机最佳色光　　表 4-4

日　期	吸蚊密度(ind/cm^2)						
	NO.1 红/700nm	NO.2 黄/580nm	NO.3 绿/510nm	NO.4 蓝/470nm	NO.5 白光	NO.6 蓝紫/420nm	NO.7 紫外/254nm
6月5日	0.046	0.071	0.050	0.058	0.033	0.021	0.004
6月6日	0.054	0.067	0.058	0.071	0.025	0.017	0.004
6月7日	0.058	0.063	0.046	0.063	0.029	0.025	0.004
6月8日	0.063	0.050	0.042	0.067	0.029	0.017	0.004
6月10日	0.046	0.0375	0.033	0.042	0.021	0.0125	0
6月11日	0.0229	0.033	0.025	0.0229	0.008	0.008	0.004
6月12日	0.0375	0.05	0.033	0.0229	0.013	0.008	0
Aver.	0.047	0.053	0.041	0.050	0.023	0.016	0.003

摇蚊对各种色光的趋光效应有差异，表 4-4 的结果表明，摇蚊对波长为 580nm 黄色光和波长为 470nm 的蓝色光的趋光效应最强，而对紫色和紫外光的趋光效应较低，因此宜使用蓝色和黄色灯做摇蚊的诱蚊

光源。

4.2.1.5 固定式吸蚊机对摇蚊种群密度的控制效果

根据观测，摇蚊很少在各沉淀池之间迁移。选择某水厂 4 号沉淀池做摇蚊控制试验研究，3 号沉淀池为对照沉淀池，试验期间停止对沉淀池摇蚊采取其他控制和杀灭措施，试验期间不对沉淀池进行清洗，在此基础上考察吸蚊机对摇蚊种群密度的控制情况。试验从洗池第一天开始，连续开机 14d，观察和对比各个沉淀池的摇蚊种群密度。该试验没有进行定量观察，根据粗略的观测，4 号沉淀池摇蚊种群密度确有明显比 3 号沉淀池低。

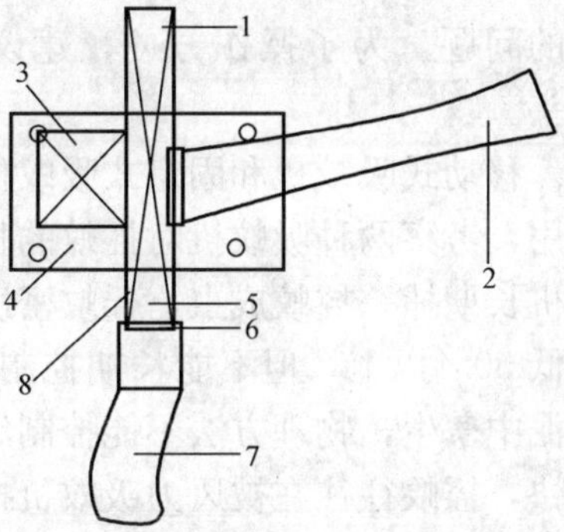

图 4-7 移动式风力吸蚊机俯视图

1—风叶；2—吸蚊管；3—风机电机；4—吸蚊机底座；5—出风口；6—网袋扣环；7—蚊虫收集袋；8—风机机壳

4.2.2 移动式吸蚊机

移动式风力吸蚊机将整个风机固定在移动设备上，能够在移动过程中捕杀摇蚊，同时在风机进风口处安装吸蚊管，在风机出风口处安装收集网袋，捕杀过程中将吸蚊管对准摇蚊蚊柱，通过风力作用将摇蚊吸入到风机中，并最终富集在蚊虫收集袋中，摇蚊在风力作用下脱水死亡。图 4-7 是移动式风力吸蚊机俯视图，图 4-8 是移动式风力吸蚊机样机（不含底座移动部分）。

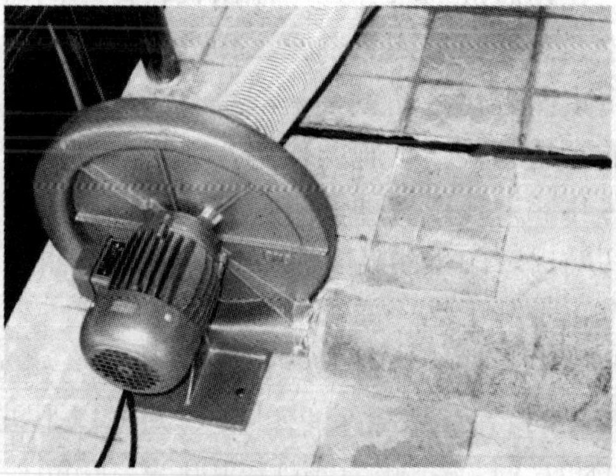

图 4-8 移动式风力吸蚊机样机

傍晚时分摇蚊成群飞舞，此时吸蚊效果最佳，每个沉淀池上面靠近岸边的摇蚊基本上能被吸杀完全，每池操作时间约为20min。白天摇蚊栖息在池边或溢水沟槽边上，用高压水枪冲洗池壁时，把摇蚊驱赶到池两侧，摇蚊成柱状飞舞，此时吸蚊效果很好，单池在20min内大部分摇蚊被吸杀。在某水厂进行的1周的吸杀应用试验中，发现移动吸蚊机的吸蚊效果很好，缺点是吸蚊机有些笨重，拖动时比较吃力，但放在小拖车上移动，问题得以解决。如果沉淀池红虫和摇蚊问题是水厂长期存在的问题，为了操作方便，建议在沉淀池壁间隔一定距离安装电源插头。

移动式吸蚊机和固定式吸蚊机对水厂沉淀池的摇蚊具有一定的杀灭作用，考察两种吸蚊机对摇蚊的长期控制效果。结果表明，使用风力吸蚊机长期捕杀摇蚊成虫，摇蚊密度有所降低，与对照组比较，摇蚊密度降低50%以上，但不能长期控制摇蚊生长。这主要是由于摇蚊幼虫在底泥中孳生，物理方法不能控制红虫生长，而蛹羽化而成的摇蚊产卵速度快，摇蚊往往在被风力吸蚊机捕杀之前就已经产卵，因此风力吸蚊机不能完全阻断摇蚊生长链，达不到长期控制摇蚊孳生的效果，只能作为一种应急控制的补充措施。

4.3　红虫的紫外防治技术

4.3.1　紫外水处理技术概述

由于紫外线具有杀灭微生物、藻细胞，分解天然大分子有机物等作用，紫外技术已经发展成为水处理中应用日益广泛的新技术。在饮用水处理技术研究中，紫外被应用于消毒、预处理、杀藻等方面。在红虫的繁殖过程中，由虫卵孵化为幼虫，是红虫生活史中的重要环节，由于紫外线具有很强的穿透和灭活细胞的作用，如果能利用紫外线杀灭摇蚊虫卵，使之失去孵化能力，或者即使孵化出的幼体因为紫外线的损伤而失去存活能力，切断摇蚊的繁殖链，从而起到控制红虫爆发的作用。红虫的紫外防治技术正是基于这一原理而建立的。

电磁辐射波谱中紫外线辐射的波长范围为100～400nm（介于X射线和可见光波长之间）。一般紫外线可被划分为以下波段（见图4-9）：真空紫外（或称为VUV，超紫外）：100～200nm；UV-C（或称为FUV，远紫外）：200～280nm；UV-B（或称为MUV，中紫外）：

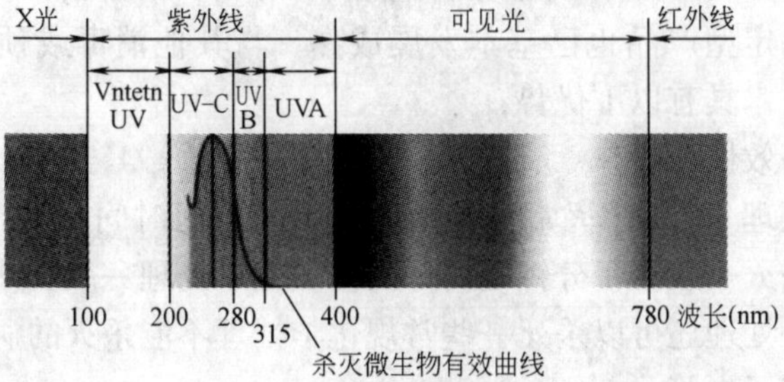

图 4-9 紫外线波长划分示意图

280～315nm；UV-A（或称为 NUV，近紫外）：315～400nm。

紫外线用于水的消毒，具有消毒快捷，不污染水质等优点，因此近年来用紫外线替代其他预氧化或消毒技术发展较快。

紫外线对微生物的破坏或灭活的作用程度与紫外剂量直接相关。

紫外辐射剂量的计算公式见式（4-1）：

$$D=It \tag{4-1}$$

式中：D——紫外辐射剂量，mW·s/cm^2；

I——紫外强度，mW/cm^2；

t——照射时间，s。

有资料表明饮用水的紫外线消毒，主要是 C 波段紫外线，有效杀菌波长范围为 230～300nm，见图 4-10。

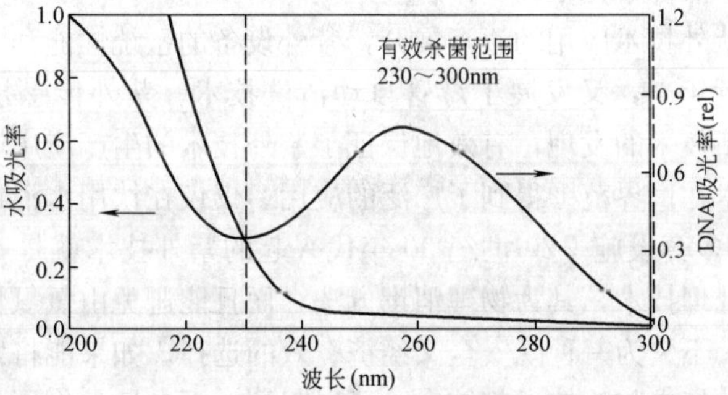

图 4-10 紫外线有效作用波长示意图

4.3.2 紫外水处理技术特点

紫外技术作为一种快速、经济的高效消毒技术已逐渐在水处理领域中得到了越来越广泛的应用，并已发展成为一项相当成熟可靠的应用技术，相关的定型产品也已基本发展成熟。与其他消毒或预氧化技术相比，紫外技术具有以下优势：

（1）高效性

紫外处理 100%杀灭常见细菌、病毒的作用时间一般在数秒之内，对藻类的杀灭一般在 1 分钟之内；而传统化学处理一般要几十分钟甚至更长。紫外处理还可以杀死一些常规化学处理不能杀灭的病原体，如贾第虫、隐孢子虫等。

（2）广谱性

在目前所有已知的消毒技术中，紫外技术是最为广谱的。它几乎可以杀灭所有的细菌、病毒、霉菌、水藻、寄生虫等。

（3）安全性

由于紫外技术是一种光学辐射作用，不向水中增加任何化学药剂，不破坏生物细胞，不改变水中任何成分，因而不会对水体和周围环境产生任何二次污染。另外，紫外技术在使用上也安全方便。

（4）简单性

紫外技术运行和维护比较简单稳定，受周围环境条件及水质条件的影响小，运行成本低，占地少，噪声小。

（5）经济性

紫外处理系统的固定投资主要是紫外设备，而其运行维护简单，运行成本低，故性价比很高。

随着紫外技术应用的逐渐展开，紫外设备的系统性能和可靠性也逐步改进，近年来，又发展了灯管自动清洗技术、紫外传感技术等新技术。这些新技术的发现，有效地保证了紫外技术的生产应用。目前，紫外消毒技术在世界范围得到了广泛的应用。仅仅在饮用水消毒方面，已经有 3600 多套设施。20 世纪 90 年代兴起的紫外技术就是一种很有应用前景的处理技术，其为物理消毒方法，而且能避免由氯氧化带来的副产物问题，不失为一种既安全又经济有效的选择。如果能将紫外预处理技术与紫外红虫防治技术相结合，可以起到一石二鸟的作用。

4.3.3　紫外线灭活红虫的试验方法

根据深圳原水的水质特点，以控制红虫为目的，对几种典型的原水进行紫外预处理试验，在不同原水水质下条件下进行紫外线红虫灭活的试验研究，以确定红虫灭活的最佳紫外照射剂量。

4.3.3.1 紫外装置介绍

试验使用的是由加拿大特洁安公司UVMAXTM系列E型号的紫外装置，如图4-11所示。该装置具有以下特点：

（1）低压高强度的紫外灯，具有一定的水处理能力；

（2）独特的腔体设计能有效提高杀菌率，并能使腔体内最大限度利用紫外线；

（3）先进的供电技术适用于一个较宽范围的供电参数（90～265B），且承受电压波动能力强，以保持紫外线强度确保连续运作。

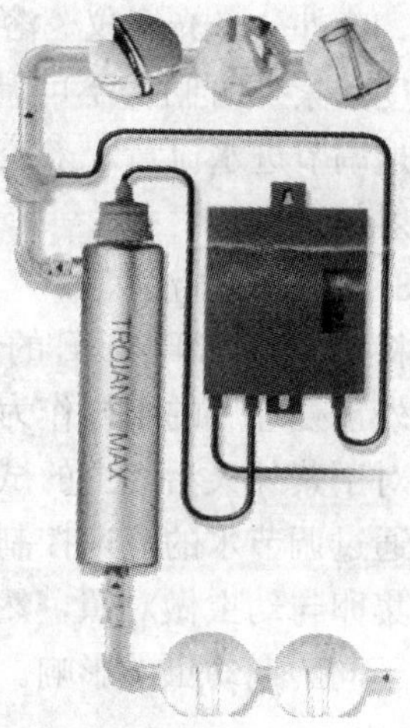

图4-11 UVMAXTM-E型紫外装置图

此紫外装置为封闭式UV消毒器，是用金属筒体和紫外线灯把被消毒的水封闭起来处理。筒体一般用不锈钢制造，内壁做抛光处理能提高对紫外线的放射能力，以增强紫外辐射强度。其缺点是紫外照射剂量为恒定不可调，只能通过调节水量来改变照射剂量。

根据厂家提供的资料，UVMAXTM—E型紫外线杀菌仪器的产品出厂辐照剂量为38000μJ/cm^2，功率为67W，腔体体积为2.983L。紫外线预处理的效果取决于辐照剂量，计算公式如式（4-2）所示：

$$\text{辐照剂量}(\mathrm{mW \cdot s/cm^2}) = \text{辐射强度}(\mathrm{mW \cdot s/cm^2}) \times \text{照射时间}(\mathrm{s}) \tag{4-2}$$

其中mW·s/cm^2＝mJ/cm^2，紫外穿透率为85%时，E型紫外线强度取9.7mW/cm^2；紫外穿透率为90%时，E型紫外线强度取10.6mW/cm^2。

4.3.3.2 试验目的及条件

以低浊高藻微污染的水库水为试验原水，以不同龄期摇蚊幼虫和虫卵为主要处理对象，考察紫外预处理技术对不同水质原水灭活红虫的作用效果，同时确定最佳的紫外照射剂量。

试验装置仪器主要有：小试水处理装置、UVMAXTM—E的紫外装置、紫外分光光度仪、溶解氧仪及六联混凝搅拌仪等。紫外装置的紫外强度和紫外时间均不可调，进水流量可调限度为 0～3.5m³/h，因此可通过调节进水流量，来控制紫外腔体内的水力停留时间，从而调节紫外照射剂量。

4.3.3.3　试验方法

将 UVMAXTM—E 的紫外装置安装在小试流程的预处理阶段，经过紫外预处理后的水样作为试验分析水样，图 4-12 为试验工艺示意图。

对于紫外灭活红虫的试验研究，是将卵与不同龄期的幼虫加入管道中，通过调节水的流速控制辐射时间，在辐射前与辐射后出水处分别挂网收集卵与幼虫做对照，然后培养、镜检观察紫外辐射不同时间对摇蚊卵及不同龄期幼虫的影响。

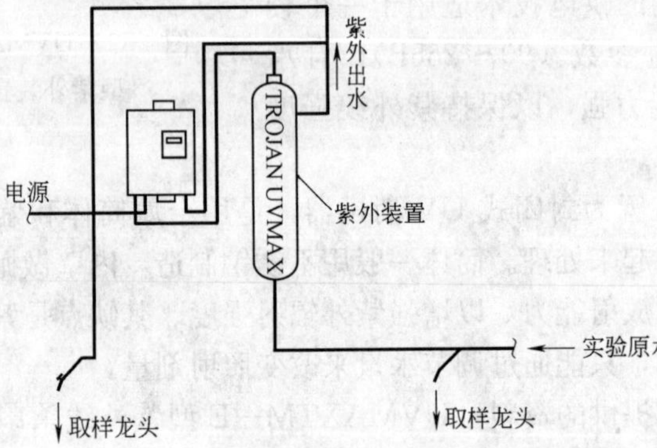

图 4-12　紫外前处理灭藻工艺示意图

4.3.3.4　操作步骤

因为此仪器紫外作用强度不可调，因此只能通过计算停留时间控制流量来达到调整剂量的目的。根据厂家提供的资料，UVMAXTM—E 型紫外装置腔体体积为 2.983L，根据设计停留时间计算出所对应的流量。紫外线预处理的效果取决于辐照剂量，根据紫外照射剂量的计算公式（4-1）来计算。

根据厂家提供的资料显示，紫外穿透率为 85%时，E 型紫外线强度取 9.7mW/cm²；紫外穿透率为 90% 时，E 型紫外线强度取 10.6mW/cm²。通过多次试验发现试验原水的紫外穿透率（UVT%）在 85%左右，因此紫外线强度取 9.7mW/cm²，按公式（4-2）计算出照射剂量如表 4-5。

试验控制参数列表　　表 4-5

控制流量(m^3/h)	停留时间(s)	照射剂量($mW \cdot s/cm^2$)	控制流量(m^3/h)	停留时间(s)	照射剂量($mW \cdot s/cm^2$)
3.36	3.2	31.04	0.84	12.8	124.16
1.68	6.4	62.08	0.56	19.2	186.24
1.12	9.6	93.12	0.28	38.4	372.48

4.3.3.5 分析项目与方法

对于红虫灭活的试验分析项目主要是取紫外前后的卵与幼虫做对照，然后培养、镜检观察紫外辐射不同时间对摇蚊卵及不同龄期幼虫的影响。

4.3.4 紫外预处理对摇蚊影响的试验结果与分析

4.3.4.1 试验结果

试验过程及结果见表 4-6。

摇蚊灭活试验过程与结果　　表 4-6

<table>
<tr><td colspan="2"></td><td>试验一</td><td colspan="2">试验二</td></tr>
<tr><td colspan="2">加入方法</td><td>用软管直接加入清水池出水口处</td><td colspan="2">水泵后软管处加入</td></tr>
<tr><td colspan="2">加入虫数</td><td>Ⅳ龄幼虫 350 条、卵块 500 条</td><td colspan="2">Ⅳ龄幼虫 100 条，Ⅰ、Ⅱ、Ⅲ龄幼虫若干，卵块 10 条</td></tr>
<tr><td colspan="2">辐射剂量</td><td>180mJ/cm^2</td><td colspan="2">60mJ/cm^2、120mJ/cm^2、180mJ/cm^2</td></tr>
<tr><td rowspan="6">结果</td><td rowspan="3">辐射前</td><td rowspan="3">虫体都断裂，无活虫。卵块都破裂，卵粒经培养后孵化率为 47%</td><td>60mJ/cm^2</td><td>有 4 条虫，3 条活的，活虫 2d 后仍很活泼。Ⅰ、Ⅱ、Ⅲ龄幼虫正常</td></tr>
<tr><td>120mJ/cm^2</td><td>3 条虫，2 条活的，活虫 5h 后死亡。Ⅰ、Ⅱ、Ⅲ龄幼虫正常</td></tr>
<tr><td>180mJ/cm^2</td><td>5 条虫，2 条活的，活虫 5h 后死亡。Ⅰ、Ⅱ、Ⅲ龄幼虫正常</td></tr>
<tr><td rowspan="3">辐射后</td><td rowspan="3">虫体大多断裂，体色发白，发现 1 条活虫，但体色变浅且 2h 后死亡。卵块都破裂，卵粒经培养后都未孵化</td><td>60mJ/cm^2</td><td>Ⅰ、Ⅱ龄幼虫都死亡。Ⅳ龄幼虫 26 条，虫体色变浅发白，其中活虫 8 条，但 24h 后死亡。培养未见有孵化的卵</td></tr>
<tr><td>120mJ/cm^2</td><td>Ⅳ龄幼虫 16 条，活虫 5 条，其余的同上</td></tr>
<tr><td>180mJ/cm^2</td><td>Ⅳ龄幼虫 7 条，活虫 1 条，其余的同上</td></tr>
</table>

4.3.4.2 试验结果分析

从以上试验结果可以得出以下结论：

(1) 紫外光辐射剂量达到 100mJ/cm² 时，卵即不能孵化；

(2) 辐射剂量为 60～180mJ/cm² 时，Ⅰ、Ⅱ龄幼虫都死亡；

(3) 辐射剂量为 60mJ/cm²、120mJ/cm²、180mJ/cm²，Ⅳ龄幼虫的死亡率分别为 61.5%、72.6%、85.7%，说明水流速越慢，即辐射剂量越大Ⅳ龄幼虫的死亡率越高。

在试验一中，红虫是从清水池的出水口处加入的，这样幼虫要经过水泵处，因此大部分摇蚊幼虫都被泵搅碎虫体断裂死亡，因此将影响紫外灭活红虫的准确计数。而试验二中，红虫是从泵后的软管处加入，然后再封闭，这避免了泵的影响，可以观察到在辐射前的玻璃流量计处幼虫大都是完整的，经过辐射前后的对照可以肯定，虫卵不能孵化，低龄幼虫均死亡是由紫外辐射造成的，对Ⅳ龄幼虫的灭活率稍低点，但效果还是很明显的。

总的来说，紫外对抑制红虫的孳生还有很好的作用，特别是对虫卵和低龄幼虫的灭活效果较好。由于紫外的穿透率受原水浊度影响，浊度越高，穿透率越低，采用紫外预处理灭活摇蚊卵和幼虫的参数应根据具体水质情况，通过试验确定。

4.4 红虫的超声波防治技术

4.4.1 超声波水处理技术概述

4.4.1.1 超生波水处理技术原理

超声波是由一系列疏密相间的纵波构成，并通过液体介质向周围传播。超声波的频率范围一般为 20～10MHz，当一定强度的超声波施与某一液体系统时，将产生一系列的物理和化学效应，并明显改变液体中溶解态和颗粒态物质的特性，这些反应是由声场条件下大量空化气泡的产生和破灭引起的。当声能足够高时，在疏松的半周期内，液相分子间的吸引力被打破，形成空化气泡，其寿命约为 0.1μs。空化气泡破灭时将产生极短暂的强压力脉冲，并在气泡周围微小空间形成局部热点。

超声波对水中的有机物具有降解作用。在空化效应作用下，有机物的降解过程可以通过高温分解或自由基反应两种历程进行。在超声空化产生的局部高温、高压环境下，水被分解产生·H和·OH自由基（·OH的氧化能力仅次于元素F），另外溶解在溶液中的空气（N_2和O_2）也可以发生自由基裂解反应，产生·N和·O自由基。这些自由基会进一步引发有机分子的断链。自由基的转移和氧化还原反应，可见超声降解本质上完全同光催化一样，也属于自由基氧化机理。试验发现，在超声降解过程中，会产生一系列复杂的中间化合物，这与溶液中存在着众多的自由基种类有关。因此，超声波有可能成为一种新颖的、无污染的污水处理方法。

4.4.1.2 超声波在水处理中的应用

1. 降解有机污染物

超声波降解有机物的反应机理相当复杂。一般认为超声波辐射有机物时，水溶液中产生的空化气泡在瞬间（ns～μs）崩溃，使处于正常温度和压力的液体环境在微观局部产生异常的高温高压（$>5000^\circ$K、>50MPa），从而使难以常规降解的有机物被全部或部分降解。另外，进入微泡中的水分子发生断裂，产生高反应性的·H和·OH自由基，会和水中其他的分子或自由基相互反应，又有因高温高压而发生的热裂解断键作用等各种因素共同作用，最终将有机物降解甚至去除。

2. 灭活浮游生物

地表水给水处理中，某些浮游动物如轮虫和桡足类动物的幼虫能穿透絮凝砂滤过程，进而进入配水管网。国内一些大中城市的水厂清水池乃至输配水管网中曾发生了多起出现桡足类动物幼虫的事故。某些浮游植物如藻类也常给自来水生产带来诸多危害，甚至导致水厂部分停产以进行维护。传统方法通常采用适中浓度的O_3、ClO_2、Cl_2、$KMnO_4$或高铁酸盐复合药剂等对藻类预氧化，如果灭活浮游动物则需要很高的浓度。但是，采用超声辐射技术可灵活方便地杀灭浮游动植物。超声波的软空化作用能引起细胞溶解和其他损伤，如细胞壁细胞膜损伤、DNA降解等，从而灭活浮游生物。研究表明，在絮凝和过滤前用超声波预处理可100%杀灭轮虫。超声辐射灭活有机体，灭活率与超声波的强度、频率、水中的溶解氧浓度、水力停留时间、大气压力等因素有关。德国已完成这方面的研究，并转入了工程应用。

3. 灭活微生物

超声辐射技术杀灭细菌病毒则更多地见诸于污水出水消毒。Torben Blume T等研究发现，将超声波消毒作为UV消毒的预处理引入污水消毒，可大大改进消毒效果：5s 超声波预处理联合 10s 的 UV 消毒用较低能耗便可使污水大肠菌群含量低于 100FC/100mL（法规达标值），而仅采用 UV 消毒即使延时至 30s 也不能达标。Bethany A Madge 等研究表明，超声辐射用于生活污水出水消毒是可行的。水中总悬浮固体即使高达 614mg/L 对其消毒效率也仅有较小的影响。超声波消毒有望成为传统水处理消毒可靠的替代方法。

4.4.2　超声波处理某些超声灭红虫研究方法及研究装置

4.4.2.1　试验装置

本试验所用的超声波装置如图 4-13 所示，其强度，频率都不可调，超声波频率为 147.9Hz。在试验室条件下，水中的溶解氧浓度、大气压力是不变的，所以可以通过改变水力停留时间来改变作用参数。

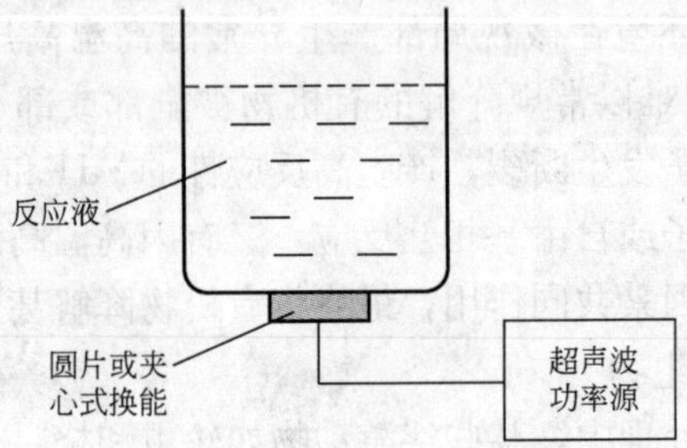

图 4-13　超声波装置示意图

4.4.2.2　试验方法

卵孵化影响试验　在装置中放入一定量原水后，再放入一块新产的摇蚊卵（放入前计数卵粒），设置超声波作用时间分别为 5min、10min、15min、20min、30min，取出虫卵，放入烧杯中进行培养，上面盖有纱布（冲氧以维持烧杯中有足够的溶解氧），观察从卵到幼虫，从一龄幼虫到二龄幼虫，从二龄幼虫到三龄幼虫，从三龄幼虫到成虫所需的时间及数量。并观察孵化出幼虫的形态是否有变化。

一龄幼虫生长影响试验　在原水中放入 20 个一龄幼虫，设置超声波作用时间分别为 5min、10min、15min、20min，取出幼虫，放入烧杯中进行培养，观察从一龄幼虫变到二龄幼虫直至羽化成摇蚊所需的时间及数量。同时观察一龄幼虫经超声波作用后的形态变化。

二龄、三龄、四龄幼虫生长影响试验 在原水中分别放入 20 个二龄、三龄、四龄摇蚊幼虫，设置超声波作用时间分别为 5min、10min、15min、20min、30min，取出幼虫，放入烧杯中进行培养，观察从幼虫生长以及羽化成摇蚊所需的时间以及数量的变化，同时观察各龄幼虫经超声波作用后的形态变化。

整个试验过程中，控制环境温度为 26℃，环境湿度为 85%左右。

通过上述培养试验，研究超声波对红虫的杀灭作用及其对摇蚊生长繁殖的控制作用。

4.4.3 试验结果及分析

4.4.3.1 超声波对卵的影响

摇蚊卵经超声波作用不同时间后，卵期及孵化率的观测结果见图 4-14 和图 4-15。卵在受到超声波作用后，一方面导致卵的孵化率急剧降低，作用 5min 后，卵的孵化率由对照试验的 92%降低到 10%，作用 15min 后，卵的孵化率降低为 0。

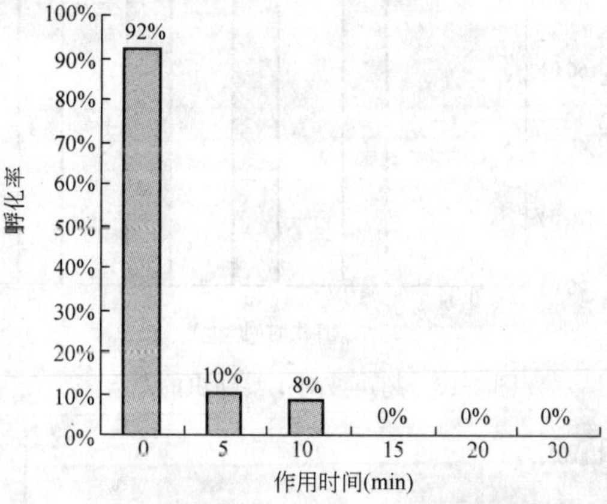

图 4-14 超声波作用时间对卵孵化率的影响

同时，经超声波作用后的卵即使能够孵化，孵化时间也明显延长，作用 5min 时，孵化期由未经超声波作用的 3d 延长至 5d，作用 10min 后，则延长至了 7d，说明卵的生理功能受到明显影响。

4.4.3.2 超声波不同龄期红虫的杀灭效果

图 4-16～图 4-19 表示超声波作用于 1～4 龄期红虫后的死亡率情况。

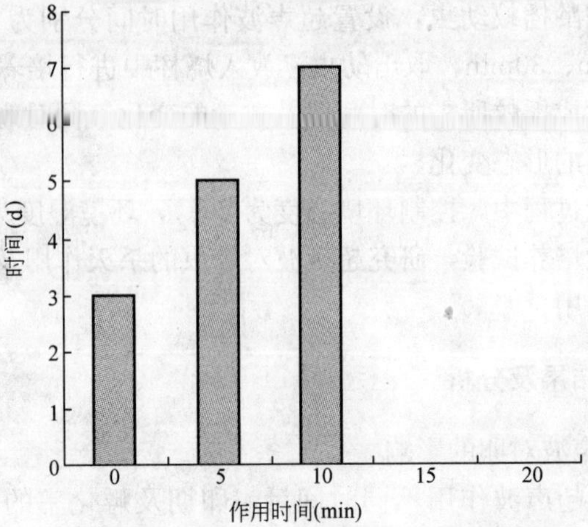

图 4-15　超声波作用时间对卵孵化期的影响

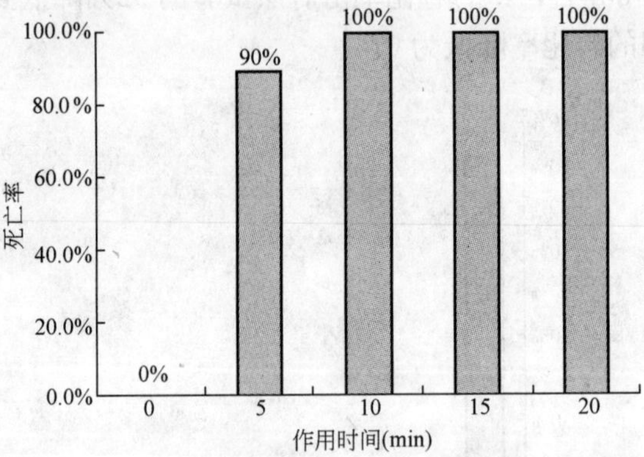

图 4-16　超声波对 1 龄幼虫的杀灭率

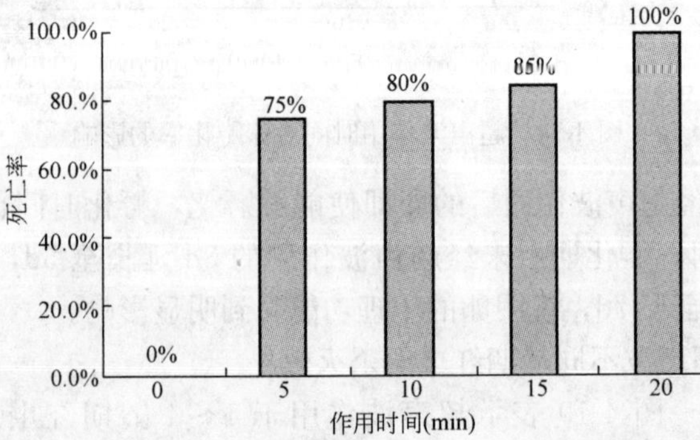

图 4-17　超声波对 2 龄幼虫的杀灭率

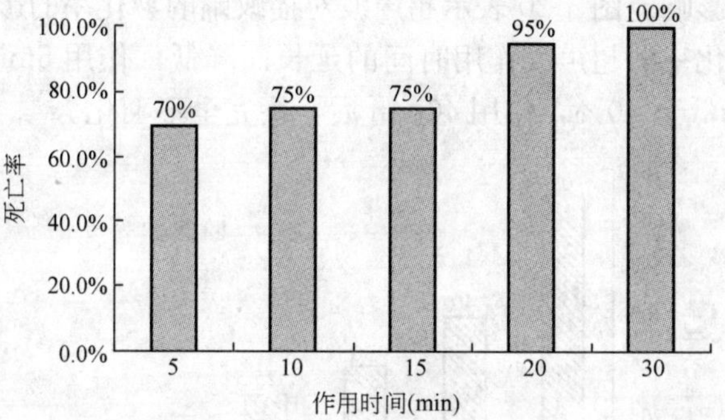

图 4-18　超声波对 3 龄幼虫的杀灭率

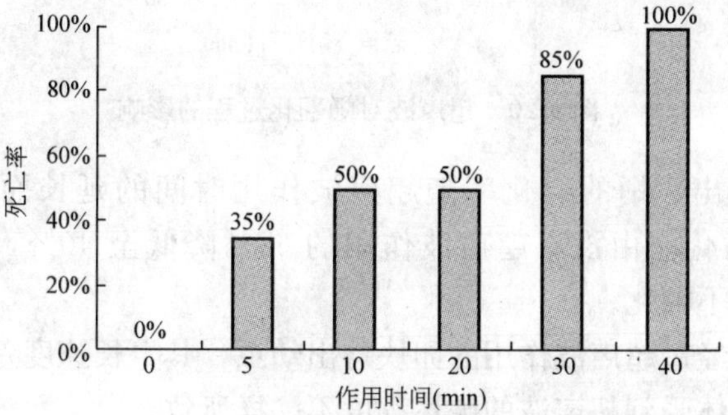

图 4-19　超声波对 4 龄幼虫的杀灭率

从此试验数据来看，超声波对红虫有明显的杀灭作用，龄期越短杀灭效果越好。对于一龄幼虫，作用 5min 后，可以达到 90%的死亡率，作用 10min，死亡率可达到 100%。对于二龄幼虫，超声波作用 10min 后，死亡率达到 80%，作用 20min 后，幼虫全部死亡。且经过超声波作用的幼虫生长周期延长，生长速度变缓，在超声波作用 5min，第 10 天幼虫全部死亡。对于三龄幼虫，超声波作用 20min 可以杀灭 95%的红虫，作用 0.5h 后红虫全部死亡。而对于四龄幼虫，超声波作用 30min 后，死亡率为 80%，作用 40min 后才能将红虫全部杀灭。说明采用超声波灭活二龄以下的低龄摇蚊幼虫是可行的，对于高龄幼虫，如果采用过水式的超声波预处理装置，由于所需的作用时间较长，实际应用中存在困难。

如前所述，超声波作用于摇蚊幼虫后，一方面会导致摇蚊幼虫在生长过程中的死亡率提高，另一方面，幼虫即使没有死亡，其化蛹后的羽化也会受到影响。图 4-20 表示超声波对摇蚊蛹的羽化率的影响。

蛹的孵化率随超声波作用时间的延长而降低，作用 5min 时，孵化率由 65%降低至 40%，作用 10min 后，蛹完全不羽化。

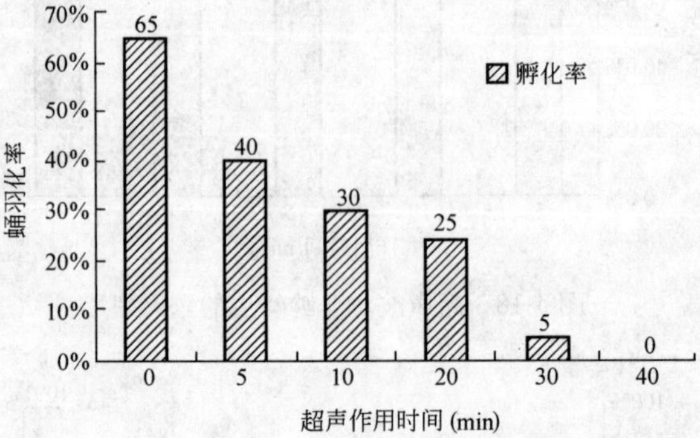

图 4-20　超声波对蛹羽化过程的影响

可以看出，蛹的孵化率随超声波作用时间的延长而降低，作用 5min 时，孵化率由没有超声波作用的 65%降低至 40%，作用 40min 后，蛹完全不羽化。

同时，经过超声波作用的卵块孵出幼虫，其生长速度差异很大，可能由于其机体受到超声波的破坏程度不一样所致。

此外，经过超声波作用 5min 时间以上的红虫，即使没有即时死亡，但大部分在成为成虫前已经死亡。说明采用超声波作用，对于灭活红虫卵已失去孵化能力以及杀灭低龄红虫都有显著作用，因此，在采用超声波技术进行饮用水预处理时，对于控制通过原水进入供水系统的摇蚊卵及幼虫的生长繁殖具有显著作用。

此外，经过超声波作用的卵孵化的成虫与空白试验孵化的成虫的外观有明显差别，最典型的特征是，经超声波作用后的卵孵化的成虫，其身体比空白试验的成虫发白，并且头部有很明显的绿色。

4.5　红虫的表面活性剂防治技术

如前所述，摇蚊的生活史分为成虫产卵、卵孵化为幼虫、幼虫化蛹和蛹羽化为成虫四个不同阶段，如果能彻底切断其生活史中的任一阶段，即可能控制供水系统中红虫的生长繁殖。表面活性剂红虫防治技术，即是利用单分子膜（Mono Molecular Film，MMF）表面活性剂在水体表面形成均匀的单分子有机膜，降低水面的表面张力，一方面容易使成虫在产卵过程中跌落水中死亡，从而阻隔雌蚊产卵；另一方面，由于单分子膜隔断了水的气—水界面，使卵无法顺利进入水中孵化，蛹也无法羽化为成虫，从而切断摇蚊的生长循环。

4.5.1 MMF表面活性剂的性能特点

本书的研究中采用 Agnique MMF 作为试验用的单分子表面活性剂，这种表面活性剂是从再生的植物油中提取的，具有生物降解能力，对人体、水生生物及水环境无不良影响，如果施用方法和剂量适宜，所形成的膜能持续 20d 以上，被广泛应用于静水中传播疾病的伊蚊、库蚊等卫生蚊虫的防治，但至今未有有关单分子膜防治摇蚊的应用报道。由于摇蚊与与一般卫生蚊虫的生活习性不同，其幼虫（红虫）能在水中长时间生存，靠体壁获得所需的溶解氧，而不必在水面进行呼吸，因此主要试验应用 Agnique MMF 对摇蚊成虫、蛹和四龄期幼虫的控制作用。

4.5.2 Agnique MMF控制摇蚊静态试验

4.5.2.1 Agnique MMF 控制成虫静态试验

1. 实验室试验

用捕虫网从沉淀池上采集雌蚊及雄蚊（数量大于 1000 只）放入网框（150cm×190cm×190cm）中。内置直径 30cm、深 12cm 的紫色、蓝色、黄色的塑料盆各 2 个，分 2 组，加入自来水，水深 7cm。其中一组加入适量的 Agnique MMF（约 0.4～0.5mL/m^2）。第 2 天观察记录摇蚊产卵及死亡情况。重复 2 次。

2. 生产性试验

在水厂沉淀池前端置放直径 35cm 深 10cm 的红色的塑料盆 2 个，加入自来水，水深 8cm，其中一个盆中加入适量 Agnique MMF（约 0.4～0.5mL/m^2）。第 2 天观察记录摇蚊产卵及死亡情况。

3. 试验结果与分析

采来成虫放入网框后有蚊柱形成，第 2 天可观察到加入 Agnique MMF 的盆中无卵块而不加 Agnique MMF 的盆中有较多的卵块。同时加入 Agnique MMF 的盆中死蚊的数量远大于不加 Agnique MMF 的盆，在室内试验中最大为 40 倍，而在沉淀池上可达 52 倍（参见图 4-21）。挤压部分死的雌蚊腹部可挤出卵粒。具体结果见表 4-7。

Agnique MMF 控制成虫静态试验结果表　　　　**表 4-7**

类别	记录内容	实验室内实验						沉淀池现场试验
		1 号	2 号	3 号	4 号	5 号	6 号	7 号
加 MMF	卵块数	0	0	0	0	0	0	0
	死雌蚊数	78	28	1	74	29	29	531
	死雄蚊数	368	163	14	572	411	212	1854
	死蚊总数	446	191	15	646	440	241	2385
未加 MMF	卵块数	12	4	3	20	5	3	24
	死雌蚊数	5	2	0	7	6	0	15
	死雄蚊数	7	5	5	23	69	9	31
	死蚊总数	12	7	5	30	75	9	46

注：1. 实验室内 1 号、2 号、3 号实验时间为 11/6/2002 16：00～12/6/2002 6：30；4 号、5 号、6 号实验时间为 12/6/2002 16：00～13/6/2002 6：30；沉淀池现场 7 号试验时间为 12/6/2002 18：30～13/6/2002 6：30。

2. 1 号、4 号为紫色盆；2 号、5 号为蓝色盆；3 号、6 号为黄色盆；盆的颜色越深其中死蚊越多，这是由于摇蚊成虫对颜色具有一定的偏好性。

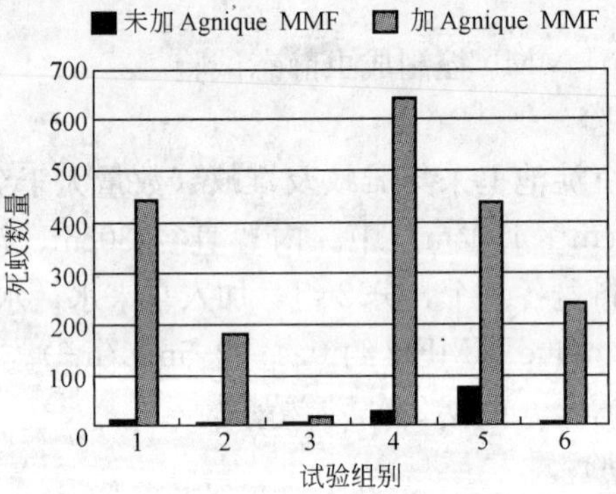

图 4-21　加与未加 MMF 塑料盆中死蚊数量对照

4.5.2.2　Agnique MMF 控制蛹的羽化静态试验

在网框内放置直径 30cm 深 12cm 2 个塑料盆，加入 7cm 深的自来水，然后加入培养基。每个盆中放入定量室内培养的蛹。第 2 天观察记录蛹羽化及死亡情况。重复 2 次。

结果显示：加 MMF 的盆中，死蛹所占的百分率分别为 88%、96%、83%，其他蛹或完全羽化或未完全羽化后死亡。未加 MMF 的盆中，死蛹所占的百分率分别为 26%、54%、56%，其他蛹绝大部分羽化成成虫飞离。具体结果见表4-8。

Agnique MMF 控制蛹的羽化静态试验结果表　　表4-8

组别	记录内容	加MMF组	未加MMF组
1号	加入活蛹总数(只)	50	50
	水面蛹皮数量(个)	6	37
	盆中死蛹数量(个)	44	13
	水面死蚊的情况	共6只。完全羽化死蚊3只;未完全羽化3只,腹部未完全脱离蛹皮	共11只。完全羽化死蚊9只。未完全羽化2只,其中一个足未脱离蛹皮,另一个腹部未脱离蛹皮
2号	加入活蛹总数(只)	50	50
	水面蛹皮数量(个)	2	23
	盆中死蛹数量(个)	48	27
	水面死蚊的情况	共2只。完全羽化死蚊1只;未完全羽化死蚊1只,其腹部仍未脱离蛹皮。	1只,未羽化完全,其腹部未脱离蛹皮。
3号	加入活蛹总数(只)	30	30
	水面蛹皮数量(只)	5	13
	盆中死蛹数量(只)	25	17
	水面死蚊的情况	共4只都完全羽化。	共3只都完全羽化

注：3次试验时间为分别为2002年6月14日～6月16日～16/6/2002、2002年6月15日～6月17日～17/6/2002、2002年6月21日-6月23日。

4.5.2.3　Agnique MMF 控制幼虫静态试验

在网框内放置直径30cm、深12cm四个塑料盆，加入7cm深的自来水，然后加入幼虫培养基。每个盆中放入50条室内培养的四龄期幼虫。之后每天观察记录蛹羽化及死亡情况。具体结果见表4-9。

Agnique MMF 控制幼虫静态试验结果表　　表4-9

观察时间(日/月/年)	加Agnique MMF试验组		未加Agnique MMF试验组	
	1号	2号	1号	2号
20/6/2002	蛹皮2个、死蚊2只	蛹皮2个、死蚊2只	蛹皮2个	蛹皮1个
21/6/2002	蛹皮11个、死蚊11只	蛹皮3个、死蚊3只	蛹皮11个	蛹皮17个
22/6/2002	蛹皮3个、死蚊3只	蛹皮4个死蚊3只	蛹皮20个、死蚊2只	蛹皮13个
23/6/2002			蛹皮2个	蛹皮11个
合计	蛹皮16个、死蚊16只	蛹皮9个、死蚊9只	蛹皮35个、死蚊2只	蛹皮42个

试验结果显示，加与不加 Agnique MMF 对幼虫的影响不大，幼虫都可以正常的筑巢生活，但加 Agnique MMF 的组，幼虫化蛹后，大部分死亡，只有小部分羽化成为成虫后，即被吸附在水面淹死。

Agnique MMF 作为一种植物油表面活性剂，由于其密度小于水，以 0.4～0.5mL/m^2 的浓度施于水中，会在水面扩散形成单分子膜大大降低水面表面张力，对控制成虫和蛹起到了很好的作用，根据观测，单分子表面活性剂控制摇蚊生长繁殖主要通过以下几种途径实现：

(1) 杀灭摇蚊成虫。摇蚊（成虫）由于需要在水环境中产卵，因此它们通常生活在水体四周，且经常会从水面上掠过，这时便可以被水面吸附淹死。试验中加入 Agnique MMF 的盆中死蚊的数量远大于不加 Agnique MMF 的盆，在室内最大为 40 倍，而在沉淀池现场可达 52 倍。

(2) 抑制雌蚊产卵。雌蚊产卵时，先在水面飞行，后附着在接近水面的容器壁上，用中肢及前肢支撑身体，后肢向上挺，使腹部弯曲接触水面，准备产卵。施加了 Agnique MMF 后，便可以将雌蚊吸入水中淹死阻止产卵，因此在试验中加入了 Agnique MMF 的盆中水面没有粘附的卵块，而未加 Agnique MMF 的盆中卵块较多。

(3) 从多方面控制蛹向成虫的转化。首先，MMF 可以干扰蛹的正常呼吸。幼虫化蛹后，蛹需在水体表面依靠其白色羽毛状呼吸器官进行呼吸，施加了 Agnique MMF 后，使大部分蛹不能在水面停留，从而窒息死亡；其次，MMF 可以干扰蛹的羽化，使其不能完全羽化，即使是羽化完全的成虫也会被吸附在水体表面，不能起飞从而被淹死。根据观测结果，在水面分布均匀、完整地的 Agnique MMF 能 100％组织摇蚊蛹羽化为活体的摇蚊成虫。

但是，MMF 不能干扰幼虫的正常生活。由于摇蚊幼虫呼吸系统为闭合式无气门型，幼虫通过体壁与水中的溶解氧进行交换完成呼吸作用，不需要到水面进行呼吸，因此 MMF 对幼虫起不到明显的控制作用。

4.5.3　Agnique MMF 控制摇蚊生产性试验

4.5.3.1　试验场地

生产性试验在南方某水厂沉淀池进行，该水厂沉淀池为波纹斜板沉淀池，分南北2组，每组2格，每格面积约为400平方米，总面积约为1600平方米。每格池分为进水区、波纹斜板布设区和出水区三段，波纹斜板布设区流速约12mm/s，进水区和出水区流速约20mm/s。试验时在出水区的出水口处人为设置了漂浮挡流管，防止MMF随出水水流表面流失。

4.5.3.2　生产性试验方法

在沉淀池中加入Agnique MMF，投加剂量如表4-10所示。选择出水区和进水区前、中、后部6个采样点采集表面水，用JZHY-180界面张力仪测定表面张力。同时对沉淀池摇蚊成虫进行定量监测。

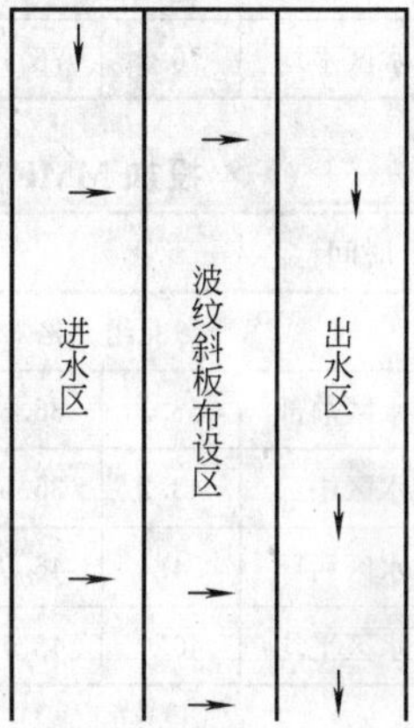

图4-22　试验用沉淀池分区示意

成虫定量监测方法为：晚上7：00左右黄昏时分至次日早上6：00左右黎明时分，将4盏诱虫灯（250W的高压汞灯）分别放置在沉淀池南北走道上的两端，每端1盏，在桶内加入水（水深11cm），然后加入洗发膏降低水的表面张力，灯诱来的摇蚊会落入桶内被杀死。次日用40目的筛网过滤收集桶内的摇蚊，除去灯诱的其他昆虫称重诱得摇蚊湿重，根据公式计算摇蚊的数量。

试验从2002年8月5日持续至8月17日，分别投加了4次MMF，共投加了2400mL，同时进行了9次灯诱吸蚊观测。其中8月5日～8月11日为北组沉淀池单组试验；8月12日～8月17日为南北组沉淀池整池试验。

沉淀池投加MMF的剂量　　　　**表4-10**

时间	2002年8月5日	2002年8月11日	2002年8月12日	2002年8月14日
MMF数量	北组加入400mL	北组加入400mL	南组加入400mL	南北组各加入600mL

4.5.3.3　试验结果

1. 试验过程中沉淀池的表面张力

投加MMF前后沉淀池的表面张力变化如表4-11～表4-20所示。

由以上数据表可见，在刚加入MMF后，沉淀池水的表面张力由约75mN/m下降到30～40mN/m，但到第三天即会回升到60～70mN/m，

投加 MMF 前沉淀池的表面张力（单位：mN/m）　　表 4-11

时间	2002 年 8 月 5 日，未加 MMF 之前						
北组北格				北组南格			
出水区前部	76.5	76.0	进水区前部	进水区前部	75.5	75.9	出水区前部
出水区中部	76.8	76.1	进水区中部	进水区中部	75.9	75.9	出水区中部
出水区后部	76.0	76.2	进水区后部	进水区后部	76.1	75.2	出水区后部
出水区平均	76.4	76.1	进水区平均	进水区平均	75.7	75.8	出水区平均

投加 MMF 第 1 天沉淀池的表面张力（单位：mN/m）　　表 4-12

时间	2002 年 8 月 5 日，加入 MMF 第 1 天						
北组北格				北组南格			
出水区前部	53.5	36.5	进水区前部	进水区前部	46.5	32.5	出水区前部
出水区中部	43.2	36.5	进水区中部	进水区中部	49.0	45.1	出水区中部
出水区后部	34.4	46.9	进水区后部	进水区后部	56.9	35.0	出水区后部
出水区平均	40.0	43.7	进水区平均	进水区平均	50.8	37.5	出水区平均

投加 MMF 第 2 天沉淀池的表面张力（单位：mN/m）　　表 4-13

时间	2002 年 8 月 6 日，加入 MMF 第 2 天						
北组北格				北组南格			
出水区前部	75.3	75.1	进水区前部	进水区前部	74.1	31.2	出水区前部
出水区中部	75.3	75.3	进水区中部	进水区中部	74.8	52.6	出水区中部
出水区后部	72.1	75.2	进水区后部	进水区后部	74.6	30.1	出水区后部
出水区平均	74.2	75.2	进水区平均	进水区平均	74.5	38.0	出水区平均

投加 MMF 第 3 天沉淀池的表面张力（单位：mN/m）　　表 4-14

时间	2002 年 8 月 7 日，加入 MMF 第 3 天						
北组北格				北组南格			
出水区前部	68.1	39.5	进水区前部	进水区前部	77.4	30.6	出水区前部
出水区中部	71.3	56.8	进水区中部	进水区中部	76.6	40.1	出水区中部
出水区后部	68.6	46.3	进水区后部	进水区后部	71.1	31.8	出水区后部
出水区平均	69.3	47.5	进水区平均	进水区平均	75.0	34.2	出水区平均

注：加入 MMF 后第 3 天，北组沉淀池中水的表面张力测定数据，进水区已经接近于未加 MMF 之前水表面张力，出水区依然较低。

第二次投加第 1 天沉淀池的表面张力（单位：mN/m） 表 4-15

时间	2002 年 8 月 11 日，加入 MMF 第 1 天						
北组北格				北组南格			
出水区前部	55.9	41.0	进水区前部	进水区前部	77.1	35.0	出水区前部
出水区中部	78.0	76.8	进水区中部	进水区中部	76.9	44.7	出水区中部
出水区后部	75.8	77.0	进水区后部	进水区后部	38.8	32.8	出水区后部
出水区平均	69.9	64.9	进水区平均	进水区平均	64.1	37.5	出水区平均

第二次投加第 2 天沉淀池的表面张力（单位：mN/m） 表 4-16

时间	2002 年 8 月 12 日，加入 MMF 第 2 天						
北组南格(2)				南组北格(1)			
出水区前部	32.2	36.1	进水区前部	进水区前部	69.9	33.4	出水区前部
出水区中部	36.4	73.8	进水区中部	进水区中部	75.0	60.5	出水区中部
出水区后部	52.2	61.9	进水区后部	进水区后部	32.8	63.8	出水区后部
出水区平均	40.3	57.3	进水区平均	进水区平均	59.2	52.6	出水区平均

第二次投加第 3 天沉淀池的表面张力（单位：mN/m） 表 4-17

时间	2002 年 8 月 13 日，加入 MMF 第 3 天						
北组南格(3)				南组北格(2)			
出水区前部	68.3	74.4	进水区前部	进水区前部	74.0	25.1	出水区前部
出水区中部	74.5	76.1	进水区中部	进水区中部	69.6	77.5	出水区中部
出水区后部	74.3	73.7	进水区后部	进水区后部	46.6	75.3	出水区后部
出水区平均	72.4	74.7	进水区平均	进水区平均	63.4	59.3	出水区平均

注：北组沉淀池加入 MMF 第 3 天与南组沉淀池加入 MMF 第 2 天水表面张力测定数据表明，除出水区前部、进水区后部外的水表面张力已经接近于未加 MMF 之前水表面张力。

南北组同时加入 600mL MMF 后第 1 天的表面张力（单位：mN/m）

表 4-18

时间	2002 年 8 月 14 日，加入 MMF 第 1 天						
北组南格				南组北格			
出水区前部	32.3	71.2	进水区前部	进水区前部	27.2	25.8	出水区前部
出水区中部	31.4	62.5	进水区中部	进水区中部	28.2	35.6	出水区中部
出水区后部	54.9	33.0	进水区后部	进水区后部	21.5	27.7	出水区后部
出水区平均	39.5	55.6	进水区平均	进水区平均	25.6	29.7	出水区平均

南北组同时加入 600mL MMF 后第 2 天的表面张力（单位：mN/m）

表 4-19

时间	2002 年 8 月 15 日，加入 MMF 第 2 天						
北组南格				南组北格			
出水区前部	69.0	77.5	进水区前部	进水区前部	75.1	35.3	出水区前部
出水区中部	39.2	65.1	进水区中部	进水区中部	70.0	77.1	出水区中部
出水区后部	34.5	62.4	进水区后部	进水区后部	33.2	71.3	出水区后部
出水区平均	47.6	68.3	进水区平均	进水区平均	59.4	61.2	出水区平均

注：南北组同时加入 600mL MMF 第 2 天水表面张力测定数据，沉淀池北组南格进水区和南组北格除出水区前部、进水区后部外的水表面张力已经接近于未加 MMF 之前水表面张力。

南北组同时加入 600mL MMF 后第 3 天的表面张力（单位：mN/m）

表 4-20

时间	2002 年 8 月 16 日，加入 MMF 第 3 天						
北组南格				南组北格			
出水区前部	76.5	72.1	进水区前部	进水区前部	76.9	33.9	出水区前部
出水区中部	76.0	76.1	进水区中部	进水区中部	73.2	77.1	出水区中部
出水区后部	75.9	76.2	进水区后部	进水区后部	31.9	77.2	出水区后部
出水区平均	76.1	74.8	进水区平均	进水区平均	60.6	62.7	出水区平均

注：南北组同时加入 600mL MMF 3d 之后水表面张力情况，除沉淀池北组南格进水端和南组北格出水区前部和进水区后部外的水表面张力已经接近于未加 MMF 之前水表面张力。

接近未加 MMF 的表面张力数据。观察发现，尽管设置了漂浮挡流管防治表面活性剂流失，但由于沉淀池水位一天内波动较大，挡流管未能起到表层水完全挡流的作用，表面活性剂的流失仍然很严重，导致持效期很短。

在试验过程中观测发现，沉淀池的池壁上仍有少量卵块存在，但较未加 MMF 前数量上有显著下降；每天早晨池面上有大量的死蚊和待羽化的死蛹存在。这说明 MMF 对控制成虫和蛹及成虫产卵起到了较好的作用。

2. 沉淀池摇蚊成虫灯诱结果

表面活性剂投加试验期间，在沉淀池灯诱监测摇蚊成虫的结果如表 4-21 所示。

由表 4-21 可见，试验中共加了 4 次 Agnique MMF，每次刚加入表面活性剂后，成虫数量开始急剧下降，但第 3 天即开始回升。2002 年 8 月 5 日在沉淀池北组加入了 400mL MMF，灯诱得到的北组沉淀池摇蚊

MMF 对摇蚊成虫控制效果的监测结果（单位：只）　　表 4-21

日期（年/月/日）	北组	南组	总数	备　注
2002/8/4～8/5	9475	31101	40576	
2002/8/5～8/6	2651 ↓	18247	20898	北组加入 400mL MMF
2002/8/7～8/8	3717 ↑	28183	31090	
2002/8/11～8/12	2186 ↓	18544	20730	北组加入 400mL MMF
2002/8/12～8/13	3088 ↑	14774 ↓	17862	南组加入 400mL MMF
2002/8/13～8/14	9568	16863 ↑	26431	
2002/8/14～8/15	2602 ↓	10130 ↓	12732 ↓	南北组各加入 600mL MMF
2002/8/15～8/16	8643 ↑	19994 ↑	28637 ↑	
2002/8/16～8/17	21481	29188	50669	

成虫减少了 72.0%；2002 年 8 月 11 在沉淀池北组加入了 400mL MMF，灯诱得到的北组沉淀池摇蚊成虫减少了 41.2%；2002 年 8 月 12 日在沉淀池南组加入 400mL MMF，灯诱得到的南组沉淀池摇蚊成虫减少了 20.4%；2002 年 8 月 14 日，南北组沉淀池各加入 600mL MMF，灯诱得到的北组沉淀池摇蚊成虫减少了 20.4%。

4.5.3.4　试验结果分析

通过上述试验发现，生产性试验中 Agnique MMF 分别以 0.5mL/m^2 及 0.75mL/m^2 的浓度予以投加，沉淀池水的表面张力由约 75mN/m 降到 30～40mN/m，对控制成虫和蛹及成虫产卵起到了较好的作用。成虫数量在一天内能急剧减少，最大减幅达到 72.0%；沉淀池池壁上的卵块数量也较未投加 Agnique MMF 之前有显著下降。

由于沉淀池水始终处于流动状态，且进水区、出水区和波纹斜板布设区的水流的方向一定，因而造成整个池的 Agnique MMF 分布不均，对试验效果有一定的影响。尽管在出水区的出水口处人为设置了漂浮挡流管，但表面活性剂的流失仍然很严重，造成持效期只能达到 2～3d，可能是以下因素引起的：

（1）挡流管未能完全阻止表面活性剂从沉淀池的出水口缓慢流失；

（2）沉淀池中水位不稳定，表面活性剂会吸附在池壁或波纹板上；

（3）沉淀池中常会漂起底泥，底泥沉淀下去后将会吸附部分表面活性剂；

（4）水厂在生产过程中，捞取池面的漂浮物以及冲刷池面都将引起表面活性剂的流失。

从国外已有的报道来看，Agnique MMF 对蚊虫的防治效果很好，控制率可以达到 80%以上，持效器可长达 20d。取得良好效果的关键是投加量应适宜，投加时要使表面活性剂能在沉淀池水表面形成均匀、完整的单分子膜，同时要控制好好水位和流速，并采取有效的阻挡措施，尽量避免表面活性剂流失，以及单分子膜受到破坏。

同时，通过试验也发现，Agnique MMF 适用于表层水相对静止水体中摇蚊的控制和防治，包括大型、相对静止的水环境区域，如水库、海湾、湖泊和河道水流迟缓的地方；相对静止中小型水体，如人工湖、池塘、人工景观池、水沟等；部分给水处理厂的沉淀池和回收池，如下向流斜板、斜管沉淀池，淹没孔口出水堰式平流沉淀池，回收池及便于控制表层水流动的部分特殊结构的池型，以及部分污水处理厂的沉淀池，如淹没孔口出水堰式沉淀池。

4.6　小结

在本章介绍的几种摇蚊和红虫的物理防治方法中，喷雾驱蚊对抑制摇蚊产卵、光诱吸蚊对控制成虫密度，紫外和超声波直接灭活卵块和幼虫均能取得一定的效果，而单分子表面活性剂应用得当的话，对摇蚊生活史的多个阶段都能起到杀灭或控制作用，结论如下：

（1）沉淀池喷雾驱蚊效果良好，基本上能达到杜绝摇蚊在沉淀池壁上产卵的目的，有效防止红虫在水厂孳生；设施一次性投资较少，运行费用低。但该方法同时存在的不足之处是，对于原水水体中携带进入水厂的红虫起不到有效的控制、杀灭作用。

（2）紫外光辐射剂量为 $180mJ/cm^2$ 时，卵不能孵化，Ⅰ、Ⅱ龄幼虫全部死亡，Ⅳ龄幼虫的死亡率为 85.7%。可见，紫外对抑制红虫的孳生还是有很好的作用。但由于紫外预处理在饮用水处理中应用尚不普遍，单纯为了预防红虫的应用存在投入和运行成本高的问题，但随着紫外技术在饮用水处理中应用的日益广泛以及成本的不断降低，在预防红虫等生物污染中将发挥重要作用。

（3）研制了固定式风力吸蚊机，并对其参数进行了优选，固定式风力吸蚊机通过色光诱蚊、风力吸蚊能有效诱杀摇蚊；通过考察摇蚊对各种色光的趋光效应，确定了黄色和蓝色光为最佳诱蚊光源；通过观察摇蚊的生活习性确定了吸蚊机工作的最佳时间为傍晚 19：00～20：30 以及早晨 5：00～5：30，前后共 2h。研制了移动式风力吸蚊机，移动式风力吸蚊机通过吸蚊管抽吸摇蚊，操作方便，能够高效的捕捉和杀灭飞行中的摇蚊，单个沉淀池在 20min 内大部分摇蚊被吸杀。

（4）移动式吸蚊机和固定式吸蚊机对水厂沉淀池的摇蚊具有一定的杀灭作用，但不能长期控制摇蚊生长，达不到长期控制摇蚊孳生的效果，只能作为一种应急控制的补充措施。

（5）在频率是 147.9Hz 的超声波的作用下，卵块孵出的幼虫生长速度不一，发育成的成虫比空白试验的成虫发白，并且头部有很明显的绿色；超声波对所有龄期的红虫均有杀灭作用，龄期越高，完全杀灭所需的时间越长，作用 40min 可以即时杀灭所有龄期幼虫。对于不能即时杀死的红虫，其生存率明显下降。因此，超声波控制红虫爆发是很有潜力的一项技术。

（6）Agnique MMF 可以灭杀成虫、抑制雌蚊产卵、对蛹的控制率达到近 100%，适用于表层水相对静止的水体，投加量较低，$0.5mL/m^2$ 的浓度即可。

第 5 章 红虫的化学杀灭与控制技术

采用化学药剂杀灭红虫是比较常用的红虫控制方法，常用的药剂有菊酯类农药、敌敌畏等有机磷农药以及氯、二氧化氯等水处理氧化剂。虽然一些农药对红虫有比较好的杀灭效果，由于饮用水特殊的安全性要求，不能应用于饮用水处理过程中。水处理工艺中常采用化学氧化剂作为消毒剂，由于杀菌的氧化剂对红虫也具有不同程度的杀灭作用，因此将水处理氧化剂应用于供水系统的红虫控制，具有水质安全，操作方便，易于控制等特点，而被受污染的水厂所普遍采用。本章系统介绍了几种常用水处理氧化剂对红虫的灭活效果及其在供水系统红虫预防与控制中的应用。

5.1 氧化剂的生物灭活机理及对摇蚊幼虫的致毒机制

水处理氧化剂在自来水厂一般被用作消毒剂或杀藻剂，也用来作为与氧化剂分解原水中的天然大分子有机物。对于常用消毒剂活细菌类微生物的机理研究比较多，而对于这些消毒剂杀灭红虫等生物的机理则不太清楚，因此，本章借鉴对微生物的杀灭机理，分析常用水处理氧化剂对红虫等生物的灭活机理。

5.1.1 氯类消毒剂

氯类消毒剂包括液氯、次氯酸钠和漂白粉。氯类消毒剂具有高效、快速、广谱、经济等优点，因此目前被绝大多数自来水厂用作消毒剂和与氧化剂，一般水厂使用液氯，也有一些小水厂使用次氯酸钠或漂白粉。据报道，美国自来水厂中约有 94.5%采用氯消毒，而我国 90%以上的水厂仍采用氯消毒。氯消毒剂起消毒作用的有效成分是次氯酸和次氯酸根。当氯气溶解在水中后立即起化学反应生成的次氯酸［式（5-1)］，次氯酸是起杀菌作用的有效成分。

$$Cl_2 + H_2O \longrightarrow HOCl + H^+ + Cl^- \tag{5-1}$$

次氯酸是小的中性分子，能扩散到带负电的细菌表面，并通过细菌的细胞壁穿透到细菌内部，氧化破坏细菌的酶系统而使细菌死亡。对于其他微生物的灭活机理与此相似，次氯酸分子穿透细胞壁，与细胞的原生质化合，破坏细胞的代谢机能，从而导致微生物的死亡。氯对红虫的杀灭作用机理与对微生物的作用机理相似，由于红虫的个体更大，因此其杀灭的难度比对微生物的杀灭难度要大得多。

由于次氯酸是弱酸，次氯酸在水中的比例取决于介质的酸碱性：在碱性介质中，次氯酸与碱发生反应而电离，大部分以次氯酸根形态存在；反之，在酸性介质中，则主要以次氯酸形态存在；一般自来水为中性，灭菌的有效成分以次氯酸和次氯酸根两种形态共存。当 pH＜3 时，水解反应进行彻底，水解的有效灭菌产物是次氯酸；pH＝3～6 时，主要以次氯酸形式存在；当 pH＞8 以后，绝大部分以次氯酸解离后的次氯酸根存在。在采用液氯杀菌过程中，起主要作用的是次氯酸。

次氯酸钠和漂白粉水解之后，也产生具有消毒作用的次氯酸，但在 pH 为中性的自来水中，还有很大部分以次氯酸根离子存在。次氯酸根虽然也具有一定的杀菌能力，但由于带有负电荷，难于接近带负电的细菌表面，因此杀菌能力比次氯酸差得多。据报道，次氯酸根杀生效果是次氯酸的 1/10～1/20。因此，漂白粉和次氯酸钠对微生物的灭活能力比次氯酸差。

由于氯类氧化剂，尤其是液氯，是目前应用最广泛的自来水消毒剂，因此，采用氯杀灭和控制供水系统中的红虫既方便，又经济，也是目前各水厂遇到红虫问题时首先考虑的控制措施。

尽管采用氯类氧化剂杀灭红虫具有操作简单方便的特点，由于氯类氧化剂能够与天然水体中的有机物反应，产生影响人体健康的卤代烃和卤乙酸类消毒副产物，且产生消毒副产物的风险随水中有机物浓度和氧化剂投加剂量的增加而增加，因此，在饮用水应对消毒副产物的风险进行评估。

5.1.2 二氧化氯

二氧化氯是一种黄绿色到橙色的气体，易溶于水，溶解度是氯气的 5 倍，具有类似氯的刺激性气味。二氧化氯是比氯更强的氧化剂，其氧化能力约为氯的 2.5 倍，氧化还原电位高达 1.5V 以上。二氧化氯对细菌、病毒以及其他水生生物的灭活作用，也主要由于其极强的氧化能力。

二氧化氯在水中，经单电子转移而被还原为亚氯酸根，并与水中的氢离子结合成为亚氯酸，如式（5-2）所示。

$$ClO_2 + e \longrightarrow ClO_2^- \tag{5-2}$$

亚氯酸不稳定，在水中发生歧化反应，转化为氯酸、二氧化氯和氯离子，如式（5-3）所示。

$$4HClO_2 \longrightarrow 2ClO_2 + 2H^+ + ClO_3^- + Cl^- + H_2O \tag{5-3}$$

亚氯酸自身也有一定的杀菌能力，氯酸的杀菌能力则很弱。研究表明，采用二氧化氯作为杀菌剂时，其中 50%～70%会转化为亚氯酸或氯酸，主要为亚氯酸。

二氧化氯的氧化能力与溶液的酸碱性有关，溶液的酸性越强，二氧化氯的氧化能力越强。但是，作为消毒剂，由于二氧化氯在水中以单分子形态存在，透过细胞膜为单纯扩散，所以，pH 对于二氧化氯进入细胞的过程没有影响，因此，pH 对二氧化氯的杀菌能力影响不如对氯的影响大。

据研究表明，二氧化氯的对微生物的杀灭机理是，分子形态的二氧化氯吸附在细菌等微生物表面，通过改变细胞外膜的蛋白质组成，使细胞膜的通透性增加后，渗透到微生物细胞内部，氧化细胞内含巯基的酶，使微生物蛋白质中的氨基酸和核酸氧化分解，导致氨基酸键断裂，从而使蛋白质合成受到抑制和破坏而失去功能。由于二氧化氯具有很强的吸附和穿透细胞壁的能力，是国际上公认的含氯消毒剂中惟一的高效消毒剂，可以杀灭一切微生物，包括细菌繁殖体、细菌芽孢、真菌、分枝杆菌和耐氯性强的病毒、芽孢等。

二氧化氯作为消毒剂的优点：

（1）二氧化氯在失活病毒、隐孢子虫和贾第鞭毛虫方面比氯更有效。在杀菌时，二氧化氯具有剂量小、作用快的特点，在相同条件下浓度为 5mg/L 的氯作用 5min 后能使微生物减少 90%，而浓度为 2.0mg/L 的二氧化氯在作用 30s 时就能杀死 100%的微生物，残余二氧化氯的浓度为 0.9mg/L。二氧化氯的杀菌能力与臭氧接近。

（2）二氧化氯的杀菌性质几乎不受 pH 的影响，在 pH 为 6～10 的范围内，二氧化氯杀菌效果保持不变。一般认为，液氯在酸性条件下对生物的杀灭效果较好，随着 pH 升高而变差。

（3）二氧化氯不与氨反应，也不与溴化物反应形成溴或溴酸盐副产物。

(4) 二氧化氯和各种有机物间的反应与氯和各种有机物间的反应是不大相同的。二氧化氯不会与有机物反应生成三氯甲烷。

(5) 二氧化氯可用于控制藻类、腐败植物和酚类化合物等产生的嗅和味。

(6) 在饮用水中使用二氧化氯不会带来氯气味，其本身还有脱臭作用，可改善饮水口感，其在水中的剩余量将延长或保证管网中的消毒作用。

(7) 二氧化氯能氧化铁、锰、硫、氰化物和亚硝酸盐及许多有机物。

使用二氧化氯处理饮用水的缺点是生成副产物亚氯酸盐和氯酸盐对人体的副作用。亚氯酸盐能使红细胞氧化变成无色的正铁血红蛋白，从而引起溶血性贫血，还能影响肝功能和免疫功能，同时，亚氯酸还被确认为致癌性物质。氯酸盐则可能导致肾功能衰竭。因此，国际上对于饮用水中亚氯酸盐和氯酸盐浓度都有严格的控制限制标准。

5.1.3 臭氧

臭氧是氧的同素异形体，是一种具有特殊的刺激性气味的不稳定气体，常温下为浅蓝色，液态呈深蓝色。臭氧具有极强的氧化能力，其标准电极电位为2.07V，是除 F_2 等极少数物质以外氧化还原电位最高的。

对于臭氧灭活微生物的机理目前尚未完全清楚，有多种不同的观点。一般认为，由于臭氧具有极强的氧化性，能够氧化细菌的细胞壁组织，然后穿透细胞壁进入细胞内部，臭氧一旦进入细菌的细胞内部，就能够氧化细胞内部所有重要的组成，包括酶、蛋白质、DNA、RNA等，从而使细胞瓦解，导致细菌死亡。这是与氯等卤素氧化剂对细菌灭活机理不同的地方，后者是通过扩散进入细胞内部，进入细胞后，通过破坏细胞中的某几种酶，导致细菌死亡。因此，臭氧的消毒能力比氯强得多。

因此，臭氧灭活微生物或生物的机理主要有以下几个步骤：

(1) 臭氧分子接近细菌的细胞壁；

(2) 臭氧穿透细胞壁并产生氧化腐蚀；

(3) 臭氧对细胞壁的作用停止；

(4) 进入细胞内部的大量臭氧分子与细菌细胞发生作用；

(5) 细菌细胞被破坏（或溶解）。

与氯类氧化剂相比，采用臭氧作为水处理消毒剂许多优点：

(1) 作为高效、无二次污染的氧化剂，臭氧是常用氧化剂中氧化能力最强的 ($O_3 > ClO_2 > Cl_2 > NH_2Cl$)，其氧化能力是氯的 2 倍，杀菌能力是氯的数百倍，能够氧化分解水中的有机物，氧化去除无机还原物质，能迅速地杀灭水中的细菌、藻类、病原体等。

(2) 消毒受 pH、水温及水中含氨量影响较小，但也有一定的选择性，如绿霉菌、青霉菌等对 O_3 具有抗药性，须较长时间才能杀死。O_3 用于饮用水消毒时，水的浊度、色度对消毒灭菌效果有影响，相当一部分 O_3 可能消耗在无机物和有机物的氧化分解上。

(3) 去除微生物、水草、藻类等有机物产生的嗅、味，效果良好，脱色能力比 Cl_2 和 ClO_2 更为有效和迅速。

(4) 剂量小，作用快，能分解农药和大分子有机化合物。

但是，由于臭氧的氧化能力强，容易与水中的还原性物质反应，同时，臭氧不稳定，容易分解，因此在水中的半衰期短，在使用臭氧作为红虫等有害生物的杀灭剂时，由于缺乏持续的杀灭作用，而影响其杀灭效果。

5.1.4 过氧化氢

过氧化氢又称双氧水，是无色透明液体，溶于水、醇及醚，常温下可与水以任意比例混合。过氧化氢是较强的氧化剂，标准氧化还原电位为 0.88V。过氧化氢还具有较强的漂白和杀菌作用，碱性条件下作用更强。

过氧化氢一般对人体无毒，但对皮肤、眼睛和黏液膜有刺激作用，浓度较低时可产生漂白和灼烧感觉，浓度高时可使表皮起泡和严重损伤眼睛。其蒸汽进入呼吸系统后可刺激肺部，甚至导致器官严重损伤。高浓度时有腐蚀性，放置时渐渐分解为氧及水。

过氧化氢虽然有较强的氧化性，但消毒能力不太强，杀菌范围不广，尤其是在低浓度的时候，因此，采用过氧化氢作为消毒剂，一般投加浓度需要达到 1.5%～5%，接触时间也较长，以接近 3～4h 以上为宜。过氧化氢消毒的机理是通过改变微生物中蛋白质和核酸的结构，从而灭活细菌等微生物。

过氧化氢与臭氧或紫外联用时，能够产生化学性质活泼的羟基自由，羟基自由基具有很强的反应能力，能够迅速与水中的天然有机物、人工合成有机物、氯消毒副产物反应，从而将它们从水中去除。因此过氧化氢与臭氧，过氧化氢与紫外的联用技术，作为饮用水处理中的高级氧化技术，受到了广泛关注。

采用过氧化氢灭活摇蚊幼虫的致死浓度很高，对于4龄期的摇蚊幼虫，接触浓度必须达到300mg/L以上，才有明显的杀灭作用，因此，可以用来对构筑物清洗时杀灭摇蚊幼虫的药剂，但不能在水处理过程中使用，否则将严重影响饮用水水质，因此，本书中未对影响其对摇蚊毒力作用的因素进行详细的探讨。

杀虫剂根据其致毒机理可分为胃毒剂、触杀剂、熏蒸剂等几种类型。孙兴滨通过对氧化剂作用于摇蚊幼虫后形态变化的观测发现，氧化剂处理摇蚊幼虫后，主要表现为体壁的变化以及真皮细胞的损伤，因此认为氧化剂对摇蚊幼虫的毒杀作用主要是触杀作用。

孙兴滨认为氧化剂作用于摇蚊幼虫分为两个步骤。首先是氧化剂穿透摇蚊幼虫的表皮，也是氧化剂对摇蚊起杀灭作用的重要步骤。杀虫剂穿透生物体表的能力取决于以下两个因素：杀虫剂自身的物理化学性质；昆虫的体表特性。一般来说，杀虫剂的脂溶性越大，对昆虫上表皮蜡层的穿透性越强，但由于昆虫的内表皮一般为亲水性的，亲水性的杀虫剂对内表皮的穿透能力强。摇蚊幼虫体表特性，与其龄期密切相关，龄期越低，体壁表皮越薄，越容易被穿透，这也是为什么低龄期摇蚊幼虫对氧化剂更敏感的主要原因。

氧化剂作用于摇蚊幼虫的另一重要步骤是对摇蚊细胞的损伤和破坏。氧化剂对摇蚊真皮细胞的损伤主要表现在线粒体、细胞核和内质网等细胞器的变化，对线粒体的破坏可导致细胞功能丧失，能量代谢受到抑制；对内质网的破坏可能造成摇蚊幼虫机体合成和分泌蛋白质的功能降低；而对细胞核的破坏，可以抑制摇蚊幼虫体内蛋白质的合成，并影响核酸代谢。氧化剂对这些细胞器损伤的具体表现为：细胞核表现为核内染色体的固缩，线粒体表现为内嵴解体、空泡化；内质网表现为数目减少，小池扩张和囊泡化，核糖体脱落等。氧化剂对摇蚊肌肉的损伤的主要靶部位是线粒体和细胞核。对线粒体的损伤可能使ATP不能释放能量，导致肌肉细胞不能为肌原纤维提供能量，从而使肌肉失去正常的运动功能。这些细胞器的损伤和破坏，使摇蚊幼虫机体功能降低或丧失，破坏正常的遗传、代谢水平，从而导致其死亡。

5.2　不同氧化剂对红虫的灭活效果及其影响因素

不同种类的水处理氧化剂，由于其化学结构和性质的不同，对红虫的杀灭效果与影响因素也不同，因此，应通过试验研究，筛选出适宜的化学药剂，应用于供水系统中的红虫控制。

5.2.1　不同龄期幼虫对氧化剂的敏感性分析

选择 1、2、3、4 龄期摇蚊幼虫为试验对象，与氧化剂的接触时间为 24h，采用深圳原水配制氯、二氧化氯和臭氧溶液，分别设置 5 个不同的氧化剂浓度梯度，其中氯和臭氧的浓度范围为 0.5～8mg/L，二氧化氯的浓度范围为 0.1～1.6mg/L，试验水温为 25℃。

从图 5-1 可以看出，不同龄期的摇蚊幼虫对化学氧化剂的敏感性有显著差异，随着龄期增加，对氧化剂的耐受能力逐渐增强，因此，4 龄

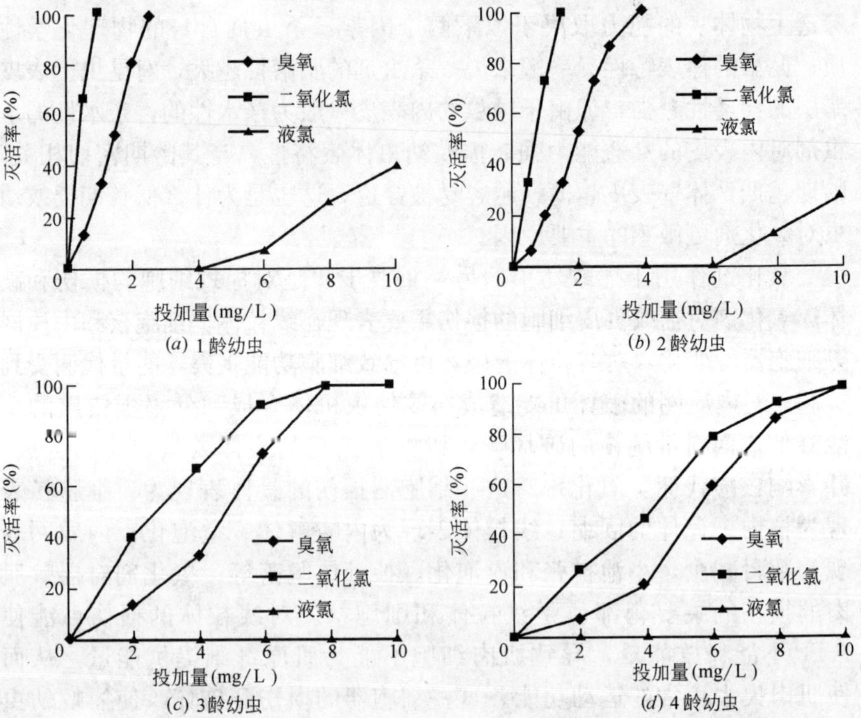

图 5-1　不同龄期摇蚊幼虫对氧化剂的敏感性

期幼虫最难被氧化剂所杀灭。

不同龄期的摇蚊幼虫对氧化剂的耐受性所表现的显著差别，原因可能有两个方面，一方面是与虫体内含水量的多少有关，高龄期的红虫由于体内的含水量相对较多，可以形成一个阻碍氧化剂进入的表面膜；另一方面，可能与红虫随龄期增长，其表皮增厚硬化有关，表皮越硬越厚，抵抗氧化剂氧化，以及阻隔氯或次氯酸进入虫体内部的能力越强。

5.2.2 影响氯对摇蚊幼虫杀灭效果的因素分析

5.2.2.1 pH 对摇蚊幼虫死亡率的影响

如前所述，氯对微生物和生物作用的有效成分为次氯酸。次氯酸为弱酸，其电离程度与介质的酸碱度密切相关，介质的碱性越强，电离为次氯酸根的程度越高，对红虫的杀灭能力可能与对微生物的灭活作用趋势相似，随之减弱。

以 4 龄幼虫为试验对象，分析研究在不同的加氯浓度下，pH 变化对其杀灭效果的影响，试验的 pH 范围为 4.0～8.2。试验结果如图 5-2 至图 5-5 所示。

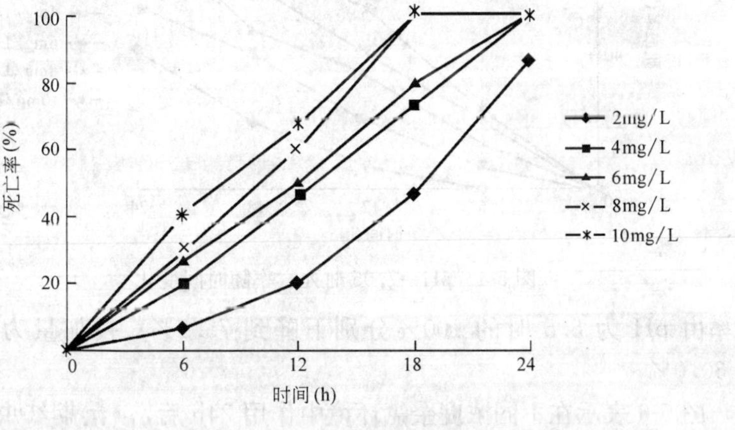

图 5-2 pH=4.04 时死亡率随时间变化

由图 5-2～图 5-5 可见，pH 对氯红虫的效果有明显影响。在所有试验的 pH 条件下，红虫的死亡率都随投氯量的增加而提高，而在酸性条件下的杀灭效果明显高于碱性条件。同时，不同投加量下，pH 对杀灭效果的影响程度有所不同，投加量为 10mg/L 时，pH 由 7 提高至 8，死亡率由 100%下降到 86.7%；投加量为 8mg/L 和 6mg/L 时，红虫死

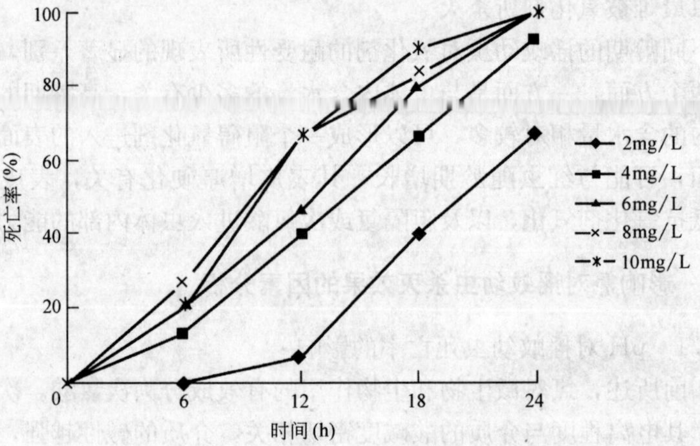

图 5-3　pH=5.51 时死亡率随时间变化

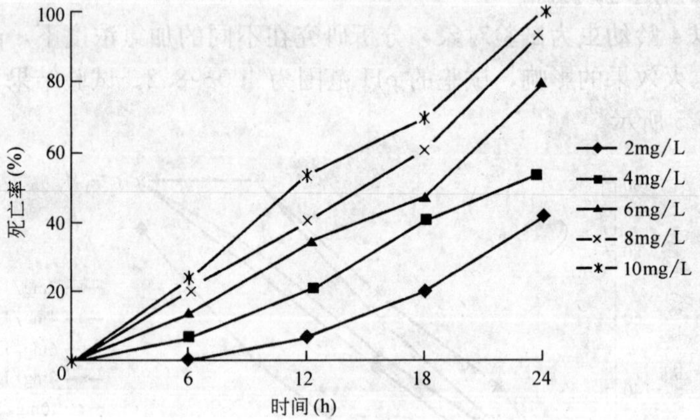

图 5-4　pH=7.05 时死亡率随时间变化

亡率由 pH 为 5.5 时的 100%分别下降到 75.2%；投加量为 4mg/L 和 60.0%。

图 5-6 表示在不同浓度余氯环境中作用 24h 后，4 龄期红虫的死亡率随 pH 值的变化趋势。

对比图 5-6 中各 pH 值下的试验结果，在 8mg/L 的高投加量下，pH 值从 4.0 提高到 8.2，摇蚊幼虫的死亡率从 100%下降到 60%；低投加量下，其死亡率从 100%下降到 46.7%和 26.7%。由于不同的 pH 值条件下，水体中 HClO 和 ClO^-之间的含量比例不同，其在偏酸性的环境中 HClO 的含量较高，因而液氯对摇蚊幼虫的杀灭率受 pH 值影响

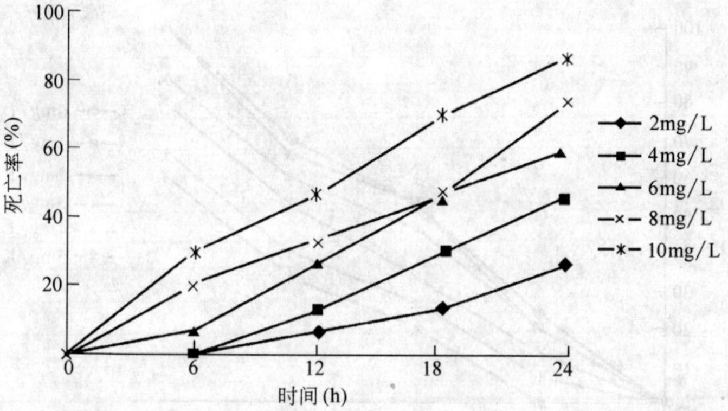

图 5-5　pH＝8.2 时死亡率随时间变化

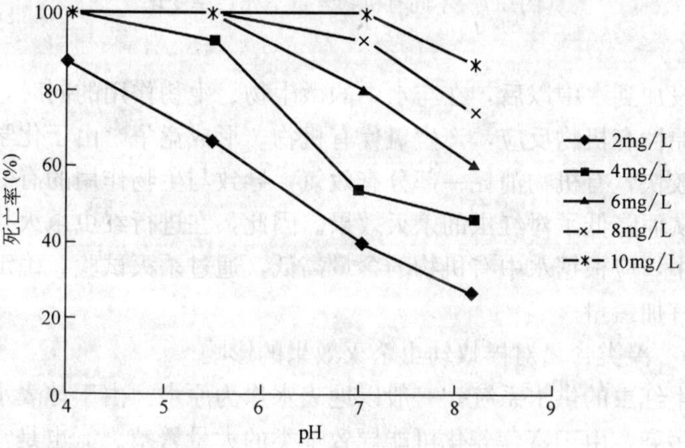

图 5-6　作用 24h 时不同加氯量下死亡率随 pH 值变化

较大，可以说明起主要灭活作用的是次氯酸分子。

5.2.2.2　有机物含量对摇蚊幼虫杀灭效果的影响

天然原水中含有一定数量的还原性有机物，它们的存在对饮用水处理工艺的各环节都存在一定程度的影响。为此，在 pH 为 7，加氯量为 10mg/L 的条件下，考察不同有机物含量对摇蚊幼虫死亡率的影响，结果如图 5-7 所示。

由图 5-7 可见，摇蚊幼虫的死亡率均随有机物含量的增加而降低。高锰酸盐指数每增加 1.0mg/L，在相同的接触氧化条件下，摇蚊幼虫的灭活率降低 10%～15%，在高锰酸盐指数 5.0mg/L 时，最终的灭活率只有 60%左右，而没有有机物的条件下，幼虫的 24h 死亡率达

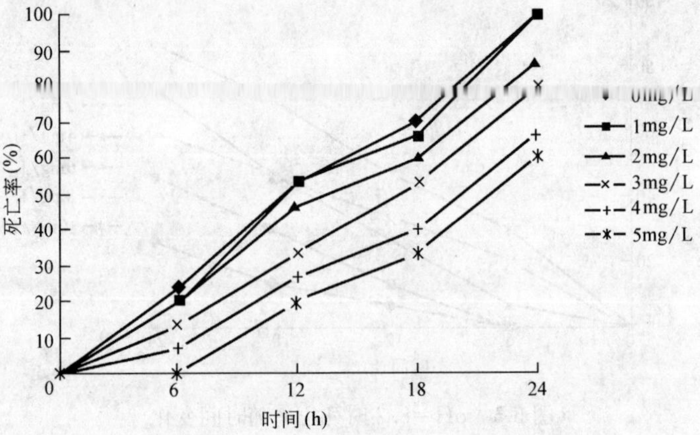

图 5-7　不同有机物含量下死亡率变化

到 100%。

氯投加到水中以后，在与水中的微生物、生物作用的同时，还与水中的还原性有机物反应，产生氯代有机物，形成竞争。由于化学反应的速度比较快，有机物消耗一部分有效氯，导致与生物作用的有效氯含量降低，从而降低了对红虫的杀灭效果。因此，在进行红虫杀灭技术的实际应用中，应根据水中有机物的含量高低，通过杀灭试验，确定实际所需的适宜加氯量。

5.2.2.3　藻类含量对摇蚊幼虫杀灭效果的影响

孳生红虫的供水系统，一般以地表水作为原水。由于地表水不同程度受到污染，由于富营养化可能导致藻类的大量繁殖。氯也是常用的杀藻剂，常通过预氧化剂的方式投加到原水中，杀灭并抑制藻类的生长，提高混凝沉淀效果，因此，水中藻类密度的高低，也可能影响氯对红虫的杀灭效果。

在 pH=7，液氯投加量分别为 4mg/L 和 8mg/L 下，考察了藻密度对红虫杀灭效果的影响，藻密度的变化范围从 $0\sim2\times10^7$ 个/L，结果如图 5-8 所示。

不论是在 8mg/L 的高加氯量，还是在 4mg/L 的较低的加氯量下，氯对摇蚊幼虫的灭活率都随藻类含量的增加而增加。投加量 4mg/L，至藻类含量为 2×10^7 个/L 时，接触 24h，摇蚊幼虫的死亡率从 53.3%增至 73.3%；投加量为 8mg/L 时，摇蚊幼虫的死亡率从 93.5%提高到了 100%。这一现象与有机物对杀灭作用的影响正好相反。产生这一现

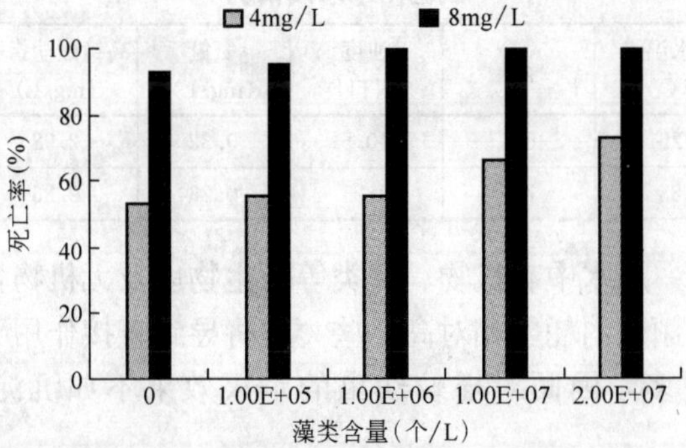

图 5-8 不同藻类含量下死亡率变化

象的原因可能与次氯酸对藻类的灭活机理以及摇蚊幼虫的食性有关，虽然藻细胞的消耗了一部分次氯酸，但摇蚊幼虫捕食了吸附次氯酸分子的藻细胞后，可能导致次氯酸分子作用于摇蚊幼虫体内的组织器官，同时摇蚊幼虫好在试验容器的底部活动，增加了次氯酸分子与摇蚊幼虫体表的接触机会，这两种因素加快了摇蚊幼虫的死亡速度，并使死亡数量增加。

5.2.2.4 不同水体中液氯的毒效试验

为了确定进行红虫实际杀灭应用中适宜的加氯量，以深圳某水厂实际生产原水和沉淀池水为试验水样，考察了液氯对摇蚊幼虫的毒性效果，以第 4 龄期摇蚊幼虫为试验对象。试验用水水质情况见表 5-1，试验结果如图 5-9。

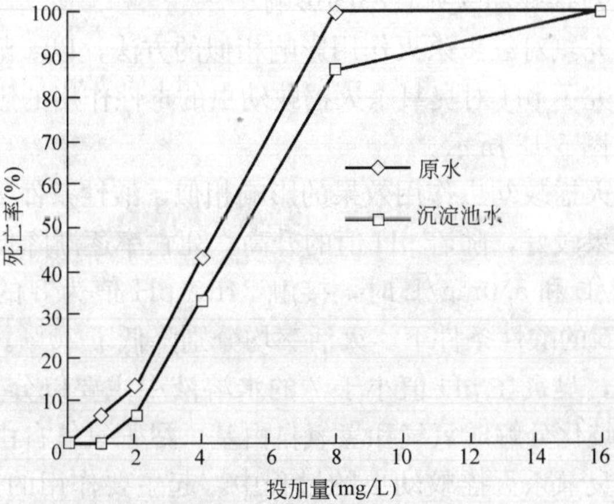

图 5-9 不同水体中摇蚊幼虫的死亡效果

试验用水水质情况　　表 5-1

水质项目	水温 (℃)	pH	浊度 (NTU)	氨氮 (mg/L)	高锰酸盐指数 (mg/L)	藻类 (个/L)
原水	25	6.5	10.5	0.32	2.98	1.5×10^7
沉淀水	25	7.3	3.21	0.26	2.26	5.2×10^6

一般认为，原水中有机物、藻类等微生物以及无机物含量高于沉淀池水，液氯的额外消耗要相对高一些，这将导致直接作用于摇蚊幼虫的有效氯降低更多，因而对摇蚊幼虫的杀灭效果不如沉淀水中的杀灭效果。

与预料结果相反，在达到 100%死亡率之前的所有加氯量下，液氯对原水中摇蚊幼虫的毒性效果明显强于沉淀水中的毒性效果，在不同投氯量下，原水中的摇蚊幼虫接触 24h 的死亡率均高于沉淀水中摇蚊幼虫的死亡率。原因在于，与沉淀水相比，原水低 pH 值（6.5），高藻类含量（1.5×10^7 个/L）（见表 5-1），都将有助于提高液氯对摇蚊幼虫的毒性效果，而原水的高锰酸盐指数仅比沉淀水高 0.72mg/L，氨氮含量二者相差 0.06mg/L，对摇蚊幼虫死亡率的影响有限。所以正是由于原水和沉淀水中有机物、藻类等微生物和无机物含量的不同，对液氯的影响程度不同，使得原水中液氯对摇蚊幼虫的毒性效果要好于沉淀水中的效果。

5.2.3　影响臭氧对摇蚊幼虫杀灭效果的因素分析

5.2.3.1　pH 对摇蚊幼虫死亡率的影响

采用与研究氯对红虫杀灭作用影响相似的方法，以 4 龄幼虫为试验对象，分析研究了 pH 对臭氧杀灭摇蚊幼虫的毒性作用的影响，试验结果如图 5-10～图 5-12 所示。

与对氯杀灭摇蚊幼虫作用效果的影响相似，酸性条件下臭氧对摇蚊幼虫的灭活效果较好，随着 pH 值的升高，死亡率逐渐降低。臭氧浓度分别为 2.0mg/L 和 5.0mg/L 时，接触 24h，pH 值为 8 的碱性条件下比 pH 值为 5.5 的酸性条件下，灭活率均分别降低了 20%。出现这种现象的原因在于，臭氧在 pH 值小于 7 的水溶液中主要以分子形态存在，随 pH 值增加歧化分解成氧气和氢氧自由基，尽管氢氧自由基也是强氧化剂，但是在臭氧杀灭摇蚊幼虫的过程中，起主要作用的是臭氧分子，而不是臭氧分解后产生的羟基自由基。同时，在接触时间达到 20min

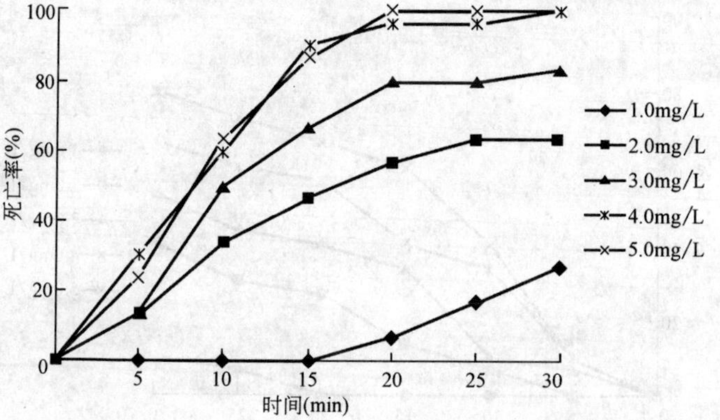

图 5-10 pH＝5.5 时不同臭氧投量下死亡率变化

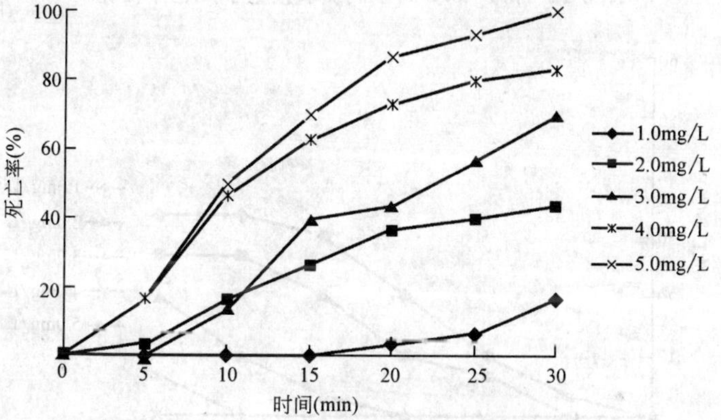

图 5-11 pH＝7.0 时不同臭氧投量下死亡率变化

之后，死亡率的增加变得缓慢，说明 20min 左右时水样中残留的臭氧浓度已无法杀灭摇蚊幼虫，灭活作用基本停止。

5.2.3.2 有机物含量对摇蚊幼虫死亡率的影响

在 pH＝7，臭氧浓度为 2.0mg/L 和 5.0mg/L 下，考察分析了有机物含量对摇蚊幼虫死亡率的影响，试验用的摇蚊幼虫为 4 龄期幼虫。试验结果如图 5-13 和图 5-14 所示。

图 5-13 和图 5-14 可见，有机物含量对臭氧的杀灭率有显著的影响。随着高锰酸盐指数的增加，死亡率迅速下降，当高锰酸盐指数＝4.0mg/L 时，低臭氧浓度下的死亡率由没有有机物时的 35％下降到低于 10％，高浓度下的死亡率也下降了 40％左右，高锰酸盐指数增大到 5.0mg/L 时，红虫死亡率又下降了 10％。

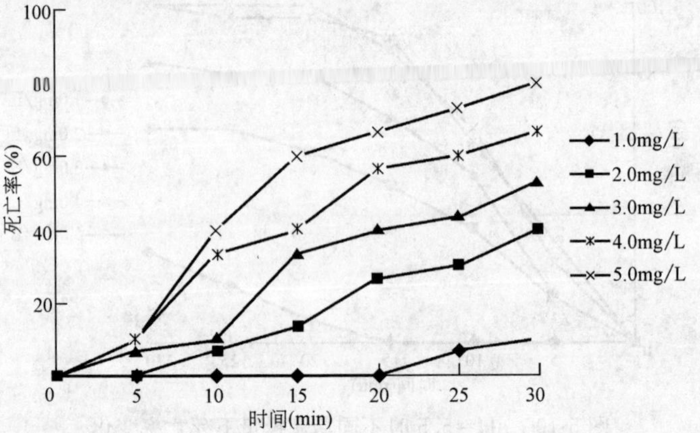

图 5-12　pH＝8.2 时不同臭氧投量下死亡率变化

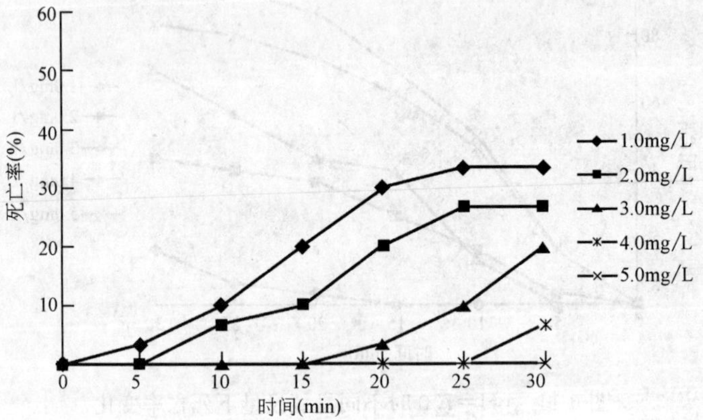

图 5-13　2mg/L 时不同有机物含量死亡率变化

出现这种情况的主要原因，是由于臭氧具有极强的氧化性，与水中有机物尤其是天然大分子有机物的反应迅速，优先与水中存在的还原性有机物反应，导致其含量急剧降低，因此对摇蚊幼虫的灭活率明显下降。理论上臭氧可以彻底氧化绝大多数有机物，但需要的投加量较大，并且杀灭效果受水中有机物含量的严重影响而不稳定。同时，由于臭氧分解过程中产生氧气，使水中溶解氧升高，更有利于红虫的生长，在实际生产中也发生了类似的现象，在深圳的某个以臭氧作为预氧化剂的水厂，预臭氧投加量为 0.8～1.0mg/L 时，沉淀池中红虫的密度明显高于没有预氧化的条件下。

与进行 pH 值试验中得到的结果相似，由于臭氧在的不稳定性，容

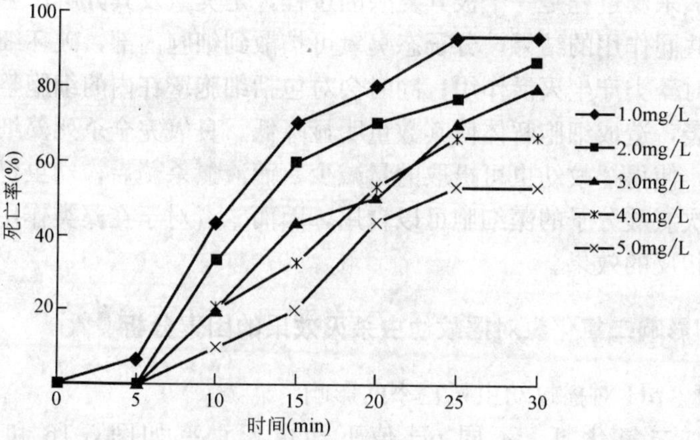

图 5-14　5mg/L 时不同有机物含量死亡率变化

易分解，对红虫杀灭作用主要发生在前 20min，在 20～30min 范围内幼虫死亡率的变化很小，再一次验证了 20min 之前是臭氧杀虫的最佳时间。

5.2.3.3　藻类含量对摇蚊幼虫死亡率的影响

以 4 龄幼虫为研究对象，考察了在 pH=7，臭氧浓度分别为 2mg/L、5mg/L 条件下，藻类含量对红虫死亡率的影响情况，接触时间为 0.5h，试验结果如图 5-15 所示。由图 5-15 可见，臭氧对摇蚊幼虫的灭活率随藻类含量的增加而降低。藻类含量为 10^7 个/L 时，2.0mg/L 投加量下，红虫死亡率由 48.2%降为了 0%；5.0mg/L 投加量下，红虫死亡率由 100%降低为 46.7%，说明大部分臭氧都消耗在了杀藻过程中。

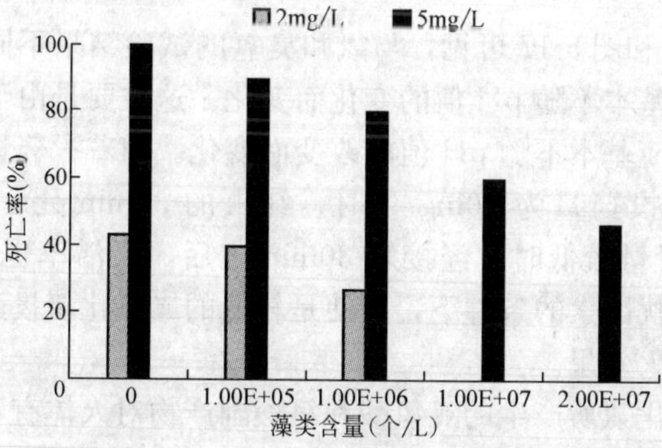

图 5-15　不同藻类含量下死亡率变化

臭氧杀藻过程是一个极其复杂的过程，是臭氧及其分解产生的二次氧化剂共同作用的结果，分子态臭氧可扩散到细胞内部，破坏细胞器官机能，对藻类产生灭活作用；同时会对包括细胞壁在内的细胞整体结构产生侵袭，造成细胞解体使其数量明显降低。臭氧完全杀死藻细胞并使其降解，使得摇蚊幼虫可摄取的量减少，而液氯杀藻后，幼虫仍有大量吸附了次氯酸分子的藻细胞可以食用，因而二者对于在藻类作用下，表现出了相反的效果。

5.2.4　影响二氧化氯对摇蚊幼虫杀灭效果的因素分析

5.2.4.1　pH 对摇蚊幼虫死亡率的影响

投加二氧化氯，不同 pH 值下幼虫死亡率如图 5-16 和图 5-17 所示。

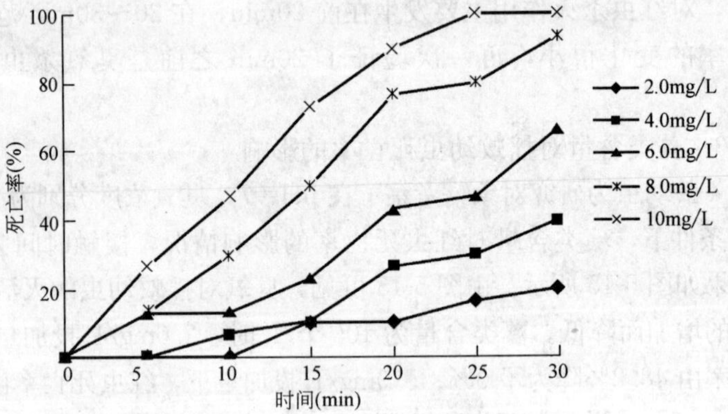

图 5-16　pH＝5.5 时不同投量下死亡率变化

由图 5-16 和图 5-17 可见，与氯和臭氧的试验结果不同的是，摇蚊幼虫的死亡率基本不随 pH 值的变化而变化。这主要是由于二氧化氯在水中发生的反应基本不随 pH 值的改变而变化。随着投药量的增加死亡率不断增大，投药量为 10mg/L 时，红虫的 30min 死亡率即能达到 100％，即使投量较低时，经接触 30min 之后，灭活率也很高。由此，在没有其他干扰因素的条件下，即使是较低的二氧化氯投药量依然可以取得很高的杀灭效果。

由于二氧化氯所产生的亚氯酸和氯酸副产物对人体有不良影响，并且二氧化氯向亚氯酸转化的转化率很高，一般达到 50％～70％，因此，采用二氧化氯作为杀灭红虫的药剂时，应考虑副产物的控制问题。

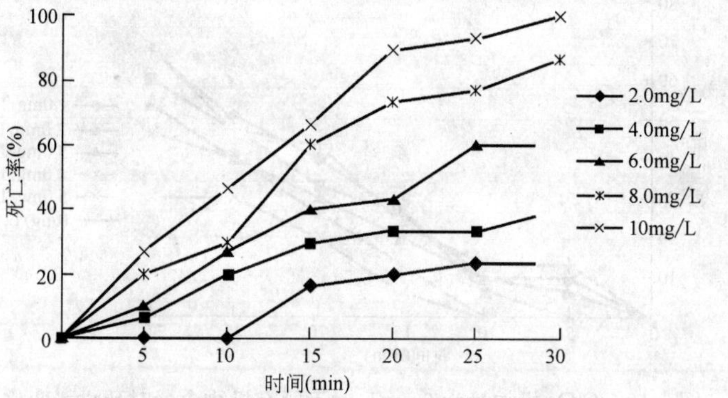

图 5-17 pH＝7.0 时不同投量下死亡率变化

5.2.4.2 有机物含量对摇蚊幼虫死亡率的影响

在 pH＝7，ClO_2 投加量分别为 2.0mg/L 和 6.0mg/L 时，考察分析了水中有机物含量对红虫死亡率的影响，试验用的红虫依然为 4 龄期的，试验结果如图 5-18 和图 5-19 所示。

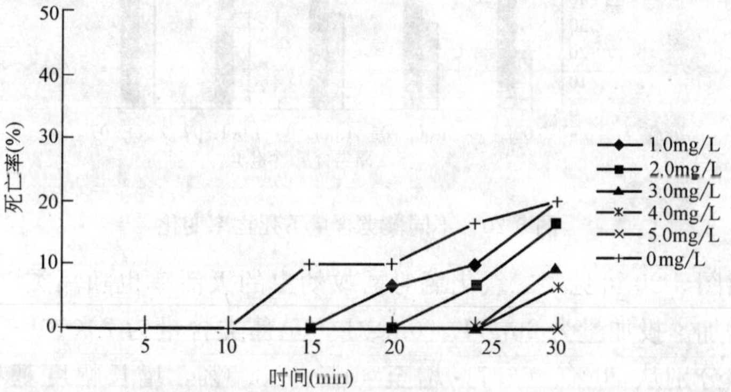

图 5-18 ClO_2 投加量为 2mg/L 时不同有机物含量时死亡率变化

由图 5-18 和图 5-19 可见，高低两种二氧化氯投加量下，红虫的死亡率都有不同程度的下降，但下降的幅度比起氯和臭氧相对较小，说明水体中的有机物含量对二氧化氯的杀灭红虫的效果影响相对较小，二氧化氯的氧化作用受有机物的干扰作用小，对摇蚊幼虫具有很强的选择性杀灭效果。

5.2.4.3 藻类含量对摇蚊幼虫死亡率的影响

以 4 龄幼虫为研究对象，考察了在 pH＝7，二氧化氯投加量分别为 2mg/L 和 6mg/L 时藻类含量的影响情况，如图 5-20 所示。

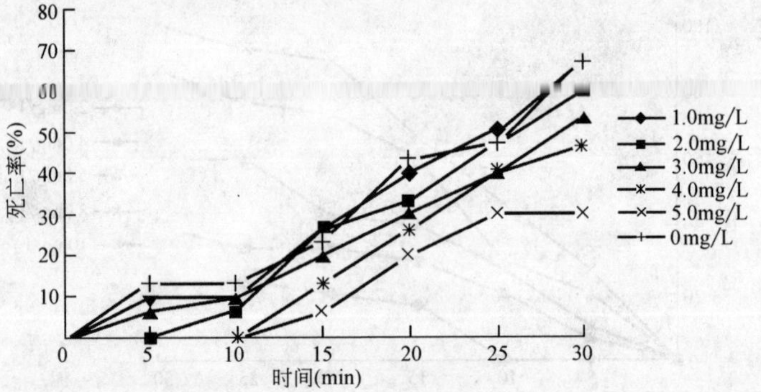

图 5-19　ClO_2 投加量为 6mg/L 时不同有机物含量时死亡率变化

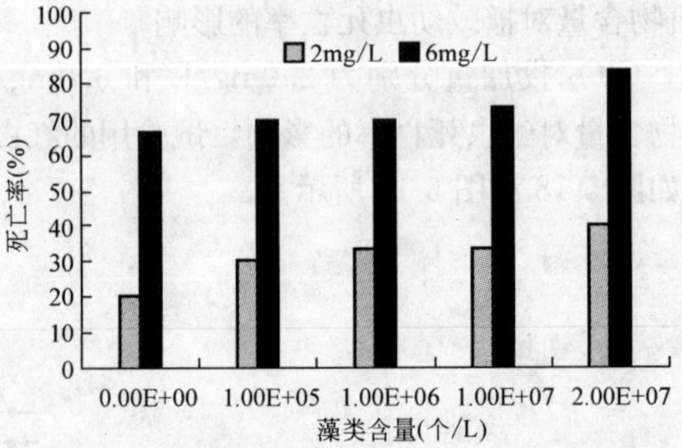

图 5-20　不同藻类含量下死亡率变化

由图 5-20 可见，二氧化氯对摇蚊幼虫的灭活率也随藻类含量的增加而增加。投加量为 2mg/L、6mg/L，至藻类含量为 2×10^7 个/L 时，死亡率分别从 20%、66.7%增至 40%、83.3%，增长幅度基本相同。二氧化氯对藻细胞结构的氧化破坏作用较弱，主要是渗透到细胞内部，氧化细胞功能器官，从而灭活藻细胞，但藻细胞数量变化不大；吸附二氧化氯分子的藻细胞被幼虫捕食后，可氧化作用于幼虫体内的组织器官。因此可以说二氧化氯既作用于藻细胞，同时又杀灭摇蚊幼虫，而吸附藻细胞的二氧化氯又可以作用于摇蚊幼虫。

5.2.5　几种化学氧化剂对摇蚊幼虫杀灭作用比较

杀灭红虫的最理想氧化剂应对水质的适应范围较广，投加量小；同时具有广谱杀菌能力，持久的氧化效应；尽量不产生有毒有害的副产物；使用安全，方便，且成本要求低。在前面试验结果基础上，对几种氧化剂杀灭红虫的作用特点进行了综合对比分析。

5.2.5.1 不同化学氧化剂的灭活效果比较

摇蚊幼虫在不同龄期对毒性的耐受性存在显著差异，一般随龄期增大其耐受性迅速增加，第一龄期幼虫是其最敏感阶段，而第四龄期的摇蚊幼虫耐受性最大。所以试验中选择第四龄期的摇蚊幼虫为试验对象。以pH=7的蒸馏水为试验水样，氧化剂投加量在2.0～10mg/L之间设5个浓度梯度，接触时间为30min。试验结果如图5-21。

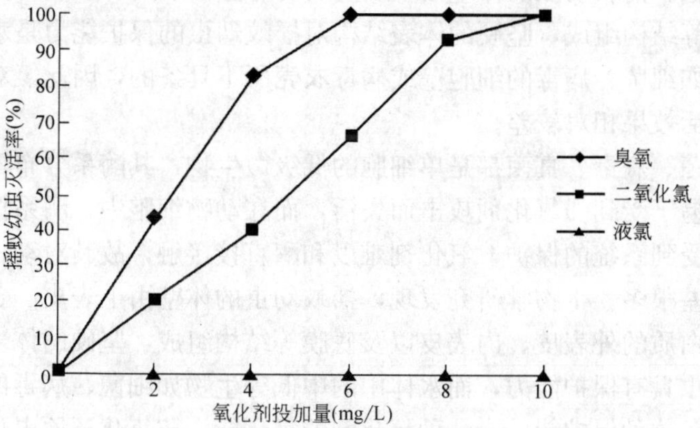

图5-21 不同氧化剂对红虫的毒力作用对照

由图5-21可以看出，在纯水中，相同的投加剂量下，三种氧化剂对摇蚊幼虫的灭活性能高低顺序依次为：臭氧＞二氧化氯＞氯气。在水质中性条件下，臭氧和二氧化氯对摇蚊幼虫的灭活率皆随投加量的增加呈上升趋势。接触30min后，臭氧在6mg/L的投加量下，可以达到100%的灭活率；二氧化氯只有在10mg/L的投加量下，能够达到100%的灭活率；而液氯的投加量为10mg/L时，摇蚊幼虫未见死亡。

三种氧化剂对摇蚊幼虫灭活效果存在的显著差别，其主要原因是由于摇蚊幼虫的结构特点和化学氧化剂本身对细胞物质氧化性能的不同所造成的。一般而言，化学氧化剂对生物的灭活作用主要是由于生物接触氧化剂后其体内的蛋白酶遭到破坏，酶的活性丧失，进而使它不能参与氧化还原系统的活化，导致代谢机能发生障碍而引起的。

臭氧具有极强的氧化能力，能够氧化和破坏微生物的细胞膜、细胞质、酶系统和核酸，具有使细菌和病毒迅速灭活的功能，臭氧的生物灭活作用是由其强氧化潜能和生物膜扩散能力所决定。

二氧化氯的灭活机理原则上和一般氧化剂相似，但是也有其独特之外，首先二氧化氯对细胞壁有较强的吸附和穿透能力，能附着在细胞壁上，增加了其对生物的灭活机会；其次，二氧化氯可以破坏微生物的外部细胞膜，从而增大了细胞膜的渗透性。

在液氯水溶液中次氯酸起主要氧化作用，次氯酸为很小的中性分子，能很容易地扩散到带负电的细菌表面，并通过细菌的细胞壁渗到细菌内部，与蛋白质发生氧化作用或破坏磷酸脱氢酶，使糖代谢失调而使细菌死亡。摇蚊幼虫的体壁由上表皮、含有蛋白质的外表皮、内表皮以及底膜等结构组成，坚硬的体表结构对摇蚊幼虫的保护能力是水体中低等生物如细菌、病毒的细胞壁或病毒衣壳所不具备的，因此氯对摇蚊幼虫的灭活效果相对较差。

细菌、病毒、真菌都是单细胞的低级微生物，其酶系分布于细胞膜表面，易于受到强氧化剂攻击而失活，而在动物细胞中，酶系位于细胞质之中受到系统的保护，氧化剂难以和酶直接接触，故其对动物的灭活效果要差很多。生物学研究发现，摇蚊幼虫的体壁由上表皮、含有几定质和蛋白质的外表皮、内表皮以及底膜等结构组成，坚硬的体表结构对摇蚊幼虫具有保护能力，而水体中的中低等生物如细菌、病毒的细胞壁则不具备这种保护能力。几种氧化剂的氧化能力按氧化还原电位比较由高到低依次为：臭氧＞二氧化氯＞氯气，与对红虫的杀灭作用能力次序一致，也说明这几种水处理药剂对红虫的灭活作用主要是其对生物细胞的氧化作用的结果，由于氯的氧化能力是三种药剂中最低的，因此在对摇蚊幼虫的灭活能力方面，氯也远不如其他两种氧化剂有效。

5.2.5.2　不同氧化剂灭活率随接触时间的变化趋势

在臭氧和二氧化氯投加量为 2mg/L、液氯投加量为 10mg/L 时，考察了在不同的接触时间下，对摇蚊幼虫灭活效果的变化情况，试验结果如图 5-22。

由图 5-22 可以看出，延长接触时间有助于提高化学氧化剂的灭活效果，臭氧在接触 3h 后灭活率达到 100%，二氧化氯此时的灭活率为 60%，接触 4h 后灭活率达到了 100%。试验结果的不同主要由于化学氧化剂对生物的灭活效果取决于残余氧化剂浓度与接触时间的乘积，臭氧在蒸馏水或自来水中的半衰期只有 21min，所以对生物的持续灭活能力远小于二氧化氯。虽然由于氯对摇蚊幼虫的灭活能力比其他两种氧化

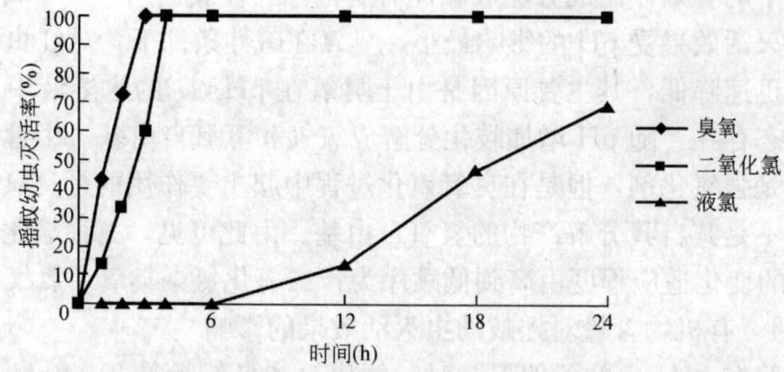

图 5-22　三种氧化剂在不同接触时间下对红虫灭活率比较

剂都低得多，但氯对红虫的灭活率也随接触时间的延长而不断升高，在10mg/L 的投加量下，接触 24h 后，对红虫的灭活率也达到了 70%。

5.2.5.3　几种因素对摇蚊幼虫灭活效果的比较

以蒸馏水为底质，分别对二氧化氯和臭氧投量 2.0mg/L、液氯投量 10mg/L 条件下，影响摇蚊幼虫灭活率的主要因素进行了考察，接触时间为 4h。

pH 对摇蚊幼虫灭活效果的影响

不同 pH 条件下，化学氧化剂对摇蚊幼虫的灭活效果如图 5-23。

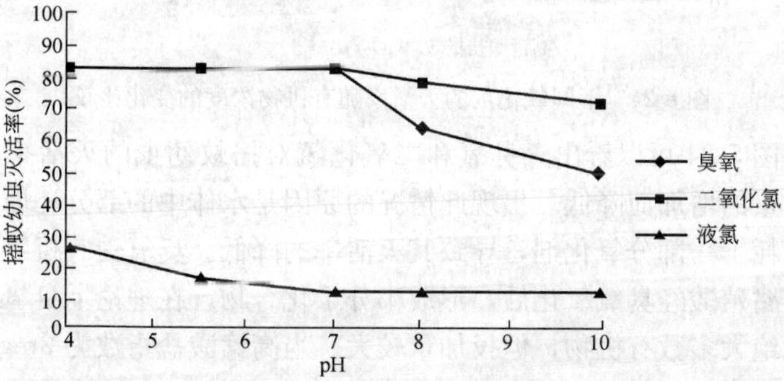

图 5-23　不同氧化剂的灭活率随 pH 值的变化比较

由图 5-23 可以看出，三种氧化剂对红虫的灭活率随 pH 的变化都有相似的变化趋势，即在 pH 较低的条件下其灭活率较高，但受 pH 影响的程度明显不同，其中对氯受到的影响最大。在 pH＝4 的弱酸性条件下，10mg/L 的加氯量 30min 内对摇蚊幼虫的灭活率最高可达 20%；在 pH＝7 的中性条件下则下降为 0。其原因如前面的分析，主要由于氯在水中的有效作用成分随酸碱性而变化。三种氧化剂中，二氧化氯对红虫的灭活效果受 pH 的影响最小。臭氧在碱性条件下，对红虫的灭活效果也迅速降低。其主要原因是由于臭氧在 pH＜7 的水溶液中主要以分子形态存在，随 pH 增加歧化分解成氧气和氢氧自由基，尽管氢氧自由基也是强氧化剂，但是在臭氧氧化过程中起主要作用的是臭氧分子本身，而不是其自我分解产物的氢氧自由基。由此可见，三种氧化剂对水体 pH 的变化适应程度由高到低顺序为：二氧化氯＞臭氧＞氯气。

5.2.5.4　有机物含量对摇蚊幼虫灭活效果的影响

试验在 pH＝7 的条件下，对二氧化氯和臭氧投量 2.0mg/L、液氯投量 10mg/L 条件下的不同有机物含量下摇蚊幼虫灭活率变化情况进行了对比。试验结果如图 5-24。

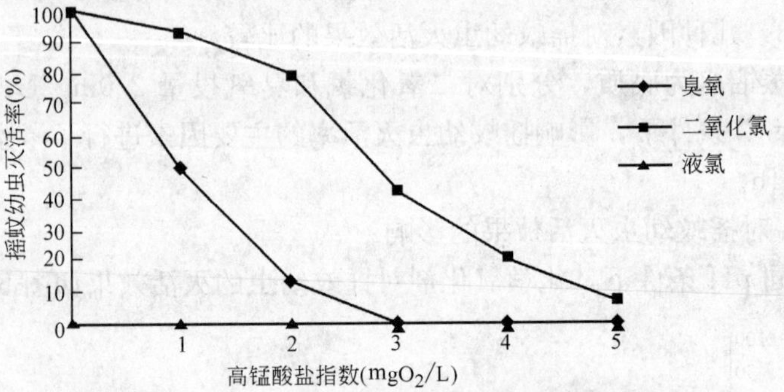

图 5-24　不同氧化剂的灭活率随有机物浓度的变化比较

由图 5-24 可以看出，臭氧和二氧化氯对摇蚊幼虫的灭活率均随有机物含量的增加而降低。出现此情况的原因是水体中的部分还原类有机物质消耗了一部分氧化剂，导致其灭活率的降低。臭氧受有机物的影响最大，腐殖酸经臭氧氧化后，形成小分子化合物，在理论上臭氧可以彻底氧化绝大多数有机物，但投加量较大。当高锰酸盐指数为 3mg/L 时，接触 4h 后摇蚊幼虫的灭活率由 100％下降到了 0％。相比之下，在高锰酸盐指数为 1mg/L 时，二氧化氯对摇蚊幼虫的灭活率为 93.3％，要远好于臭氧的 50％；在高锰酸盐指数为 2mg/L 时，为 80％，此投加量下，臭氧的灭活率仅为 13.3％；当高锰酸盐指数增大到 3mg/L 时，二氧化氯的灭活率下降的趋势较大。

上述试验结果证明，氯气、二氧化氯、臭氧三种氧化剂中，对水体外界环境的适应程度以二氧化氯为最好。

5.2.5.5 不同氧化剂在天然原水中的对红虫灭活效果对比

为了给实际生产应用提供指导，以深圳某水厂的实际水源水为对象，对臭氧和二氧化氯灭活摇蚊幼虫的能力进行了比较，以第 4 龄期摇蚊幼虫为试验对象，接触时间为 30min。试验期间水质条件如下：水温为 24～26℃，pH 为 6.5～7.0，浊度为 10～13NTU，高锰酸盐指数为 1.7～2.2mg/L，平均浮游藻类生物总量为 1.5×10^7 个/L。试验结果如图 5-25 所示。

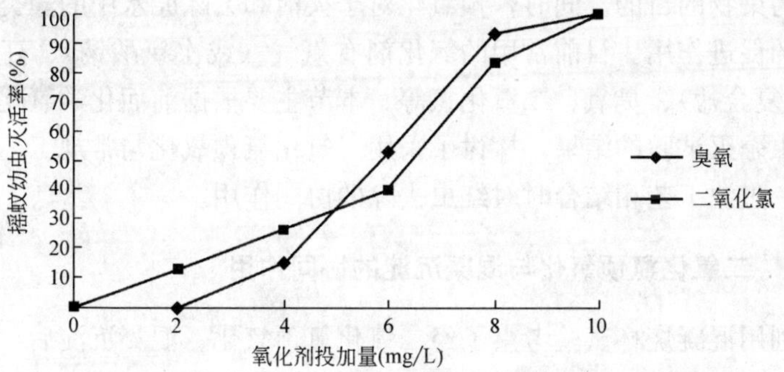

图 5-25 臭氧和二氧化氯在实际水源水中对红虫的灭活作用对照

从图 5-25 可以看出，与前述以蒸馏水为介质的灭活试验相比，在臭氧的投加量高于 8mg/L 时增加投量灭活率差别不大，但在投加量为 4mg/L 时灭活率显著下降，至投量 2mg/L 时未见摇蚊幼虫死亡，说明此时的臭氧主要是作用于原水中有机物的分解、藻类细胞的杀灭及一些无机物的氧化。与纯水中相比，无论在什么投加量下，原水中二氧化氯对摇蚊幼虫的灭活率差别不大。在原水中，二氧化氯投加量为 10mg/L，接触 30min，同样可以达到 100%的灭活率，在低投加量下（小于 4mg/L），二氧化氯对摇蚊幼虫的灭活效果要好于臭氧，但是在试验的最低投加量 2mg/L，第 4 龄期的摇蚊幼虫只有 13.3%的灭活率，可见在较短时间内，较低的二氧化氯投加量仍难充分杀死原水中的第 4 龄期摇蚊幼虫。

上述试验结果表明，综合各方面的影响因素，以二氧化氯对摇蚊幼虫的灭活效果较好，且其受水质条件影响小。同时由于二氧化氯的持续氧化能力远好于臭氧，可以避免摇蚊幼虫在水厂沉淀池中孳生现象的发生。

5.3　化学预氧化与混凝沉淀、过滤工艺对红虫的协同去除作用

前述的研究结果表明，水处理工艺中几种常用的氧化剂对摇蚊幼虫都有一定的杀灭作用，如果将化学氧化与常规的水处理工艺联用，有可能提高红虫在水处理工艺中的灭活和去除效果。

化学预氧化是目前饮用水处理工艺中常用的预处理方法。其作用是依靠化学氧化剂的氧化能力，分解破坏水中污染物的结构，达到转化或分解污染物的目的。同时，预氧化对于灭活和去除原水中的藻类也具有良好的促进作用。目前常用的氧化剂有氯气（或次氯酸钠）、高锰酸钾（或其复合盐）、臭氧、二氧化氯等。本节主要根据前面化学氧化剂对摇蚊幼虫杀灭试验的结果，探讨了采用二氧化氯预氧化与常规工艺的混凝沉淀、过滤工艺相结合时对红虫去除的协同作用。

5.3.1　二氧化氯预氧化与混凝沉淀的协同作用

利用混凝烧杯试验考察了经二氧化氯预氧化、混凝沉淀后，原水中第 4 龄期摇蚊幼虫的灭活率随接触时间的变化情况，二氧化氯投加量为 0.5～2.0mg/L 之间设 6 个浓度梯度，二氧化氯与混凝剂同时投加，混凝剂为聚合氯化铝，投量 2mg/L。搅拌 16min 后，静沉 35min。静沉结束后第 4 龄期摇蚊幼虫全部随矾花一同沉降在容器底部，对上清液不会产生影响。

试验水质条件如表 5-2 所示。其灭活率随接触时间的变化情况如图 5-26 所示。

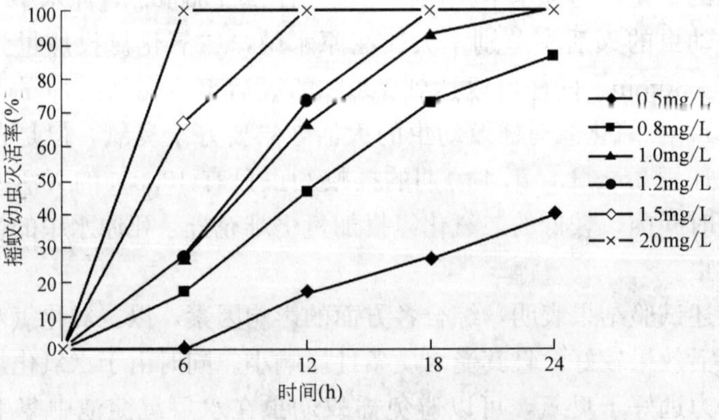

图 5-26　不同接触时间下摇蚊幼虫灭活率变化图

试验用水水质条件 表 5-2

水质项目	水温（℃）	pH	浊度（NTU）	氨氮（mg/L）	高锰酸盐指数（mg/L）	藻类（个/L）
原水	21	6.5	15	0.32	2.98	1.5×10^7

二氧化氯投加量低于 0.8mg/L 摇蚊幼虫的死亡率不理想，接触 24h 仍有 13.3%的存活率；当投加量 1.0mg/L 时，接触 24h 摇蚊幼虫的死亡率可以达到 100%，投加量 2.0mg/L 时，达到 100%死亡率的接触时间只需要 6h。所以利用摇蚊幼虫可以随矾花体一起沉降，不会随沉淀出水进入下一步工艺的特点，二氧化氯预氧化投加量在 1.0mg/L 以上，原水中耐受性最强的第 4 龄期摇蚊幼虫在 24h 内死亡，从而避免了没有被二氧化氯预氧化灭活的摇蚊幼虫在水厂沉淀池的孳生。

1 龄摇蚊幼虫营浮游生活，在液氯对其作用甚微的情况下，可以随沉淀池出水进入石英砂滤池，所以试验中考察了不同浓度二氧化氯投加量下经过混凝沉淀后 1 龄摇蚊幼虫的灭活率和去除率变化情况，试验结果如图 5-27 所示。

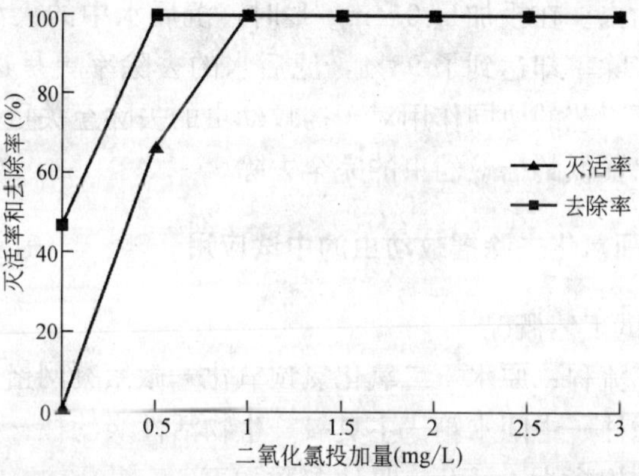

图 5-27 不同投量下 1 龄幼虫灭活率和去除率

对于 1 龄幼虫，在不投加预氧化剂的情况下，混凝沉淀对其有 46.7%的去除率，而仅仅投加 0.5mg/L 二氧化氯，就能达到 65%的灭活率和 100%的去除率，在 1.0mg/L 的投加量就能够 100%的灭活。

5.3.2 二氧化氯预氧化与混凝沉淀、过滤的协同作用

在模拟滤柱上通过模拟水厂实际生产工艺，考察了二氧化氯与预氧

化与混凝沉淀、过滤工艺协同作用小对 1 龄幼虫的去除情况。试验用水水质参数同上，滤柱为单层石英砂滤柱，滤速为 7m/h，滤层高度＝1.2m，粒径为 0.8～1.2mm，K60＝1.2，试验结果如图 5-28 所示。

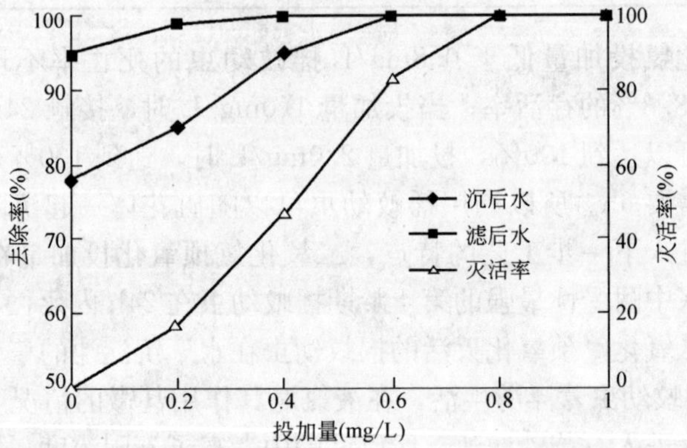

图 5-28 1 龄幼虫灭活率和去除率变化情况

因此，采用二氧化氯预氧化，结合混凝沉淀及过滤工艺，可以较好的去除 1 龄幼虫。在投加量 0.4mg/L 时，沉后水中的灭活率虽然仅有 46.7%，而去除率却达到了 93%，滤后水的去除率更是达到了 100%，可见结合水厂工艺的协同作用对于摇蚊幼虫的去除至关重要，在低投加量下，就可保证低龄摇蚊幼虫的完全去除。

5.3.3 化学预氧化去除摇蚊幼虫的中试应用

5.3.3.1 中试工艺概况

中试工艺流程：原水—二氧化氯预氧化—微絮凝网格反应池—斜板沉淀池—砂滤柱—中间水箱—主臭氧—生物活性炭滤柱—出水。

装置设计规模为 $4m^3/h$，具体参数如下：

(1) 二氧化氯发生器：最大产生量为 20mg/L。

(2) 溶药池：位于微絮凝网格反应池的起始端，采用 MiltonRoy 计量泵投加混凝剂。

(3) 微絮凝网格反应池：反应池处理水量 $4m^3/h$，微涡混合时间为 10s，格网反应时间为 12min。

(4) 斜板沉淀池：沉淀清水区上升流速为 1.6mm/s，水力停留时间为 30min。

(5) 砂滤柱：6根并联，按位置分成2组，每根设计流量为0.667m^3/h，设计平均滤速为7m/h。

(6) 主O_3接触柱：4根主O_3接触柱并联，分为2组，每根接触柱设计流量为1m^3/h，主O_3接触时间为10min。

(7) 生物活性炭（BAC）滤柱：4根BAC滤柱并联，也分为2组，与主O_3 2组分别对应，单根设计流量1m^3/h，平均滤速为11m/h，设计平均停留时间10min。

5.3.3.2 试验设备与方法

中试研究采用现场发生二氧化氯方式进行，生产原料为工业盐酸和氯酸钠。生产中将31%的工业盐酸与氯酸钠水溶液（按照1∶2质量比例配制）加入反应发生器，反应温度控制在20～30℃，所产生的二氧化氯用水射器直接在原水进口处投加。在试验前，连续对水射器出口二氧化氯浓度进行检测，采用连续碘量法检测，控制投加的浓度，且确定浓度波动不超过2%。

为了保证试验条件的稳定性，采用外加虫源进行试验。低龄幼虫和高龄幼虫均在原水的进水口处一次性投加。设备运行稳定后，多次观测记录沉后水中摇蚊幼虫的杀灭情况，取其平均值。并监测沉后水、滤后水中残余二氧化氯及其他副产物的有效含量，多次测量取平均值。

5.3.3.3 预氯化和预二氧化氯氧化工艺的效能比较

同等水质条件下，比较了预氯化和二氧化氯预氧化的对红虫的杀灭效果及经济成本。

预氯化工艺下，不同投量对4龄幼虫的杀灭情况如5-29所示。

对比图5-26和图5-29可见，预氯化比二氧化氯预氧化杀灭效果差了很多。预氯化的投加量为2.18mg/L，24h后死亡率为21.3%，即使浓度增大到3.97mg/L，死亡率也仅有43.3%。可见预氯化受到外界因素的影响较大，直接降低了杀灭的效果。

考虑到穿透滤池的均为体长较短的1龄幼虫，而1龄幼虫在低投加量下就能基本杀灭，因而考察两种工艺下，结合工艺协同对1龄幼虫的去除情况，如图5-30和图5-31所示。

对比图5-30和图5-31的试验结果，采用二氧化氯预氧化后，沉后水和滤后水中摇蚊幼虫的灭活率和去除率明显高于预氯化。0.51mg/L二氧化氯投加量，灭活率为56.7%，去除率分别为93.3%和100%，而液氯需投加3.09mg/L，滤后水去除率才能达到100%。试验结果说

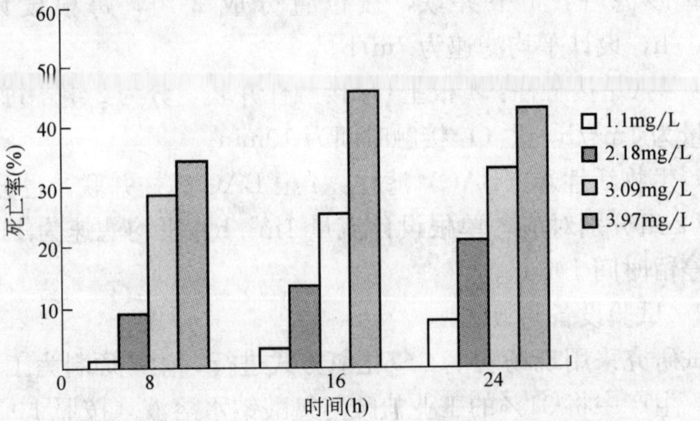

图 5-29　预氯化不同投加量下 4 龄幼虫的死亡情况

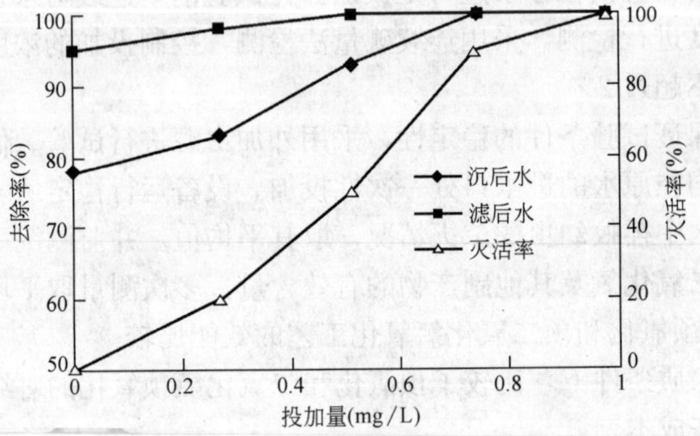

图 5-30　二氧化氯预氧化对 1 龄幼虫的灭活率和去除率

明二氧化氯预氧化有更多的摇蚊幼虫被灭活或活性减低，且在沉淀过程中随沉淀污泥同时被沉淀去除，这种现象正验证了前面协同对去除率的提高作用。因而可见在 1.0mg/L 投量下，通过协同作用就能对 1 龄幼虫达到完全去除的目的；对于高龄幼虫（如 4 龄）虽然在 1.0mg/L 投加量下，短时间内其杀灭效果一般，但是考虑到最终目的是防止摇蚊幼虫穿透滤池，而高龄幼虫基本不穿透滤池，因而采用 1.0mg/L 的投加量是适宜的。兼顾到出水安全性，这一投加浓度也是适宜的。同时采用二氧化氯作为预氧化剂的优势就在于，其短时间内充分发挥氧化特性，产生较高的灭活效率，减轻滤池负担，保障水厂出水达到水质要求。

二氧化氯的氧化过程伴随着 ClO_2^- 或 ClO_3^- 的生成，目前在评价二氧化氯作为饮用水氧化剂的安全性时主要考虑 ClO_2^- 或 ClO_3^- 的生成情

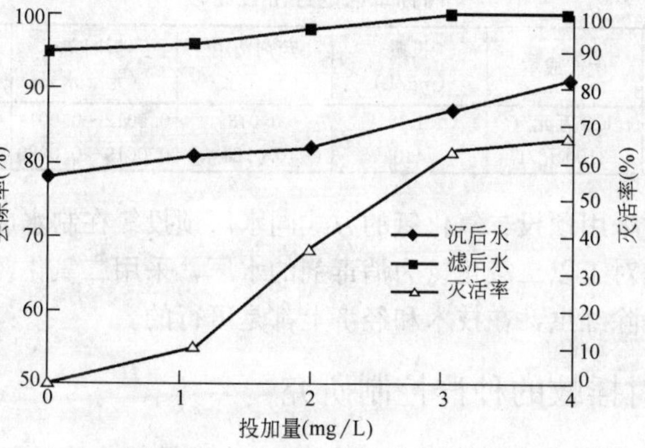

图 5-31 预氯氧化对1龄幼虫的灭活率和去除率

况，所以试验中测定了不同二氧化氯投加量下滤后水中亚氯酸盐、氯酸盐浓度，试验结果如图 5-32 所示。

世界卫生组织规定水中亚氯酸盐浓度为 0.7mg/L，从图 5-32 可以看出，二氧化氯投加量 0.98mg/L 时，沉后水中 ClO_2^- 和 ClO_3^- 的生成量分别为 0.436mg/L 和 0.126mg/L，可以保证饮用水的化学安全性。

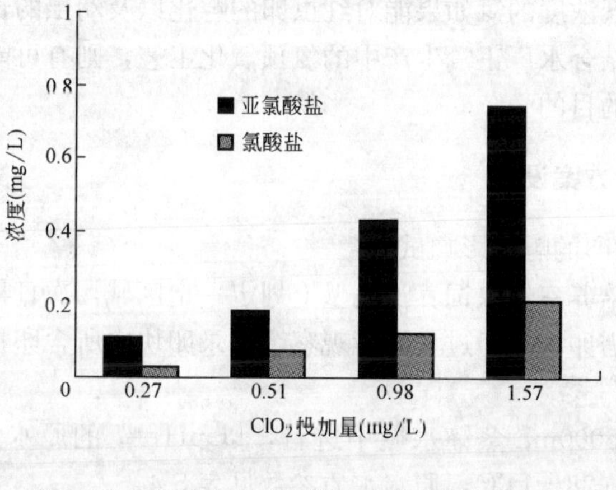

图 5-32 滤后水中亚氯酸盐和氯酸盐浓度变化

生产成本是某种工艺在实际生产中能否应用的重要参数之一。根据对红虫灭活和去除效果的试验结果，对预投加二氧化氯和预投加氯杀灭和去除红虫的生产运行成本进行了分析比较，结果如表 5-3 所示。

两种工艺的经济性比较　　表 5-3

项　目	生产成本	投量（mg/L）	药剂费用（元/t 水）	折旧费（元/t 水）	总费用（元/t 水）
二氧化氯	1.3 万元/t	1.0	0.013	0.0012～0.0014	0.0142～0.0144
氯气	3100 元/t	4.0	0.0124	0.0019～0.0020	0.0143～0.0144

可见，采用预投二氧化氯的方式同水厂预投氯在制水成本上基本持平。尤其是对于以二氧化氯为消毒剂的水厂，采用二氧化氯与混凝沉淀工艺协同去除红虫，在技术和经济上都是可行的。

5.4　氯对摇蚊的种群控制研究

目前绝大多数自来水处理厂仍采用的还是氯作为预氧化剂和消毒剂。根据前面的研究结果，如果采用氯作为红虫杀灭药剂，对于 4 龄期幼虫，即使余氯浓度达到 10mg/L，接触 24h 后，死亡率也不过 70%～80%。因此，在生产过程中进行动态应用（不停产）的几乎没有可行性，一方面成本太高，另一方面可能导致大量消毒副产物的形成而增加水质的安全风险。

尽管低浓度的氯对红虫的杀灭效果差，杀灭所需要的作用时间长，但是，如果低浓度的氯如果能对红虫卵的孵化以及幼虫的长期生长产生抑制作用，结合水厂正常生产中的氯预氧化工艺，则有可能达到控制摇蚊种群爆发的目的。

5.4.1　试验方案设计

5.4.1.1　对卵的孵化影响试验

在红虫培养室幼虫饲养池池壁上划定一定区域，次日早上在给定区域内选取所需卵块，通过显微镜观察，记录卵块中所含卵粒数后立即进行培养试验。

试验在 5000mL 蒸馏水瓶中进行，以 pH＝7 的原水为试验水样，原水温度为（28±1）℃，原水水质参数见表 5-4。

通过 20L 蒸馏水瓶将配好液氯浓度的原水按一定流速流经 5000mL 蒸馏水瓶，保持 5000mL 蒸馏水瓶中原水体积为 1L，这样一方面模拟了水的流动过程一方面保证了 5000mL 蒸馏水瓶中的液氯浓度。液氯投加范围设定为 0～3mg/L 之间，控制 20L 蒸馏水瓶每 8h 流完并更换一次，在每瓶中放置卵 1 块，每 24h 观察一次虫卵的孵化生长情况以或红虫的死活及生长情况。

5.4.1.2　对幼虫生长的影响试验

原水温度为（28±1)℃，水质条件如表5-4。摇蚊幼虫的密度为50个/L，虫龄为孵化12h的1龄幼虫，体长1～2mm。设置2个平行组，每组均设有1空白样的对照组，观察死亡率。氯投加范围设定为0～2.5mg/L之间，每8h更换水体并观察死亡率。直至幼虫成为成虫。

培养水的主要水质参数　　**表 5-4**

藻类（个）	TOC (mg/L)	氨氮 (mg/L)	Na (mg/L)	Fe (mg/L)	Mn (mg/L)	Ga (mg/L)	K (mg/L)	浊度 (NTU)
1.4×10^6	2.6	0.23	51.84	0.072	0.006	8.10	2.82	22

5.4.1.3　氯对摇蚊生活史的影响

表5-5为36h后不同余氯环境中卵的孵化情况，图5-33表示不同液氯浓度下摇蚊的孵化率。

试验条件下卵块的孵化情况　　**表 5-5**

编　号	1	2	3	4	5	6	7
卵粒数	530	412	422	400	409	416	460
液氯配制浓度(mg/L)	0	0.5	1.0	1.5	2.0	2.5	3.0
实际浓度(mg/L)	0	±0.2	±0.2	±0.2	±0.2	±0.2	±0.2
孵化数	490	289	151	76	44	0	0

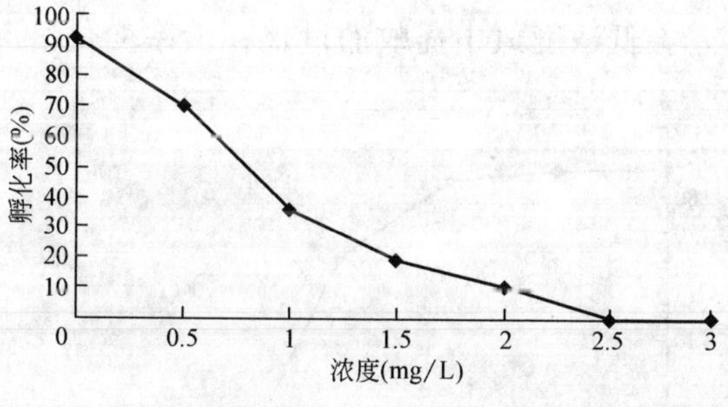

图5-33　虫卵孵化率随余氯浓度的变化趋势

随着液氯浓度的增加卵块的孵化率不断降低，当液氯浓度达到1.0mg/L时，孵化率有明显的降低，从0.5mg/L时的70.14%下降到35.78%，降幅达50%。当液氯浓度达到2.5mg/L时，卵基本上不孵化了。

图 5-34 表示不同液氯浓度小幼虫的存活情况。可以看出，低龄幼虫在较低浓度的余氯环境中，虽然没有即时死亡，但在长成 4 龄幼虫前，部分已经死亡，存活率随余氯浓度增加而明显降低。浓度为 2mg/L 时，存活率降低为 10%，浓度为 2.5mg/L 时，存活率为 0。可见，对于从原水进入的低龄幼虫以及在供水构筑物中繁殖的低龄幼虫，采用较低浓度的氯能够对期种群生长产生抑制作用。

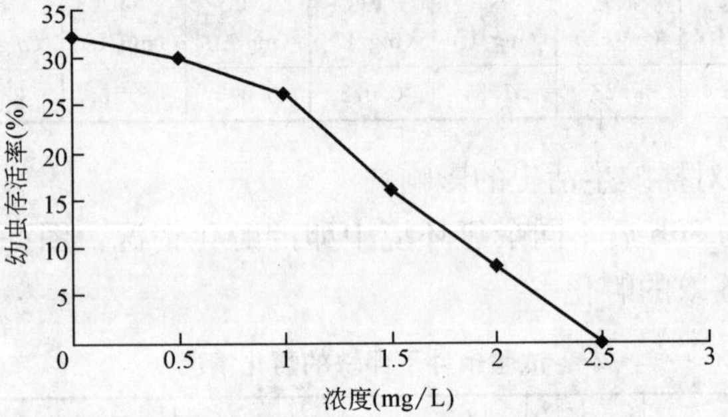

图 5-34　不同液氯浓度下幼虫的存活率变化情况

图 5-35 表示在低浓度液氯中所长成的蛹的存活率（羽化率）情况。在无氯的环境中，蛹的孵化率接近 90%，余氯浓度低于 1mg/L 时，蛹的羽化率没有明显降低。但是，当余氯浓度达到 2mg/L 时，蛹的羽化率下降为 0。

图 5-36 表示在低浓度氯中摇蚊的世代存活率变化情况。可见随着

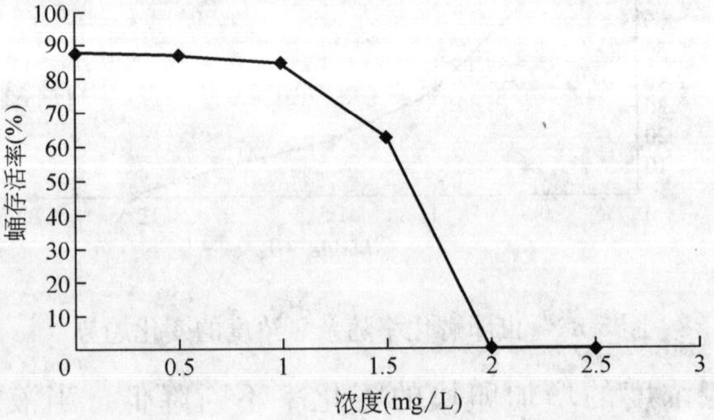

图 5-35　不同液氯浓度下蛹的存活率变化情况

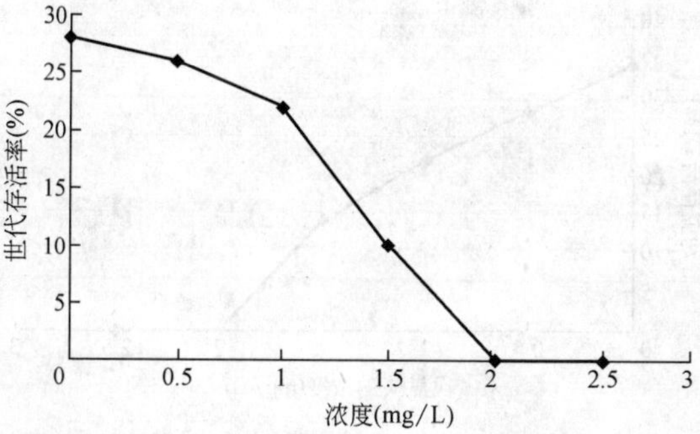

图 5-36 不同液氯浓度下世代的存活率变化情况

液氯投加量的增加，摇蚊幼虫、蛹的存活率也不断降低。可是当液氯浓度为 0.5mg/L 时，效果并不明显；当液氯浓度为 1.0mg/L 时，各阶段存活率才有显著降低。当液氯浓度为 2.0mg/L 时，仍有摇蚊幼虫能存活；当有效氯浓度达到 2.5mg/L 时，幼虫的存活率就降为 0 了，最终死亡并停止了摇蚊的循环生活史。

5.4.2 原水高温和低温条件下次氯酸钠氯对摇蚊种群控制效果分析

由于不同季节的水温、水质以及摇蚊的生命力都有很大的差异，以原水为试验用水，进行了高温和低温两个不同季节次氯酸钠控制摇蚊种群生长的试验研究。

5.4.2.1 夏季试验

试验装置同 5.4.1.1 中所述。以原水稀释到所需浓度，原水温度为 28℃±1℃，水质条件同前面的液氯试验，摇蚊幼虫的密度为 50 个/L，虫龄为孵化 12h 的 1 龄幼虫，体长 1～2mm。设置 2 个平行组，每组均设有 1 个空白样的对照组，观察死亡率。次氯酸钠投加范围设定为0～2.5mg/L 之间，培养水体为流动的，在相当于每 8h 更换一次培养水体。观察培养过程摇蚊幼虫的变化。试验结果如图 5-37～图 5-39。

与氯的试验结果相似，次氯酸钠也不能在短时间内杀灭摇蚊幼虫，当有效氯的浓度＜2.0mg/L 时，部分摇蚊仍可完成整个生理过程。但是与液氯相比，次氯酸钠的效果要明显好些，当有效氯的浓度为 1.0mg/L 时，液氯中幼虫、蛹、世代的存活率分别为 16％、62.5％、10％，而次氯酸钠的幼虫、蛹、世代的存活率分别为 14％、57.1％、

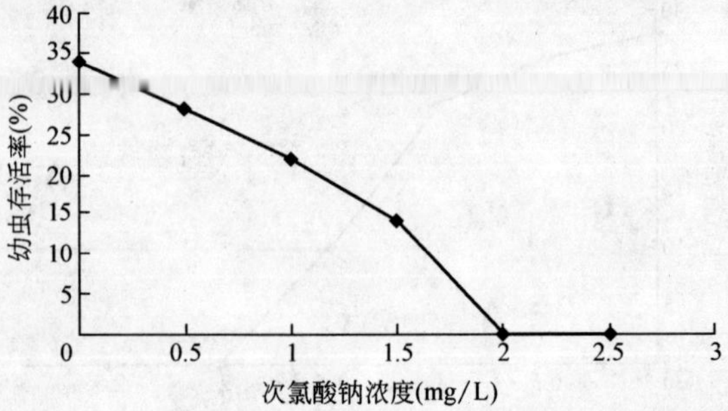

图 5-37　不同次氯酸钠浓度下幼虫的存活率变化情况

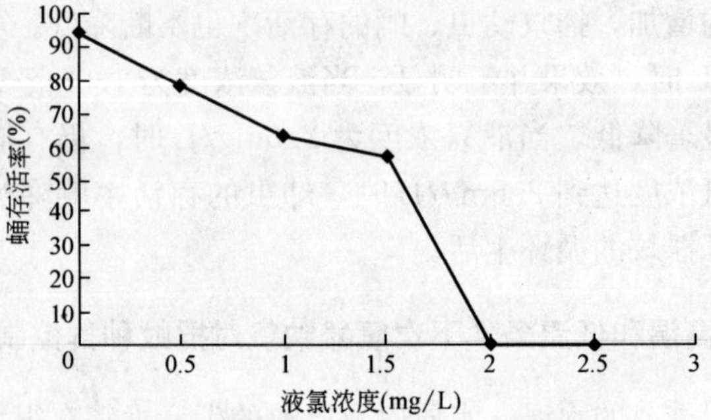

图 5-38　不同液氯浓度下蛹的存活率变化情况

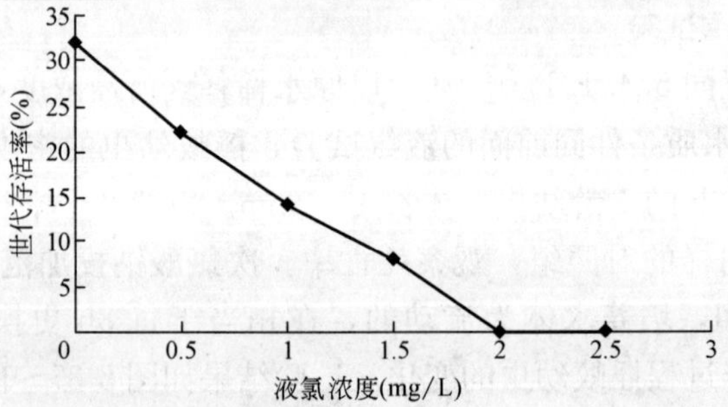

图 5-39　不同液氯浓度下世代的存活率变化情况

8%。在次氯酸钠的作用下，有效氯 2.0mg/L 时，幼虫的存活率就下降为 0，但液氯需要达到 2.5mg/L 才行。分析其中的原因，尽管根据氯和次氯酸钠在水中的有效成分不同，氯所产生的有效成分次氯酸比次氯酸钠有更好的灭活效果，但由于氯的稳定性比次氯酸钠低，容易挥发，因此在夏季较高的温度下，因此，次氯酸钠的对摇蚊繁殖的控制效果要比氯略好。

5.4.2.2 冬季试验

试验装置与水质条件同前。摇蚊幼虫的密度为 50 个/L，虫龄为孵化 12h 的 1 龄幼虫，体长 1～2mm。设置 2 个平行组，每组均设有 1 空白样的对照组，观察死亡率。次氯酸钠投加范围设定为 0～2.5mg/L 之间，每 8h 更换水体并观察死亡率。试验结果如图 5-40～图 5-42。

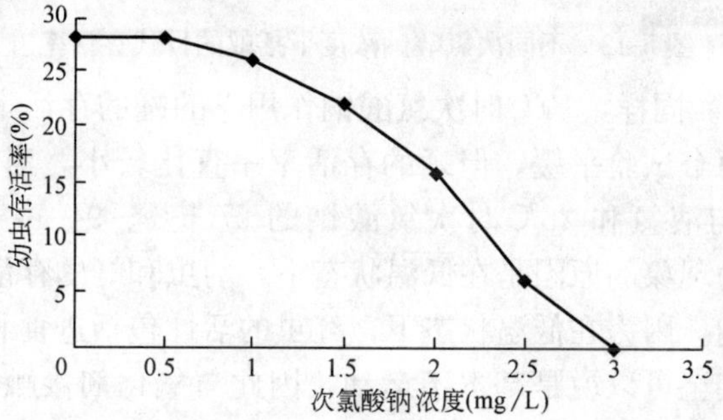

图 5-40　不同次氯酸钠浓度下幼虫的存活率

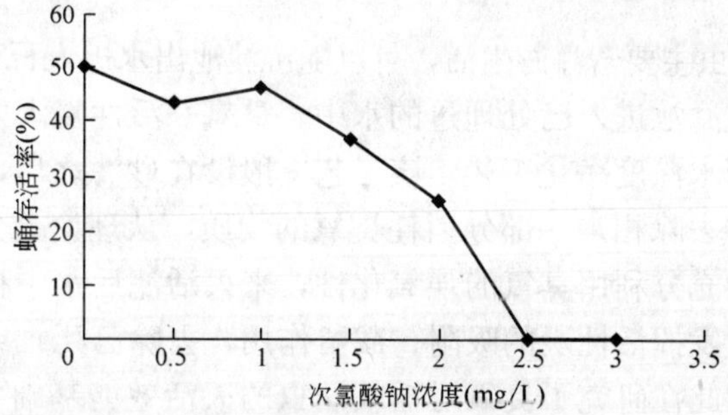

图 5-41　不同次氯酸钠浓度下蛹的存活率

从试验结果可以看出，与氯和次氯酸钠在夏季的试验结果相比，总体来说冬季幼虫存活率随余氯浓度的变化趋势比较平缓，尽管在 0mg/L 和 0.5mg/L 时，幼虫存活率均为 28%，比 28℃时液氯和次氯酸钠的存活率都低，但在 1.0mg/L、1.5mg/L、2.0mg/L、2.5mg/L 时，幼虫存活率都比前面的试验条件下要高，且要达到 3.0mg/L 时，幼虫存

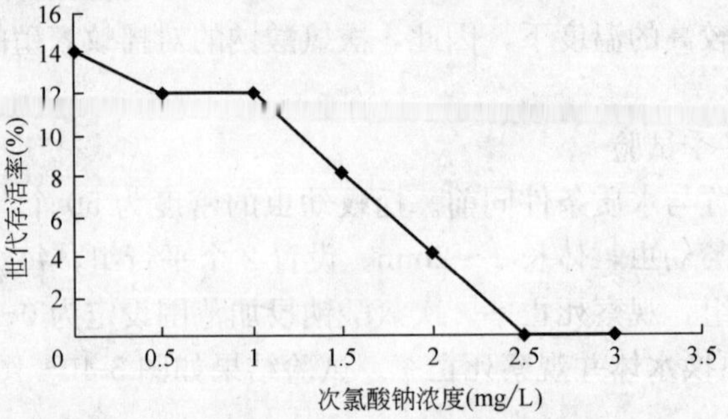

图 5-42　不同次氯酸钠浓度下摇蚊的世代存活率

活率才变成 0。同样，10℃时次氯酸钠作用下的蛹的存活率下降的坡度仍然比前面两个试验平缓，但蛹的存活率一直比较小，当 0mg/L 时也只有 50%，与液氯和 28℃时次氯酸钠的 87.5%、94.1%相比则低多了。造成这种现象的原因是在低温状态下，幼虫和蛹的存活率更多的是受温度的影响。因为在低温状态下，红虫的活性包括进食和运动的频率都比较低，甚至可以说是基本不运动，因此与氧化剂接触的几率也少，氧化剂的作用无法完全达到。

5.5　臭氧—活性炭工艺协同对摇蚊幼虫的去除作用

1 龄期幼虫主要营浮游生活，可以随沉淀池出水进入石英砂滤池，并可以穿透常规滤池进入已处理过的水中。臭氧—活性炭水处理技术是一种先进的饮用水深度净化工艺，该工艺一般设在砂滤之后，由于混凝沉淀和过滤能够去除相当一部分消耗臭氧的物质，从理论上分析，臭氧—活性炭工艺能充分利用臭氧的强氧化性，来灭活滤后水中存留的低龄摇蚊幼虫，同时发挥活性炭的吸附、截留作用，去除已死亡或活性降低的摇蚊幼虫。因此在研究了臭氧对摇蚊幼虫的灭活效能基础上，对臭氧—活性炭工艺协同去除摇蚊幼虫的效果进行了初步考察。

根据前面的研究结果，臭氧对红虫的灭活效果与水质密切相关，臭氧灭活滤后水中存留的低龄期摇蚊幼虫的实际投加量应根据滤后水的水质条件来确定。

5.5.1　连续动态试验

动态试验流程如图 5-43 所示。臭氧接触柱高 1.5m（水深 1.2m），

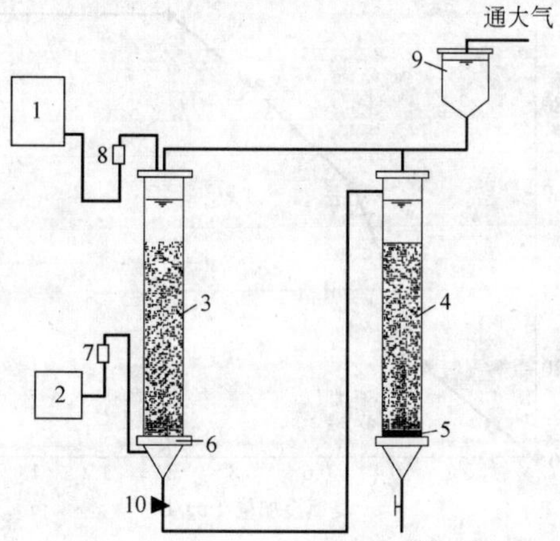

图 5-43 试验装置及流程图

1—高位水箱；2—臭氧发生器；3—臭氧接触柱；4—活性炭滤柱；
5—木鱼石垫层；6—砂芯布气漏斗；7—转子流量计（气）；
8—转子流量计（液）；9—尾气破坏器；10—螺旋止水夹

内径 110mm；活性炭柱高 2.5m，内径 90mm，活性炭层厚 1000mm，颗粒活性炭粒径为 1mm，长度为 2～3mm，该活性炭的碘值和亚甲基兰吸附值分别为 940mg/g 和 195mg/g，炭柱下面有厚度为 100mm 的木鱼石作为承托层，臭氧发生器以氧气为气源，臭氧通过钛板微孔扩散器进入水中。

5.5.1.1 臭氧灭活效果

在图 5-43 所示高位水箱中加入 1200 只孵化 2d 后的 1 龄期摇蚊幼虫，滤后水中摇蚊幼虫密度为 1 个/L 左右，在臭氧接触柱出水中每次取水样 30L，统计摇蚊幼虫灭活率，每个臭氧投加量取样 3 次，臭氧投加量为 0～1.5mg/L 之间，臭氧接触时间为 11min，试验结果如图 5-44。

随着臭氧投加量的增加，臭氧接触柱出水中摇蚊幼虫的灭活率增加，臭氧投加量为 1.0mg/L 时，灭活率为 100%。臭氧对生物的灭活作用主要是由于生物接触氧化剂后其体内的蛋白酶遭到破坏，酶的活性丧失，进而使它不能参与氧化还原系统的活化，导致代谢机能发生障碍而引起的。臭氧的生物灭活作用是由其强氧化潜能和生物膜扩散能力所决定。

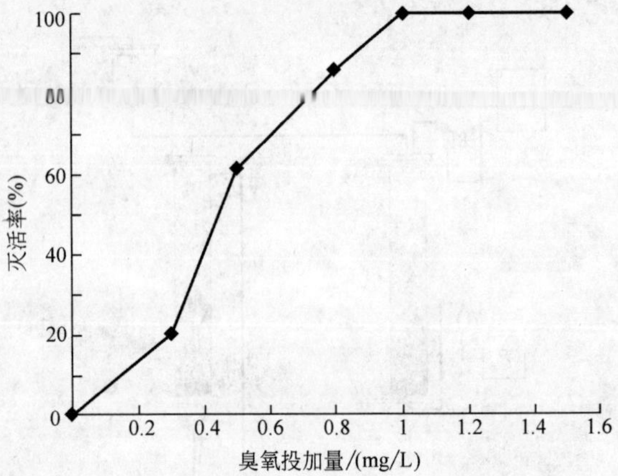

图 5-44　臭氧投加量对摇蚊幼虫灭活率的影响曲线

控制不同的进水流速，使臭氧接触时间依次为 5.5min、8min、11min、13.5min、16min 和 21.5min，保持臭氧投加量为 0.5mg/L 和 0.8mg/L，测定出水中摇蚊幼虫灭活率，臭氧接触时间对摇蚊幼虫灭活率的影响如图 5-45。

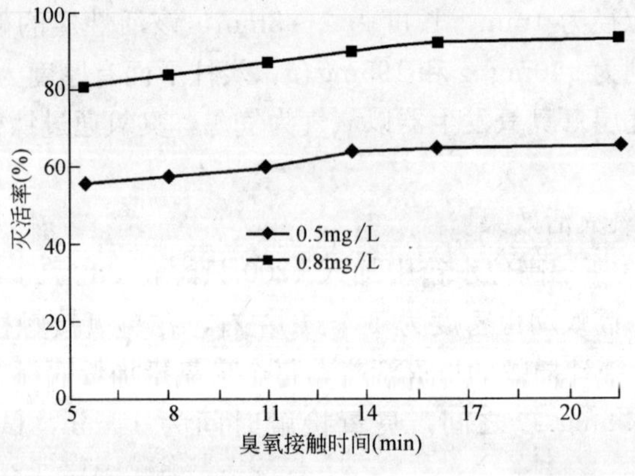

图 5-45　臭氧接触时间对摇蚊幼虫灭活率的影响曲线

随着接触时间的增加，对摇蚊幼虫的灭活率也随之增加，灭活率增加到一定程度后，增加的趋势变缓，如臭氧投加量 0.8mg/L，在臭氧接触时间增加至 16min 时，灭活率增加到 92%；当接触时间由 16min 增加到 21.5min 时，灭活率仅由 92%增加到 93%，说明比较合适的臭氧接触时间为 11～16min。

5.5.1.2 活性炭对摇蚊幼虫的截留作用

在不同滤层厚度条件下，关闭臭氧发生器，调节进水流速，使其在活性炭柱中的空床停留时间（EBCT）为3～12min，在活性炭柱出水处挂300目纱网对出水中的摇蚊幼虫进行截留，每隔8h监测一次，对穿透的摇蚊幼虫进行计数，统计摇蚊幼虫去除率，不同滤层厚度下，EBCT对摇蚊幼虫去除率的影响如图5-46。

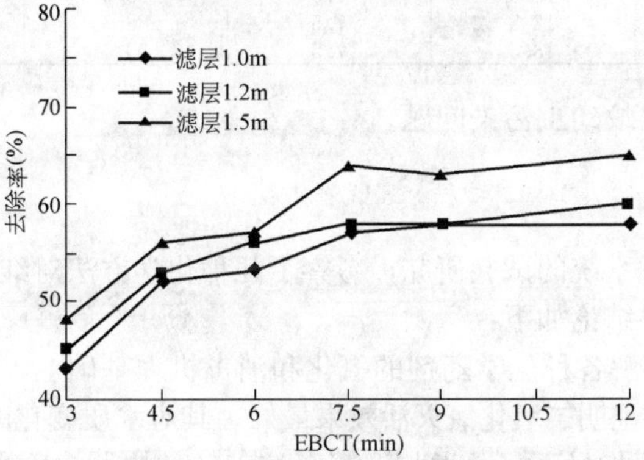

图5-46 EBCT对摇蚊幼虫去除率的影响曲线

可以看出，滤后水中摇蚊幼虫的去除率随EBCT的延长和滤层厚度的增加而不断提高，但未经臭氧灭活的摇蚊幼虫经活性炭过滤后去除率较低，例如在滤层厚度为1.5m，EBCT延长到12min，活性炭过滤对摇蚊幼虫的去除率仅有65%，说明单纯活性炭过滤工艺难以完全除去滤后水中营浮游生活的1龄幼虫。

5.5.1.3 臭氧—活性炭工艺对摇蚊幼虫的综合去除效果

在滤层厚度为1.0m，臭氧投加量为0.4～0.8mg/L条件下，测定臭氧—活性炭工艺对摇蚊幼虫的去除效果，每个臭氧投加量取样3次，试验结果如表5-6。

从表5-6可以看出，在低于0.8mg/L臭氧投加量下，经过臭氧接触柱的摇蚊幼虫不能完全被杀灭，但在较低臭氧投加量下（EBCT为6min，臭氧投加量0.7mg/L），却可以通过臭氧—活性炭工艺的协同作用完全去除滤后水中的摇蚊幼虫，说明虽然臭氧不能完全杀灭摇蚊幼虫，但其生命活性得到了极大的降低，可以通过活性炭滤料的截留作用而得到有效地去除。上述结果表明，在生产中并不要求将摇蚊幼虫全部灭活，应将氧化灭活与其他水处理单元有机结合，发挥协同作用，就能

臭氧—活性炭工艺的去除效果　　　**表 5-6**

臭氧投加量(mg/L)	臭氧接触时间(min)	EBCT(min)	臭氧柱出水摇蚊幼虫死亡率(%)	臭氧—活性炭工艺去除率(%)
0.1	11	6	45.7	76.7
0.5	11	6	61.2	92.3
0.6	11	6	63.3	95
0.7	11	6	73.3	100
0.8	11	6	86.2	100
0.4	13.5	7.5	44.2	80.7
0.5	13.5	7.5	63.5	92.1
0.6	13.5	7.5	73.6	100
0.7	13.5	7.5	88.6	100
0.8	13.5	7.5	90.6	100

很好地解决摇蚊幼虫污染问题。

5.6　小结

本章通过系统的试验研究，考察了几种化学方法对红虫的杀灭与控制效果。主要结论如下：

（1）在了解各种化学药剂的氧化和消毒机理基础上，进行实验室小试研究，最终证明二氧化氯灭活效果最好，其对水质变化的适应程度强。在 0.4mg/L 投加量下，通过与混凝沉淀工艺的协同，可去除 1 龄幼虫，而对 2～4 龄幼虫由于随矾花一同沉降，在一定的接触时间后死亡。

（2）在中试试验中，确定投加 1.0mg/L 浓度的二氧化氯，并结合水处理工艺的协同作用就能达到完全去除 1 龄幼虫的效果；同时此浓度下滤后水中亚氯酸根和氯酸根浓度不超过美国的标准。因而二氧化氯是一种有效的杀虫剂，完全可以应用于实际生产。并且，二氧化氯预氧化表现出的对水质更好的治理效果，其经济性评价结果也表明预投二氧化氯工艺不会提高水厂的制水成本。

（3）氯虽然对于高龄红虫的灭活效果差，但是较低浓度的氯能够抑制摇蚊卵的孵化、降低摇蚊幼虫成活率和羽化率，从而降低摇蚊的世代成活率。对于红虫爆发严重的水厂，可以采用适宜的预氯化投加剂量，从而达到控制摇蚊爆发的目标。

（4）通过静态灭活试验，得出影响臭氧灭活的主要参数；对于活性炭则进行了截流试验，证明单靠活性炭不能完全截流红虫。通过臭氧的动态试验和活性炭截流试验确定理想的臭氧接触时间和活性炭接触时间，并在相同的工艺条件下，进行臭氧—活性炭工艺去除水中摇蚊幼虫的动态试验研究，证明了臭氧—活性炭工艺对摇蚊幼虫有很好地的协同去除效果。

第 6 章 红虫的生物防治技术

1972 年，联合国召开的人类环境会议提出了“我们只有一个地球”的口号，并通过了《人类环境宣言》(《斯德哥尔摩环境宣言》)，宣言强调了人既是环境的产物，同时也是环境的塑造者；保护和改善环境对于人的幸福和发展具有重要的意义。1992 年 6 月，联合国举办了“环境与发展”的世界首脑会议，通过了《里约环境与发展宣言》。呼吁人类携手保护地球，强调人类享有与自然协调共存、走可持续发展的道路。

害虫防治是人与害虫之间的一场旷日持久的战争。近半个多世纪以来，单纯使用化学农药造成了许多不良后果。许多害虫对化学农药产生了几十倍甚至成百上千倍的抗药性，失去了敏感性；主要害虫如稻飞虱、棉蚜、麦蚜等数量急剧下降后又突然回升，造成更大危害；一些害虫如棉铃虫等在其天敌被杀死后突然暴发成灾；化学农药还对非防治目标物种如害虫分天敌、传粉昆虫和野生动物都造成有害影响；污染土壤、水域、大气和动植物产品。人类采取何种防治策略对于赢得这场战争至关重要。

用低污染、高效的生物防治方法替代化学防治方法，是虫害防治发展的一个必然趋势。概括来说，生物防治是指利用活的有益的生物体、菌体或微生物的代谢产物以防治农业病、虫、草害的方法。近年来，生物防治在国内外发展很快，在现代生物学和生物工程学中，它是一个极其重要的分支和领域。

早在 20 世纪初，人们已放养柳条鱼来吞食水中孑孓，就是早期的生物防治形态。但从 20 世纪 40 年代起，这种防治形态被迅速发展的化学防治所淹没。1970 年，鉴于杀虫剂广泛应用带来的副作用，世界卫生组织第 23 次大会，建议发展替代手段，重新引起了世界对生物防治的重视。其后，世界卫生组织相继成立了热带病媒介生物防治科学工作组（Scientific Working Group on Biological Control of Vector of Tropical Diseases，BCV-SWS）以及国际协作组等。联合国发展署（UNDP）、世界银行、世界卫生组织关注的热带病特别研究和训练规划

(TDR)，也把媒介生物防治作为重点支持和资助的项目之一。这些机构和组织在筛选生物防治、媒介致病体进行现场试验以及生物测定的标准化等方面，提出了规定或建议，并向各国研究者提供了试验材料和资料等，对生物防治研究和发展起了积极的促进作用。

在生物防治中，生物治虫是最直接的实践应用，即俗话所说的“以虫治虫”，人们常见的和已被利用的有益天敌很多，赤眼蜂、金小蜂、肉食性瓢虫、草青蛉、蜘蛛、小黄蜂、步行虫、捕食性蛙类、燕子、黄蜂等，这些有益的天敌不仅能消灭大量害虫，还可以保护环境，减少污染，并节省施药投资、降低成本，从而提高经济效益。在 21 世纪的今天，生物防治已经发展成为一个广泛的范畴，包括真菌技术、转基因工程蓝藻技术、雄性不育、昆虫激素等技术，尤其是利用非活体生物的技术手段，极大地扩展了蚊虫防治的技术领域，提高了防治蚊虫的效果。

生物防治蚊虫具有许多优点，例如，作用特异性强、对非目标生物和有益生物无害、不污染环境、蚊虫对其不产生抗性、某些防治生物可自身再循环，因此具有较长的持效期，能大量节约应用的人力物力。

在本章，我们将对利用各种防治蚊虫的生物手段的理论和实践加以论述。需要说明的是，本章不包括涉及利用微生物的生物防治部分，即微生物防治，包括利用苏云金杆菌以色列亚种（Bti）、球形芽孢杆菌（Bs）和一些真菌的防治方法。由于这部分内容较多，在第 7 章中集中进行论述。

6.1　蚊虫天敌防治

天敌防治是生物防治的一个重要方面。我国可以说是世界上最早发现和应用天敌益虫防治害虫的国家，对害虫进行天敌生物防治的历史可以追溯到公元 304 年。新中国成立以后，我国的生物防治经历过三个阶段——20 世纪 50 年代的兴盛、70 年代的再次崛起，以及 90 年代的稳步发展，现在已经取得了显著的成果。在害虫的优势种天敌（如赤眼蜂）的人工繁殖利用上，我国已经处于世界领先地位。

蚊子不但吸食我们的血液，还会传播疾病，每年世界上有上百万的人因为蚊子传播的疾病（主要是疟疾和脑炎）而死亡。近 10 多年来，蚊虫生物防治也受到相当重视，在利用生物杀虫剂、蚊虫寄生物、蚊虫致病体和捕食天敌的利用方面，都有不同程度的研究。在蚊虫的天敌生物防治方面，我国很早就引进柳条鱼防治蚊幼。

6.1.1 原理

在自然界，包括蚊虫在内的各种害虫，和它们的天敌（捕食者和寄生物），成为一对矛盾的两个方面。在没有其他因素影响的情况下，一般来说，天敌增多则蚊虫减少，天敌减少则蚊虫增多。在正常情况下，两者彼此消长，但在一个比较稳定的生境中，最后两者可以形成相对的平衡。因而，在一个比较稳定的生境中，虽有天敌存在，蚊虫种群依然可以保持一定的水平。

蚊虫天敌防治的基本原理，就是人为的增加蚊虫天敌的种类或（和）数量，来打破这种自然界的相对平衡，使之不利于蚊虫种群的增长，从而防止或减少它们的危害。被利用的天敌称作生物防治物（Biocontrol agents）。

6.1.2 防治途径

6.1.2.1 增加自然界原有天敌的数量

天敌防治中，最有效的是把人工繁殖的天敌，包括寄生物，大量释放或散布到自然界，使一个生境中害虫天敌的比例相对地大大增加。这是生物防治农业害虫最常见的办法。如我国大量放养赤眼蜂（*Trichogramma*）防治多种甘蔗螟虫（*Chilo sacchariphagus*）、稻纵卷叶螟（*Cnaphalocrocis medina lis*）、玉米螟（*Ostrinia nubilalis*）、松毛虫（*Dendtolimus*）等等。在蚊虫防治中，稻田放养鱼类，吞食其中孳生的幼虫和蛹，就是这种途径的典型应用。

此外，保护自然界的蚊虫天敌，如某些鱼类和捕食性水生昆虫，创造有利于它们繁殖的正常条件，也有助于增加天敌的数量。

6.1.2.2 移殖新天敌

天敌防治中，可以从国外引入或从外地移殖新的天敌，以改变一个生境中的生态群落构成，特别是天敌与害虫的生态群落结构。举例来说，1889 年，美国加利福尼亚州从澳大利引入捕食性的澳洲瓢虫（*Rodolia cardinales*），成功地防治了柑橘介壳虫（*Icerya purchasi*）。另外，北美的柳条鱼（食蚊鱼，*Gamusia affinis*）被引入到我国和许多其他国家以防治蚊虫，特别是疟疾媒介按蚊的幼虫，也是我们熟知的例子。

6.1.3　天敌生物防治特点

蚊虫的生物防治需要以蚊虫生态学为基础，要求我们了解天敌的生物学特点、释放规律、放养天敌的数量及其存活情况、以及它们对防治对象和非防治对象生物的影响等等。

蚊虫的天敌防治中，无论引入新的天敌还是增加原有天敌的数量，都包含了复杂的生物群落结构和动态的问题。举例来说，放养鱼类到一个水体，看起来非常简单，但也可能由于过多吞食了蚊幼的天敌（例如某些水生昆虫等），结果反而有利于蚊幼的生存。因此，蚊虫天敌防治绝不是一个简单的问题。

6.1.3.1　密度制约与非密度制约因素

在自然界中，引起害虫种群变化的因素可以分为两类。一类因素，其作用强度不受害虫种群密度的影响，不论其种群大小，起着同等作用。例如气候，再例如杀虫剂，就属于这类非密度制约（Density independent）的因素。另一类因素，其作用受到种群密度的影响，即所谓密度制约（Density dependent）因素，天敌防治中的害虫天敌，即寄生物和捕食者，大多属于这一类因素。

以蚊虫的寄生物来说，密度制约的形成与寄生物的宿主特异性有关。例如食蚊罗索虫（*Romanomermis culicivorax*）只寄生在某些蚊类的幼虫中，罗索虫的存活率和增殖率与宿主（即蚊虫幼虫）密度紧密相关，罗索虫在一个水体的大量增殖必然造成宿主的数量减少，反过来又会影响罗索虫的繁殖，这样就出现寄生物与宿主不协调的种群波动，但最后会趋向于一个相对或不稳定的平衡。因而，寄生物一般只能对宿主种群起调节作用（Regulation），而不能将宿主种群予以消灭或完全控制。

以上对寄生物与宿主的相互关系进行了简单的说明，然而在自然界，这种关系要复杂的多，害虫与它们的天敌会受到各自环境因素等复杂因素的不同影响。Service（1985）曾举捕食者短须巨蚊（*Toxorhynchites brevipalpis*）与猎物埃及伊蚊幼虫为例，说明它的作用受蚊虫的密度制约。如果捕食者是以多种食物为食的，如大多数鱼类，它们可以选择不同的食物，当放养在稻田、沼泽、池塘来防治蚊虫幼虫时，它们的生存状况与蚊幼种群密度会紧密联系。然而，随着蚊幼数量减少，这些捕食者会转而捕食其他猎物，因此会降低它们捕食蚊幼的效能，从而缓解了蚊幼密度的进一步下降。相反，当蚊幼密度急剧升高时，这些捕食者可能会更多集中捕食蚊幼，从而阻碍蚊幼密度的急剧上升。因而，蚊虫天敌对蚊幼的种群数量，更多的是起到一个调节作用。

天敌捕食蚊幼时，还受到种种其他环境因素的作用，影响捕食效能。然而，如果在小型的缸、罐容器中放置鱼类，由于这些环境非常简单，而且没有其他蚊虫天敌的竞争，其中孳生的幼虫是可能全部被鱼类等天敌消灭的。

6.1.3.2 K—对策者和 R—对策者

各种动物都有其独特的生态特征，这种生态特征是由于生物体与环境相互作用所形成的，是不同种群动态类型的基础。按种群动态类型，害虫天敌的生态特征可以划分为两类基本的适应对策，即所谓 K—对策者和 R—对策者。

K—对策者的一般特点是生殖率低，通常生育率不高，发育缓慢，完成一个世代时间长，一年的世代少。相反地，R—对策者孳生在临时性场所，生殖率和生育率高，发育快，完成一个世代需要的时间短，一年有较多的世代。R—对策者可成为真正的有害生物。不少蚊类，如白纹伊蚊、埃及伊蚊、淡色库蚊等，都具有 R—对策者的特征。一般来说，对于极端 R—对策者进行生物防治比较困难，因为在自然界，它们具有高的生殖势能和种群大幅度波动的能力，在一个孳生地被消灭后，它们可以重建种群。

在天敌生物防治中，了解防治对象蚊虫的适应对策特点，将有助于选择适合的防治对策。多数蚊类处于 K—对策和 R—对策谱系的两个极端之间。例如巨蚊，虽然孳生在临时性积水，却属于 K—对策者；类似地，有些蚊类，例如孳生在水井、水桶等积水中的斯氏按蚊，也并非强的 R—对策者，所以在印度等地放养柳条鱼和网斑花鳉，也取得了很好的防治效果。

6.1.4 蚊虫天敌防治物类型和筛选

世界卫生组织进行了热带病特别研究和训练规划（TDR），在其资助和鼓励下，许多蚊虫工作者致力于在一个广大的范围内，从病毒到脊椎动物，包括真菌、细菌、微孢子虫、水螅、蜗虫、线虫、水蚤、捕食性昆虫以及鱼类等，寻找可以在实践中成功应用的蚊虫天敌，即天敌防治物。

学者通常把天敌防治物分为3类，即捕食者、寄生物和致病体(Pathogens)。寄生物寄生在宿主体内得以生存，Bti和Bs等微生物则是通过它们的内毒素被蚊幼吞食而起作用。相对于捕食者来说，这两种天敌防治物与猎物的关系大不相同。一般来说，它们的作用是非密度制约的。根据陆宝麟在《蚊虫综合治理》一书中的论述，已知的蚊虫的天敌防治物可以分为下列3类：（1）生物杀虫剂：包括两种芽孢杆菌；（2）捕食者：包括柳条鱼、剑水蚤、捕食性昆虫等；（3）寄生物：包括微孢子虫、真菌、索虫等。

并非所有蚊虫天敌都能作为天敌防治物，应用于蚊虫的防治实践中。1975年，世界卫生组织杀虫剂专家提出了生物防治筛选的5个步骤，包括了对天敌防治物的防治效果和应用安全的考虑。这5个步骤具体为：

（1）实验室预研：

在这个阶段中，对选择的筛选物进行分类鉴定，进行其对防治对象的效果测定，并对这种天敌大量培植的难易程度作出初步估计。

（2）初步实验室研究：

这个阶段中须进行哺乳动物感染性试验，并对筛选物的非目标生物的作用进行初步测定。对捕食性的天敌防治物来说无需进行这样的安全性试验，但对非目标生物的作用，则应进行更详细的研究。

（3）初步现场试验：

在世界卫生组织指导下，进行严格规定的水坑试验，以确定它在自然情况下对疾病媒介的效果。

（4）实验室和现场研究：

这一步骤又包括两个方面：

实验室研究：采用适当方法，对哺乳动物的感染性作进一步试验。

实验室和现场试验：对非目标生物，尤其是在第5阶段试验场所中存在的动物作用，作详细的研究。

（5）大规模现场试验

TDR的生物防治科学组（Scientific Working Group on Biological Control of Vectors of Tropical Diseases，BeV-SWG）对当时研究的天敌进行了研究，经过分析讨论，根据它们的应用前景，进行了天敌的优先序列排队，把苏云金杆菌（*Bacillus thuringensis H*-14，*Bt. H*-14）的无芽孢株和特殊剂型以及球形芽抱杆菌（*Bs.*）等的研究放在前列，并且认为病毒、绿僵菌等用作蚊虫生物防治的可能性极小。这些建议对我们选择这方面研究对象有一定的参考价值。

需要说明的是，在蚊幼防治中经研究的大部分捕食者如水螅、蜗虫、水生昆虫中的负子虫、松藻虫等等，在自然间对蚊幼种群可起着或多或少的调节作用，应加以保护，但它们尚不具备生物防治物的条件。目前蚊虫生物防治迄今推广应用的仅有鱼类，近年正在试用剑水蚤。此外，夏威夷等地曾引入巨蚊以防治容器积水中的伊蚊幼虫。

6.1.5 蚊虫天敌

一般来讲，灭蚊以消灭蚊幼虫为主，消灭成虫为辅。我们知道，蚊子来源于水中。春夏交接的时候，雌蚊就开始找有水的地方（比如水塘和河流）产卵，蚊子的幼虫（孑孓）在水中生长发育，最后长成蚊子，其中的雌蚊会飞到建筑内吸血。一些鱼类、水生昆虫类捕食水中的幼虫和卵，成为很好的蚊虫天敌。摇蚊也在水面产卵，卵块在水中孵化，发育为红虫。历经幼虫期后，老龄红虫变化蛹，最后羽化成摇蚊。因此，进行蚊虫防治，我们可以在水域放养鱼类、蛙类，以食物链的生物防治方式消除蚊虫。许多鸟类、蜻蜓、蝙蝠、蛙、壁虎等捕食性生物则捕食飞行中的蚊虫。一些植物释放的气味能避退蚊虫，都能有效地限制蚊虫的孳生。以下将这些知识和应用作以介绍，以利于在实践中推广应用。

6.1.5.1 鱼类

鱼类是水体的常驻居民，是消灭蚊虫卵和幼虫的得力干将。鱼类很早就被应用于蚊虫防治，是范围最广的捕食者。全世界范围内曾被试验用于吞食蚊幼的鱼类多达 200 余种，但目前实际推广利用的只是少数。

然而，并非所有鱼类都能作为蚊虫天敌防治物，产生理想的蚊虫防治效果。鱼类要做为理想的蚊虫生物防治物，需具备以下特点：(1) 嗜食蚊幼虫；(2) 体积小，游动快，能穿透密集的植物；(3) 难以捕捉，能逃避自然天敌的侵袭；(4) 在局限的水域中自由捕食；(5) 经得起运输、施用，能耐受大的温差、pH 值波动、污染（包括杀虫剂的污染）；(6) 最好为当地种属；(7) 经过实验室及现场试验，均证明具有较理想的防治蚊幼虫效果。

文献报道有 40 多个国家试验了 300 多种鱼，能控制 35 种以上蚊虫。鱼类中不乏食蚊“能手”，像鲫鱼、鲤鱼、中华鲋鱼，都是吞食蚊幼的好手。

1. 柳条鱼

柳条鱼（图 6-1）是享有盛名的“职业”食蚊家，是它们中的佼佼者。

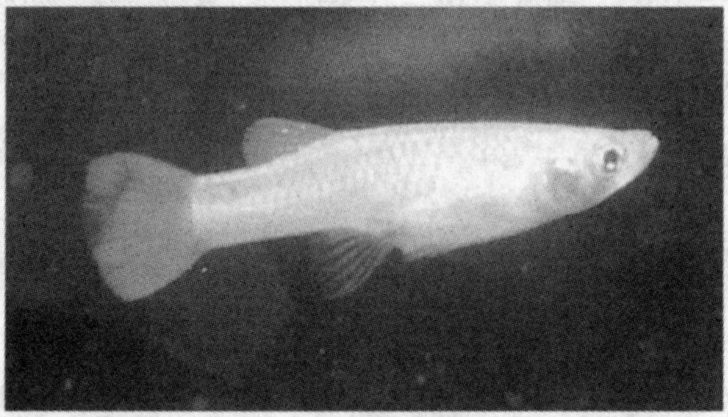

图 6-1　柳条鱼

柳条鱼（*Gambusia affinis*）又名孔雀鱼、麦穗鱼、罗汉鱼、混姑郎、肉柱鱼、大肚鱼、食蚊鱼，主要摄食摇蚊幼虫、孑孓和各种食物碎屑。它形似柳条，尾柄宽长，体侧扁，长 2.5～5 厘米，头宽，吻尖，眼大，牙细小，无须。雄性鱼色泽鲜艳。

柳条鱼为暖水性小型鱼类，原产北美洲。柳条鱼一般以小型无脊椎动物为食，尤其喜食蚊子的幼虫。由于它无胃，消化道较粗短，在捕食蚊子幼体时可谓是狼吞虎咽。当水温适宜时，每条鱼一昼夜可吞食蚊子幼虫 40 只～100 只，最多能吞食 200 多只。利用柳条鱼灭蚊，既不污染环境，又能有效地控制蚊子的滋生。

柳条鱼适应性很强，不仅可以生活于河沟、池 塘、沼泽、水稻田等各种水体中，也能放养在小水池、假山水池、家庭种莲缸、插花瓶等小型水体里。柳条鱼在水温 5～40℃的环境中均能生活，平时喜集群游动于水的表层。柳条鱼在夏天十分活跃，当水温下降、天气寒冷时，往往潜居在深水处或杂草丛生的水域，甚至钻进污泥里越冬，即使水体氧气不足也能存活。据研究，在受污染程度较轻的水体中，柳条鱼的生存几乎不受影响。柳条鱼投放到城市各个水域中，特别是被轻度污染的水域，能经济、有效地控制蚊虫的孳生。

柳条鱼游动敏捷，常穿梭于水生植物中捕蚊度日。有人做过统计，在 10000m^3 的水中，只要放养一条柳条鱼，就可使水中的孑孓全部消灭。现在许多国家大量养殖柳条鱼来灭蚊。

柳条鱼是典型的“多胎多产”的胎生鱼，体形小，繁殖能力强，周期短，产仔量大。柳条鱼的生殖是体内受精，卵胎生。雄鱼的臀鳍特化成管状的交接器（鱼鳍脚）。交配时，先是雄鱼追逐雌鱼，接着雄鱼的交接器官插入雌鱼的泄殖孔，并随即射精，进行体内受精。受精卵在雌鱼体内发育，雌鱼腹部逐渐隆起，出现闪光的橄榄色和金黄色。之后泄殖孔的上方出现较大的黑色斑块，这是柳条鱼临产前的特征。雌鱼一胎要生小鱼 20～100 尾，能一次受精多次怀孕，一年可繁殖 5～7 胎，仔鱼出生后 40d 左右性成熟。柳条鱼由于是体内受精，卵胎生，仔鱼在母体内发育较完善后才出生，所以成活率高，因此柳条鱼有“百万鱼”之称。

早期文献对应用柳条鱼防治不同水体中的蚊幼有良好的评价，柳条鱼很早就应用于防治多种水体的蚊幼。例如阿富汗曾用于防治稻田的疟疾媒介暗红按蚊；伊朗把放养柳条鱼作为防治疟疾的措施之一；印度曾用以防治水井等中的斯氏按蚊。现在，世界各国疟疾流行的地区都相继引进了柳条鱼，在自然条件下的各种水面和稻田中将它们成功地繁殖起来，有效地防止了疟疾的流行，甚至在消灭疟疾战役中也起到了决定性的作用。因此，柳条鱼又被人们称为防治疟疾的“鱼大夫”。

我国早在 1911 年就将柳条鱼由美国的夏威夷引入台湾，于 1927 年或更早时期从菲律宾引入上海。1937 年以后，上海的柳条鱼由于无人管理，散逸水沟、河滨。虽然从 1956 年起恢复养殖，但未实际推广使用。20 世纪 70 年代，杭州西湖和上海、广州、武汉等城市，由于蚊虫的产生抗药性以及为减少杀虫剂污染，很重视柳条鱼的放养利用。柳条鱼主要是在河滨、水池、消防池以及其他小型积水池中放养，以控制致倦库蚊、淡色库蚊的孳生。例如上海市曾一度寄生物利用与宿主的相互关系，通过“捕、养、放和管”4 个环节，大力推广放养，减少了杀虫剂的使用。

但近年，有些学者对柳条鱼的蚊虫防治效果有不同看法。他们认为至少在有些情况下，柳条鱼不能起到抑制幼虫种群的作用，而且它能吞食家鱼或野生小鱼幼苗以及水生昆虫，包括蚊虫的天敌。再者，把柳条鱼引入到一个新的生境可能会改变其中的生物结构，所以 BCV-SWG 等已不推荐把它引入到新的地区。

关于柳条鱼的捕捉、饲养，我们介绍如下：

柳条鱼是食肉性的上层鱼，特别是早晨日出前，水域中含氧很少，柳条鱼多游于水面，吸收氧气。因此，捕捉柳条鱼最好是在早晨，这时候很容易发现柳条鱼在水面游动。捕捉的方法很简单，采用网捕法效果很好。网柄长 70～100cm 为宜，网眼不要超过 1cm。捕捞时动作要迅速。捕捞前事先要准备好塑料桶，内装一些带水草的水，捞取的鱼要迅速移入其中。每 1000mL 水放鱼 10～20 尾。这样，就能把柳条鱼安全带回。

关于柳条鱼的饲养，有以下几个步骤：

首先，从野外捞回的柳条鱼，要饲养在玻璃缸或脸盆里，内装池塘水、井水、雨水都可以，如果用自来水，需要放置 2～3 天，待水中的氯气自然散失后，才可用来养鱼。

第二，柳条鱼是食肉性鱼类，在自然界喜食浮游动物，主要吃水蚤和剑水蚤（鱼虫），在室内饲养最好也喂鱼虫。柳条鱼消化力很强，夏天，一般每日投饵一次。

第三，冬天，不易获取鱼虫，可将牛肉切成细末，晒干后饲喂柳条鱼，一般几天投喂一次。如果喂肉食性的鱼饵有困难，可用饭粒或面包屑代替，量要少些，水要勤换，否则由于残留的饵料腐烂分解，水易发臭。要使柳条鱼生长良好，需要保持水质清洁。

第四，泥鳅和螺蛳是鱼缸内的清洁工，与柳条鱼一起饲养，可以保持水质清洁，减少缸底的腐败物质。

2. 斗鱼

斗鱼（图 6-2）又叫“钱片鱼”，也是一种重要的食蚊的鱼类。

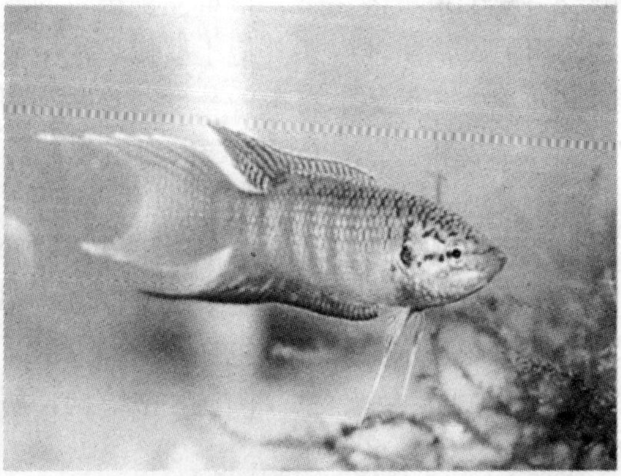

图 6-2　盖斑斗鱼

最早一篇有关于斗鱼科的研究报告出现于1937年，由木村重在《中国产斗鱼科鱼类研究》一文中发表。后来，日本川那部浩哉、水野信彦1989年发表《日本的淡水鱼》，文中将斗鱼科鱼类分为1科2属2种，分别为中国斗鱼（圆尾斗鱼，*Macropodus chinensis*）及盖斑斗鱼（*Macropodus opercularis*）。

中国斗鱼是我国常见的野生鱼类，主要包括叉尾斗鱼（*Macropodus opercularis*）和圆尾斗鱼（中华斗鱼，*M. chinensis*）两种。前者主要分布在长江以南，在广州地区，叉尾斗鱼一年繁殖2次；后者在长江以北，两者体长均达5～6cm（最大的近10cm）。叉尾斗鱼体色浅棕、浅绿或灰白，鳃盖有一大深棕至黑色斑点，腹侧有蓝绿或深红横纹，尾鳍分叉。圆尾斗鱼圆形，体色草绿，两侧横纹色较暗淡。

斗鱼主要生活在稻田、水沟、河滨等浅水中，能耐饥饿、耐低氧，吞食孑孓、摇蚊幼虫以及小型甲壳动物。斗鱼在20世纪30年代已被视为蚊虫幼虫的良好天敌，但对它们的人工繁殖以及生态习性等等尚待研究。

盖斑斗鱼（*Macropodus opercularis*），俗称三斑盖斑斗鱼和台湾斗鱼，自然分布于我国福建省以南和台湾地区及东南亚北部诸岛，1868年由P. Carbonier被当作观赏鱼移入法国，此后即传入西欧、南北美与日本。

目前在我国台湾地区，盖斑斗鱼是特有的一种鱼类，色彩鲜艳，数十年前曾遍布大小溪流、沟渠和池塘，如今在大部分地区已经很少见到，仅剩苗栗、三义一带较多，而桃园、台南、台北、台中零星分布。盖斑斗鱼数量剧减，原因有两个方面：一是农田开发和农药滥用；二是大肚鱼、吴郭鱼等外来鱼种的入侵影响。近年来，人们开始关注盖斑斗鱼濒临灭绝的危机，10年前，盖斑斗鱼开始被列为保护类野生动物，而有计划地进行复育工作。经过10年来的保护繁育，盖斑斗鱼的复育成果已经渐渐显现。目前我国台湾地区有关部门正在各地放养盖斑斗鱼，希望借助这种本土鱼来控制当地蚊虫的滋生。

盖斑斗鱼喜好生活于平缓水流，如池塘、沼泽，一般水流较急的河川流域是较难见其踪影的。盖斑斗鱼最佳生长的水温范围约为摄氏20～27℃。盖斑斗鱼的适应力比较强，在这范围外的温度依然可以存活，但是会减少活动，并暂停觅食与繁殖。专家研究指出，盖斑斗鱼在4～38℃的水温中，依然可以存活。

盖斑斗鱼以浮游动物、昆虫幼虫为食，特别嗜食蚊虫幼虫。据研究指出：平均体重0.676g的盖斑斗鱼，每日可吞食孑孓304只，蛹307.5只。一尾体重0.6g的盖斑斗鱼，一天可吞食300只孑孓，对于防治病媒蚊有很大的效果。但是，斗鱼若经人喂养习惯后，依赖性会变得比较大，会降低自行觅食的能力，防治病媒蚊的功效会大打折扣。

3. 网斑花鳉

网斑花鳉原产南美，是与柳条鱼同属花鳉科的一种胎生小鱼。其近胸鳍和近尾部各有一黑斑，被饲养作观赏之用。佐佐学等1965年在泰国曼谷发现，有些污水沟和水坑中有网斑花鳉生长，吞食其中的致倦库蚊幼虫，于是对它进行了观察，认为它是热带污水中防治库蚊幼虫的良好鱼种。

据佐佐学等的观察，这种小鱼能耐污水，甚而以人粪为食。在实验室喂食观察中，它们1d能吞食孑孓100余条，也能吞食卵块和蚊，但雄鱼的吞食能力远远较雌鱼为差。它们适于在人群居住附近的小型污水中生长，当鱼群密度达到10尾/m^2时，可以完全控制其中孳生的致倦库蚊。网斑花鳉可用动物饲料养殖。

我国台湾地区也曾引入网斑花鳉，试用以防治类似上述场所的致倦库蚊。在适合的环境中，网斑花鳉繁殖很快，在几周内可以完全控制致倦库蚊。

网斑花鳉虽有耐污水的特点，但不耐寒冷，它们能耐受的最低温度为15℃，因而不适于在温带应用。在实际应用中，易于干涸或高度缺氧的水体以及有其他肉食鱼类存在的水体，都不利于网斑花鳉的存在和繁殖。

4. 家鱼

鲤鱼又名鲤拐子、鲤子等，是一种优良的养殖鱼类，起源于我国，现已移养世界各国，成为世界性的养殖鱼类。鲤鱼抗病力强，肉质坚实，味鲜美，能在静水中自然繁殖，体型较大，生长较快，适宜在各种类型的水体中养殖。

鲤鱼是我国分布很广，经济价值较高的家鱼之一。鲤鱼杂食，能捕食蚊幼等小型水生动物。鲤鱼的适应性强，在水温达到42℃时尚能活动，幼鱼在3～4cm深的浅水中也可存活。雌鱼的繁殖力很高，在池塘中也能产卵，每年从4月、5月开始，一直可延续到8月，一条雌鱼可产卵30万粒，所以鱼苗易得。鲤鱼属杂食、广食性鱼类。体长1.5cm

以上的幼鱼，食物主要是枝鱼类、桡足类、摇蚊幼虫和其他水生昆虫幼虫；10cm 以上的鱼种，开始食水生高等植物碎片、螺、蚬等，也食各种藻类和有机碎屑。鲤鱼在人工饲养时，也喜食各种商品饲料，如米糠、麸皮、饼类、糟类等。饲喂鲤鱼，也可用粪类或大草牛粪堆肥来培育鲤鱼喜食的浮游生物，也可用黑光灯诱虫喂鲤鱼。

草鱼因植食而得名，某些国家倾向应用食草鱼控制蚊虫，因为这样还可控制滋生地的植被，对防治蓄水区的蚊幼虫非常有效。同时，草鱼也是一种杂食性、食谱广的鱼种，其食性随各个发育阶段而不同。幼鱼阶段，草鱼以摄取动物性饵料生活。1cm 长的鱼苗主要以浮游生物为食，以后随着鱼身长大，草鱼的食物逐渐转向轮虫、枝角类、甲壳动物以及摇蚊、蚊虫等幼虫。体长到 1cm 以上的幼鱼，逐渐转为典型的草食性鱼类，但早期阶段（鱼种阶段）主要是食芜萍、浮萍及其他一些较嫩的水草或人工切碎的旱菜。草鱼成鱼则以高等水生植物为主要食料，所食种类很广，随水体环境而不同。当生长到体长 5cm 以上，则以高等水生植物为食。所以在稻田放养草鱼的鱼苗，体长不能超过 2.5cm，以防为害禾苗。

鲫鱼为杂食性鱼类，其食性相当广泛。鲫鱼的食物组成虽然因地区、季节而稍有变化，但它主要摄食浮游动物的轮虫、枝角类、桡足类，也吃摇蚊幼虫、小虾、小型软体动物、藻类、植物碎屑、水生高等植物的幼芽或嫩叶以及淤泥中的腐殖质等。

鱼类对蚊虫的控制能力很强。同样体长的草鱼、鲤鱼和非洲鲫鱼，以昼夜计算，吞食蚊幼最多的是草鱼，其次是鲤鱼，然后才是非洲鲫（罗非鱼）。对于家鱼控制蚊幼的效果，1977～1980 年，成都市卫生防疫站在双流、郫县及金牛区选点试验观察不同鱼种灭蚊效果，结果为，体长 28～38mm 的草鱼 24h 吞食蚊幼 132.2 只，体长 27～38mm 的青鱼、鲤鱼 24 小时食蚊幼分别为 107 只、49 只。

在我国利用家鱼防治蚊虫的实践中，稻田养鱼占据首要地位。在稻田中，结合淡水养鱼事业，提倡放养家鱼，以防治稻田、池塘中孳生的蚊幼，是防治中华按蚊和三带喙库蚊的重要措施之一。

我国稻田养鱼有着悠久的历史。远在三国时代（公元 220～280 年）已有稻田养鱼的记载。当时的稻田养鱼主要是为了鱼耕并作，增加生产。稻田养鱼在我国分布也很广，尤以东南和西南几省的山区较多。在 20 世纪 30 年代，人们就结合淡水养鱼，提出稻田放养鱼苗防治蚊类幼虫的建议，但直到新中国成立以后，才进行了较大规模的稻田灭蚊试验，并在有些地区逐步推广。

稻田放养的鱼类以鲤鱼和杂交鲫鱼为主，其次是草鱼，南方也有放养尼罗罗非鱼的。可以采取单一放养或混合放养。

稻田养鱼实践中，养鱼稻田的蚊幼密度都比对照稻田有明显下降。根据四川、湖南、河南、湖北、广西等地的试验，一般可下降60%以上。幼虫密度高时，下降率也较高。在广西观察的结果，稻田养鱼区，随着养鱼面积的扩大，疟疾发病率也同时下降，养鱼或许是下降的因素之一。每亩稻田（666.7m^2）放养的鱼苗也有所不同，一般为600～1000条。据成都市进行的试验统计，在稻田中，放养了鱼的稻田，蚊幼最高峰为每亩24万条，而未养鱼的稻田每亩有蚊幼40万条。与非养鱼稻田的对照组蚊幼密度比较，养鱼稻田的灭蚊效果有显著差异，$r=0.77$，$0.01<t<0.05$。稻田中每亩放养400条鲤鱼苗即能控制中华按蚊与三带喙库蚊的密度，至1996年成都市仍有稻田养鱼70万亩，长期以来起到区域灭蚊效果。我国湖北、贵州、福建等省，也大规模应用稻田养鱼防治蚊虫，取得了理想效果。

稻田养鱼除了可增加渔业收入外，还可使稻谷明显增产。中国科学院水生生物研究所根据几年稻田放养草鱼的研究证明了这一点，并根据稻和鱼之间所存在的共生互利关系，提出了稻鱼共生理论（Rice fish commensalism）。在稻田中投放草鱼苗种，能实现稻田养鱼、鱼促稻以及治蚊的目的。稻田养鱼也是我国农业部门大力提倡增加淡水鱼生产的措施之一，并同时具有“稻田养鱼鱼养稻，稻谷丰产鱼丰收”的效果。

除稻田养鱼外，广西等地在饮用水缸内养鱼防治伊蚊，也取得较好的控制效果。

5. 罗非鱼

罗非鱼原产非洲，因其原产于非洲，形似本地鲫鱼，故又有人叫它“非洲鲫鱼”，又名福寿鱼、越南鱼，属于鲈形目丽鱼科罗非鱼属，背、胸、尾鳍鳍条艳红色，体侧隐具6～7条黑色横纹，侧线中断。该属有六百多种，目前被养殖的有15种。罗非鱼最早于1946年由吴振辉、郭启鄣从新加坡引进到我国台湾地区，1957年从越南引进到我国内地，20世纪70年代又从广东引进山东，现已在各地区推广养殖，成为重要的养殖品种之一。

目前我国养殖的主要有尼罗罗非鱼、莫桑比克罗非鱼、奥利亚罗非鱼。

尼罗奥非（罗非）鱼（*Oreochromis niloticus*）通称罗非鱼。其幼鱼和成鱼尾上均有多条垂直条纹，体侧有 8～10 条暗色横带，但生殖期雄鱼横带不明显或消失。生殖时挖坑产卵，幼鱼在母体口腔中孵化，雄鱼生长比雌鱼快，个体较大。

莫桑比克奥非（罗非）鱼（*Oreochromis mosambicus*）尾鳍上无垂直条纹，但有斑点，喉、胸部暗褐色。幼鱼体侧有六七条黑色横带，成鱼减褪不显，生殖期雄鱼变为蓝黑色。

罗非鱼适合在我国南方生长，杂食，生长迅速，易于繁殖。世界卫生组织 1981 年专题讨论会推荐了 8 种最适于灭蚊的鱼种，其中我国常见的鱼种为草鱼和罗非鱼。罗非鱼疾病少，耐低氧，适应性强，不易起捕。罗非鱼仅在水温低于 12℃时不能生存，自然繁殖力较强。在我国南方尤其是广东，也有“食蚊鱼”之称。

6. 金鱼

在公园、宾馆、庭院中，凡是有水的假山喷水池、人工河、荷花池等，如果不采取措施，往往水中会孳生孑孓，影响观赏。金鱼喜欢吞食蚊类的幼虫即孑孓和蛹，因此能控制蚊类的孳生。如在这些水体中放养一定数量的金鱼或红鲤，不仅可改善水体环境，清洁水质，控制蚊类孳生，对除害灭病如减少疟疾、丝虫病、脑炎等发病率起到积极作用，而且会提高水体的观赏价值。

在我国广大的山区和农村，家家户户都有饮水缸、用水缸和防火消防缸，同样可以饲养金鱼来控制孑孓的孳生。据初步试验，容水量 150～400kg 的陶质水缸，放养全长约 3.3cm 左右的金鱼 2 尾（以草金鱼、燕尾为好），便能吃尽孳生的孑孓。

7. 其他

广西在饮用水缸中放养塘角鱼（*Claris fuscus*）防治埃及伊蚊，取得了良好的效果．塘角鱼在福州也可用以吞食工地水泥池中孳生的致倦库蚊和白纹伊蚊幼虫。

除此之外，胡子鲶科胡子鲶（塘虱）、波纹龙虱也是蚊幼的天敌。

6.1.5.2 捕食性水生昆虫

除了鱼类外，有些水生昆虫也是蚊幼的天敌，如龙虱、仰蝽、划蝽、蜻蜓稚虫、负子虫等，都能捕食蚊幼。因而在国外也有人研究人工养殖仰蝽、划蝽等，希望在生物防治蚊虫中利用。然而，迄今为止，在水生昆虫中，仅捕食性中剑水蚤和几种巨蚊被现场应用于蚊虫的生物防治，并取得了成功。

1975 年 Dubisiskii 曾报道有些龙虱的 3 龄幼虫每天能捕食 85 只孑孓。Hoffmann 1929 年、Ideker 1979 年、Maedniyazov 1982 年、James 1961 年等都曾报道了许多捕食孑孓的水生昆虫种类，我国亦曾有过此项研究。黄治河 1984 年首次报道了红脊胸牙甲成虫具有捕食性，且作了捕食量的研究。周昌清等 1985 年对负子蝽捕食致倦库蚊种群控制效能进行了研究。

1. 中剑水蚤

1976 年，勒氏中剑水蚤（*Mescoyclcps leuckarti pilosa*）意外地由溪水引入到诱卵器，被人们发现具有良好的蚊幼控制效果。中剑水蚤作为蚊幼的捕食者，引起了不少研究者的兴趣，对其进行了实验室观察和现场应用研究。Riviere and Thirel 把埃及伊蚊和波里尼西亚伊蚊（*Ae. polynesiensis*）的卵引入到有剑水蚤的诱卵器，与无剑水蚤诱卵器的相比，幼虫减少了 91%；把粗角剑水蚤（*M. aspericornis*）引入到有伊蚊的诱卵器，伊蚊幼虫减少了 85%，但致倦库蚊仅减少了 9.7%，安汶巨蚊（*Tx. amboinensis*）只减少了 1.9%。

大量的实验室和现场研究证明，某些中剑水蚤可作为有前途的蚊虫生物防治物。例如，粗角中剑水蚤分布广，容易采集和培养，以及较强的适应性（适于温度 23～30℃和盐度 0～4‰）等特点，使其在蚊虫防治中占有优势。中剑水蚤体积小，游动快，繁殖力强，繁殖周期短，吞食蚊幼虫效率高（以伊蚊幼虫为主），食性谱广（在无蚊幼虫时可食用其他生物），适用于各种无污染或轻度污染的水质，且容易大规模繁殖生产，因此可在蚊幼虫滋生地建立自己的种群，能够长期防治蚊幼虫。

从近年这方面的研究看来，多种中剑水蚤都能不同程度地捕杀容器积水中的蚊幼，包括埃及伊蚊、白纹伊蚊、波里尼西亚伊蚊等。在波里尼西亚，利用粗角中剑水蚤可以有效地防治蟹洞、树洞、水桶积水孳生的波里尼西亚伊蚊和埃及伊蚊。1982 年 Riviere 等在法属波里尼西亚大桶内释放的中剑水蚤可长期存活，在树洞和水井中释放的中剑水蚤，5 年后仍有 17%和 48%存活，在此期间，伊蚊幼虫密度降低了 91%～100%。螃蟹洞内的中剑水蚤可存活 47 个月以上，使蚊幼密度降低 90%以上，成蚊密度降低了 75.6%。在澳大利亚把粗角中剑水蚤放在有巨蚊（*Tx. Speciosus*）的积水中，两者可形成合作的捕食者，对当地的背纹伊蚊（*Ae. notoscriptus*）和致倦库蚊具有防治作用。经调查，在没有剑水蚤和巨蚊生存的轮胎积水中，97%孳生有蚊幼，平均密度为43条/L；而在有剑水蚤和巨蚊生存的轮胎积水中，只有51%孳生有蚊幼，且平均密度仅为4条/L，两者具有明显的差别。在澳大利亚，调查发现，中剑水蚤的存在与埃及伊蚊和盾板伊蚊幼虫的降低有显著关系，含中剑水蚤的水箱中，伊蚊幼虫密度为（0.3±0.7）条/桶，不含中剑水蚤的水箱中，伊蚊幼虫密度为（21±43）条/桶。在美国发现多种中剑水蚤在轮胎积水内可有效控制白纹伊蚊幼虫的密度，控制实践可以长达1年多。越南、泰国、斐济、巴西等国也对中剑水蚤的灭蚊作用进行了观察，多数都证明了它在控制蚊虫方面具有良好效果。

在我国，甄天民等1996年在实验室和现场的小规模试验中，证明在山东济宁稻田、水塘、容器积水等处采集的勒氏中剑水蚤（*M. leuckarti*）对白纹伊蚊有良好的防治效果。向轮胎积水中引入中剑水蚤，10d内蚊幼虫密度显著下降，幼虫和蛹的下降率分别为70.5%和88.7%；40d后，幼虫密度下降率达到89.1%～96.6%。

山东省寄生虫病防治研究所的"刘氏中剑水蚤的生物学特性及对蚊虫生物防治作用的研究"，在实验室内及现场条件下系统评价了自行分离的刘氏中剑水蚤对蚊虫的生物防治作用及推广应用前景。实验室内，中剑水蚤对我国的3种主要蚊虫幼虫均有较高的捕食作用，一只中剑水蚤3d内可吞食6～8只中华按蚊和淡色库蚊的Ⅰ期龄幼虫、40～60只白纹伊蚊Ⅰ龄幼虫。蚊笼模拟试验中，中剑水蚤分别于7周、9周和10周内消灭白纹伊蚊、淡色库蚊和中华按蚊的幼虫种群。现场条件下，中剑水蚤在蚊虫孳生地可成功地建立自己的种群，一次释放能够长期防治蚊虫，蚊虫密度显著下降。

不同种类中剑水蚤捕食蚊幼的作用也可有所差异。在实验室测定中，粗角中剑水蚤对埃及伊蚊有良好的捕食效果，但对致倦库蚊和法氏按蚊的作用较差，而体型较大的长毛中剑水蚤（*M. longiseta*），在埃及伊蚊和法氏按蚊幼虫密度为200条/L和致倦库蚊幼虫密度为25条/L时，72h内可以捕杀全部幼虫。将我国的广西中剑水蚤（*M. guangxiensis*）、法国的粗角中剑水蚤、澳大利亚的达氏中剑水蚤（*M. darwini*）在实验室作捕食比较，比较它们消灭埃及伊蚊、致倦库蚊和法氏按蚊一龄幼虫的能力，结果也有较大差异。在3d后，3种剑水蚤都能捕杀这些蚊幼82%以上，而粗角中剑水蚤可达100%。广西中剑水蚤略优于达氏中剑水蚤。

中剑水蚤有一定抗旱能力。在实验室观察中，在潮湿的沉积物（泥，沙加树苔的容器中）2 个月后，经 4h 的水淹，粗角中剑水蚤、达氏中剑水蚤和澳大利亚中剑水蚤（*M. australiensis*）的种群仍分别保留原有投入的（18.1+5.7）%、（17.7±7.2）%和（15.4±5.1）%。容器沉积物中的水分对它们的存活有很大的影响。另有研究表明，中剑水蚤繁殖力强，能够抗低温、干燥和一定量的化学杀虫剂，大量培养经济易行。

中剑水蚤也可与 *Bti* 或 *Bs* 等并用，增加对蚊幼，特别是致倦库蚊的防治效果。我国的甄天民等将中剑水蚤和 *Bti* 并用时，防治效果明显增强。在 2h 和 4h 后，蚊幼虫和蛹的密度下降率分别达到 96.7%和 93.7%。在山东省，应用当地分离的刘氏中剑水蚤进行的现场试验表明，将中剑水蚤与 *Bti* 合用防治白纹伊蚊幼虫、中剑水蚤与 Bs 合用防制淡色库蚊幼虫，发挥了细菌制剂的速效作用和中剑水蚤的长持效，取得非常理想的防治效果。一次施用能够在整个蚊虫季节有效防治蚊幼虫，蚊幼虫和蛹的密度降低率均在 89%～98%，中剑水蚤可以在蚊虫滋生地快速繁殖。

2. 巨蚊

巨蚊属于巨蚊亚科（Toxorhynchitinae）的巨蚊属（*Toxorhynchites*），主要分布于热带和亚热带，也扩展到温带，最北可达北纬 54°（俄罗斯）生存。目前全世界已知有巨蚊 70 余种，我国也有 8 种，如华丽巨蚊（*Tx. splendens*）、紫腹巨蚊等。巨蚊主要孳生在树洞、竹筒以及容器积水，通常与一些伊蚊、库蚊等在同一容器中生长。

巨蚊的雌雄成蚊都不吸血，以花蜜和植物汁液为生，因而对人畜无害。巨蚊幼虫专性肉食，以其他蚊幼、摇蚊幼虫为食。巨蚊的体型虽然大，看起来很恐怖，实际上却是"吃素的"，对人来说不会有什么害处。巨蚊幼虫耐饥饿，例如华丽巨蚊的幼虫在 1 个月不食的情况下尚能存活。由于这些生物学特点，人们认为巨蚊在控制容器孳生的蚊虫，如埃及伊蚊和白纹伊蚊幼虫时，是有效的控制生物。

为了控制蚊虫，美国夏威夷在 1929 年就曾引入素装巨蚊（*Tx. inornata*），但它们以后逐渐消失。20 世纪 50 年代，美国又从非洲引入短须巨蚊、赛氏巨蚊（*Tx. theobaldi*）和东南亚的安汶巨蚊，后两种巨蚊释放到野外，并在当地孳生。然而，据报导，这些巨蚊的控制能力有限，未能把白纹伊蚊控制到人们希望的不足为害的水平。

最近在佛罗里达州的蚊虫防治站，研究人员采用了“以蚊克蚊”的方法，得到了良好的防治效果。他们采用安邦巨蚊（*Toxorhynchites amboinensis*），研究人员在实验室大量饲养这种蚊子，然后释放到废轮胎场附近，让蚊子在轮胎中产卵，等到幼虫孵出来后便可捕食白线斑蚊的幼虫。这种“用蚊子去找蚊子”的效率比“用人去找蚊子”高多了，而且不用喷杀虫剂，也不会造成污染问题。

巨蚊也曾同样引入到西南太平洋的有些岛屿。巨蚊是植物容器孳生蚊类的天敌，在有巨蚊分布的地区，它们对蚊类起着若干程度的数量抑制作用。据泰国曼谷的调查，有华丽巨蚊生长的容器中，埃及伊蚊幼虫数量相对减少：有巨蚊孳生的容器平均有埃及伊蚊幼虫 26.8 条，而无巨蚊的则高达 46.0 条。然而，当地巨蚊很少在室内容器中产卵，而室内容器则是埃及伊蚊的主要孳生场所，因而，巨蚊对室内蚊虫孳生的防治作用不佳。

陆宝麟等在四川长宁竹林区对紫腹巨蚊进行观察的结果，也证实了巨蚊的蚊虫控制能力。在调查的 641 个有水竹筒中，发现有这种巨蚊的 112 个（17.5%），其中仅有巨蚊而无其他幼虫的 48 个，占 42.8%。在同一竹林区，有巨蚊幼虫的竹筒中其他共栖蚊幼平均为 4.12 条，而无巨蚊的平均达 32 条，相差近 8 倍。从这些观察可见，紫腹巨蚊对上述其他竹筒孳生蚊类种群，可起着若干抑制作用，但在自然间，同样不能达到有效控制的程度。

然而，也有研究者认为，巨蚊实际控制蚊虫密度的能力有限，不能作为有效的蚊虫天敌防治物来应用。它们认为，按种群动态类型理论，以 K—适应对策类型的巨蚊防治 R—适应对策类型的埃及伊蚊和白纹伊蚊（见 6.1.3.2），自然难于取得成效。1986 年，Service 曾举短须巨蚊在容器积水中捕食埃及伊蚊的结果，来说明捕食者和宿主不协调的种群波动。在雨季中，伴随着巨蚊数量的增加，埃及伊蚊幼虫数量减少，近乎消灭了埃及伊蚊。进一步来说，由于猎物的短缺，使得捕食者自相残食，而使其种群大为衰落。当下一次降雨后，埃及伊蚊的滞育卵孵化出幼虫，很快就能达到高数量种群，而此时经旱季存活的少数巨蚊，已不能有效地减少埃及伊蚊幼虫数量。巨蚊的生活史要比它的被食物埃及伊蚊约长 4 倍。这也正是 Gerberg 等 1978 年在 St. Marrten 岛、家庭容器积水中布放短须巨蚊防治埃及伊蚊观察到的情况。

有研究者指出由于巨蚊幼虫会自相残食，在实验室不易大量养殖。虽然Fock1977年对红色巨蚊（*Tx.rutiiis*）用大盘饲养，生产了大量巨蚊，但所介绍的方法仍然比较繁琐。为了控制容器伊蚊，须在其中不止一次投放巨蚊卵或幼虫，费工费时。

因而，一般认为巨蚊不是很实用的蚊幼生物防治物，虽然巨蚊在特定环境条件下防治蚊幼虫也有成功的例子，但由于巨蚊和蚊幼虫在空间及时间上分布重叠较差，饲养巨蚊花费高，巨蚊卵不抗干燥等原因，实际应用潜力较小。在印度尼西亚的雅加达，研究者曾在家庭容器积水中投放1条一龄华丽巨蚊幼虫，以防治其中孳生的埃及伊蚊幼虫，结果未能取得满意的控制效果。

3. 自然条件下蚊虫与水生捕食昆虫关系

在水体生态系统中，水生和半水生的半翅目、大部分水生鞘翅目、叠翅目幼虫、蜻蜓目幼虫、广翅目幼虫、水生脉翅目幼虫、毛翅目幼虫均为捕食性昆虫，而以半翅目、鞘翅目和蜻蜓目居主导地位，它们在对蚊虫密度控制方面，起着相当重要的作用。

周昌清等1984年曾对广州地区致倦库蚊进行密度调查，结果表明，同年11月中旬孑孓密度开始上升，12月底到次年2月、3月到达密度高峰，4月中旬开始迅速下降，6月、7月、8月密度达到最低点。从成蚊密度调查看，广州地区蚊虫以4月、5月份密度最大，7月、8月、9月、10月成蚊最低。

冬季及初春，水温降到10～17℃，库蚊发育时间明显延长，而孑孓密度达到高峰，导致4、5月份成蚊肆疟。夏季生境水温为25～30℃，是许多蚊虫发育的适温范围，但孑孓密度却很低，其中似乎存在着矛盾。

结合野外调查来看，3月下旬至4月上旬，水生捕食性越冬成虫开始活动，但密度及活动能力有限。4月下旬开始出现大量鞘翅目昆虫的幼虫，5月、6月份已有蜻蜓、半翅目成虫及下一代的半翅目及鞘翅目成虫。夏季和秋季水温均在28℃以上，有利于捕食性天敌昆虫生长发育，捕食异常活跃，因而捕杀了大量孑孓，导致孑孓及成蚊密度大大下降。进入深秋后，水温下降，特别是在15℃以下时，捕食性天敌基本为成虫，活动亦处于低潮期，或已进入休眠状态。由于天敌控制因子的减弱，从而使孑孓的密度回升。

有关捕食性水生昆虫与蚊虫关系，欧洲、美国及加拿大曾有人进行过研究，但这方面的报道较少。Baldwin 等 1955 年及 James1966 年曾使用放射性同位素示踪调查池塘内伊蚊属的天敌种类，并报道了毛翅目昆虫幼虫可捕食孑孓。在 CordovaMines 进行的 24h 内示踪调查表明，捕食者达 14 种之多，然而未做有关捕食量的报道。

然而，对水体生态系统的孑孓捕食性研究是一项十分艰巨而复杂的工作，从已有的文献及调查试验看，水生天敌许多重要种类对农药等污染因素甚为敏感，而蚊虫产生抗性能力很强。因此在大量使用农药和城市废水污染的情况下，蚊虫与水生捕食昆虫关系的特点更为复杂，需要引起研究者的关注。

6.1.5.3 其他蚊虫天敌动物

天敌灭虫的方式无非是捕杀吞食或产卵寄生，或二者兼而有之。然而，这些灭蚊天敌在具体捕食方式上，还有一定的差别。

蜻蜓、赤眼蜂、食虫虻、黑卵蜂和青蜂等，就是采用捕食成蚊，或在蚊虫的机体内产卵的方式灭虻的。蜻蜓一天要吃掉 300 多只蚊虫、飞蚁、飞蛾等膜翅目小昆虫。一只成年青蛙每天至少要消耗 50g 膜翅目、鞘翅目昆虫。注意保护培育这些虻的天敌，就能产生较好的灭蚊作用。青蛙和蜥蜴都是蚊虫的天敌，但它们的具体捕食方式具有差别。青蛙是固定于池塘边吃虫子的不变角色；而蜥蜴则是“走南闯北”的“侠客”，它不仅吃虫子，而且还干点别的。青蛙随着池塘的存在而存在；而蜥蜴可以活在池塘边，到冬天池塘结冰了，没有虫子吃了，它又换成了另一种角色：不再吃虫子，而是猫到蛇洞里鸟巢边，成了蛇卵鸟蛋的天敌。至于蜘蛛，则是采用织网的方式灭蚊。

一对啄木鸟可吃掉 10 亩森林中的松毛虫和果虫，一对亲燕在育雏期间要捕食 80 万只蝇、虻、蚊、蚁、蝗等昆虫，才能保证自己和雏燕的成长。

壁虎、蝙蝠等也是蚊虫的天敌，它们都是采用捕食的方式灭蚋、灭蚊，蝙蝠一次夜间出猎，至少要兜捕到 800 只蚊虫。

6.1.5.4 防蚊植物

除虫菊（图 6-3）是菊科的多年生草本植物。约有 0.5m 高，从茎的基部抽出许多深裂的羽状的绿叶，在绿叶之中簇拥着野菊似的头状花序，花序的中央长着黄色的细管状的花朵，外周镶着一圈洁白的舌状花瓣。看起来，淡雅而别致。除虫菊素又称除虫菊酯，是一种无色的粘稠的油状液体，当蚊虫接触除虫菊酯之后，就会神经麻痹，中毒而死亡。

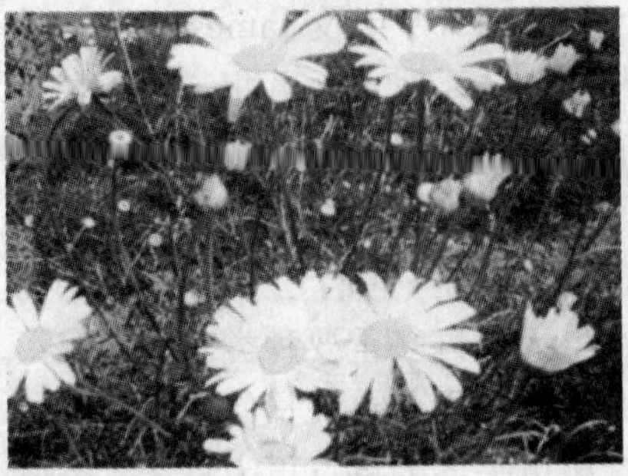

图 6-3　除虫菊

除虫菊在其花朵中含有 0.6%～1.3%的除虫菊素和灰菊素，不仅可以除灭蚊虫，而且可杀灭农作物和林木、果树的害虫。它和烟草、毒鱼藤合称为“三大植物性农药”。在夏秋之间，把即将开放的除虫菊花朵采摘下来，阴干后磨粉，过120～150目的筛子。每斤除虫菊粉加 200～300 倍的水，并酌加肥皂做成悬浮液，搅匀后喷洒，可以防治农业上的多种害虫。即使把除虫菊草整个浸泡在 20 倍的水中，也有良好的防治效果。如果把 50%的除虫菊粉、48%的榆树皮粉、1%的萘酚、1%的色粉配在一起，再加入一定量的水调成糊状，就可制成蚊香。

除虫菊的繁殖并不困难，用种子、扦插或分株都可。它喜欢排水良好、肥厚的沙质壤土，如果在比较优越的环境条件下，它可以健壮生长，而且除虫菊素的含量亦高。

除虫菊对蜈蚣、鱼、蛙、蛇等动物也有毒麻作用，但对人畜无害。因此使用安全，不污染环境，是理想的杀虫剂。除虫菊还可药用，有治疗疥癣之功效。

驱蚊草又名蚊净香草（*Mozzie Buster*），是通过生物工程技术改变天竺葵植物的染色体结构，从而获得具有新的遗传结构的芳香类天竺属多年生观叶植物，在常温下能向空气中释放具有驱蚊功效的“香茅醛”等芳香物质。由于驱蚊草有花无果，不结实，不能自然繁育，所以必须通过无性繁殖，一般用组织培养或非试管快繁技术进行繁殖。目前，驱蚊草的组织培养繁殖已多有报道，繁殖系数高，成苗快，但瓶苗小，到成品需一定的生长时间；而通过扦插繁殖，其苗大，生长快，可以满足生产上依据市场供求做出快速调节的要求。

另外，来自东南亚防虫专家——香茅，具有草本十足的温馨味道，也是夏日驱蚊的上好材料。香茅含有的大量香茅醛，是蚊虫最害怕的成分。

欧洲的蚊虫天敌还有薰衣草、马郁兰。从这两种植物提炼的欧洲精油早以其广效作用闻名天下，驱蚊也很理想，而且都有安眠作用。

6.2 转基因工程蓝藻防治蚊虫

蓝藻作为一种水生生物，广泛存在于自然界的多种水体中，本身可作为蚊幼虫的食物。将杀蚊幼基因如 *Bs* 或 *Bti* 晶体毒蛋白基因转入蓝藻中并获得表达，使转基因工程蓝藻用于生物防治蚊虫，是一个很好的思路和方法。TDR（UNDP/World Bank/WHO，Special Programes for Research and Training in Tropicial Diseases）把这方面的研究作为生物防治的重要内容。法国、以色列、美国以及我国山东省的研究人员将苏云金杆菌（*Bti*）的晶体毒蛋白基因转入蓝藻中表达，以提高基因工程藻广谱杀灭多种蚊幼虫的作用性能，为今后蚊虫的生物防治提供了新的方法。

Tandeau de Marsac N 等首先将球形芽孢杆菌晶体蛋白基因在组囊藻（*Anacystis nidulans*）中表达，该工程藻经超声破碎后，对淡色库蚊幼虫有一定的毒效，24h 的 LC_{50} 为 1μg 蛋白/mL。之后，多位学者也进行了此领域的研究工作，他们也选择单细胞藻为转移对象，但毒蛋白表达量很低。山东省寄生虫病防治研究所在这方面作了一定的工作。他们在实验室构建转入含有球形芽孢杆菌蛋白基因穿梭质粒的鱼腥藻（pDc26），在 9.4×10^5 个细胞/mL 浓度以上时，48h 可杀死 99%～100%蚊幼虫，9.13×10^4 个细胞/mL 浓度时，4d 可杀死 99%以上蚊幼虫。连续观察 2 个多月，该基因工程藻仍有明显杀蚊效果，比单独使用球形芽孢杆菌灭杀蚊幼有明显提高，持续时间也延长。他们选用丝状固氮蓝藻进行了转基因工作，将 *Bs* 晶体毒蛋白基因导入其中进行表达，实验室证明具有明显杀蚊幼毒效，其表达能力及灭蚊毒效远高于单细胞藻，显示出良好的应用前景。

通过基因工程建立的基因工程藻，其穿梭质粒都能够稳定遗传给下一代，而且均具有较高水平的表达，使其杀灭蚊幼虫毒效能够持续保持在较高水平。即便将工程藻干燥、贮存后再复苏，其穿梭质粒仍未丢失，仍能稳定复制、遗传，而且能保持较高水平的表达，这为转基因工程藻的现场应用提供了可靠的保障。

6.3 昆虫生长调节剂防治蚊虫

昆虫生长调节剂（Insect growth regulator，IGR）是一种控制昆虫变态的化合物，它能作用于昆虫生长和发育的关键阶段，干扰昆虫形态的形成。由于从幼虫到成虫的变态过程是昆虫特有的性质，故而此类杀虫剂对人、畜十分安全。IGR 包括昆虫脑激素、保幼激素和蜕皮激素的类似物和几丁质合成抑制剂等，对昆虫的生长、变态、滞育等主要生理现象有重要的调控作用，此类杀虫剂是通过干扰昆虫的正常生长发育来减轻害虫对农作物的危害。昆虫激素类似物选择性高，一般不会引起抗性，且对人、畜和天敌安全，能保持正常的自然生态平衡，而又不会导致环境污染，即第三代杀虫剂。

6.3.1　昆虫生长调节剂的类型

6.3.1.1　具保幼激素活性的昆虫生长调节剂

具保幼激素活性的昆虫生长调节剂，其主要作用是控制害虫的生长发育，使变态受阻，形成超龄若虫（或幼虫）或形成中间体（例如蛹一成虫的中间体）。这些畸形个体没有生命力或者不能繁殖，因此产生了间接不育的效果。一些保幼激素类似物可以直接使雌虫不育，成为一类安全的化学不育剂。保幼激素类似物与常用杀虫剂一样，可以直接通过害虫表皮或者吞食后使害虫致死。害虫的死亡是比较缓慢的。

保幼激素主要作用于细胞核染色体的 DNA 基因位点上，例如保幼激素及其类似物对蚱蜢（*Melanoplus spp.*）DNA 的合成有抑制作用，对家蝇及丽蝇成虫器官芽细胞的 DNA 合成的抑制，这证明保幼激素能直接作用于遗传物质。

昆虫保幼激素类似物生物活性高、选择性强、对人畜安全、低残毒，但要在昆虫的特定发育阶段使用。

6.3.1.2　具蜕皮激素活性的昆虫生长调节剂

从昆虫中分离出的蜕皮激素在 5 种以上，来自植物的蜕皮激素活性物质有 100 多种，仅在蚕业上得以应用，但未能商业化。我国自行生产的具蜕皮激素活性的杀虫剂目前只有非固醇结构的抑食肼，其化学结构见图 6-4、图 6-5。

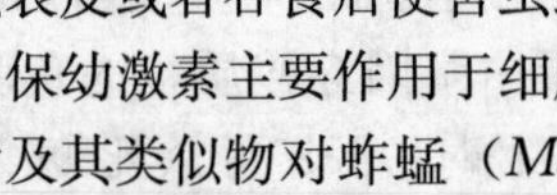

图 6-4　抑食肼化学结构

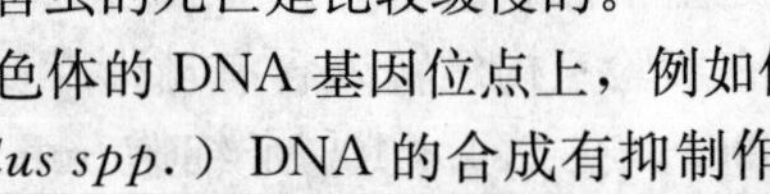

图 6-5　虫酰肼化学结构

6.3.1.3　几丁质合成抑制剂

几丁质合成抑制剂的作用机制主要是抑制几丁质在昆虫体内的合

成，使被处理昆虫由于不能蜕皮或化蛹而引起死亡；对有些昆虫，则干扰DNA合成而导致绝育。用灭幼脲处理过的各种害虫，其中毒症状大致类似，首先是活动减少，身体逐渐缩小及体表出现黑斑或变黑，到蜕皮时出现下列症状：①不能蜕皮立即死亡；②蜕皮一半而死亡；③老熟幼虫不能蜕皮化蛹或呈半幼虫半蛹状态，如能化蛹蜕皮则为畸形蛹；如能成为正常蛹，羽化后也为畸形成虫。

这类化合物具有杀虫力强、毒性低和作用机理特殊、对益虫影响少和对环境无污染等特点，是一类很有发展前途的新型杀虫药剂。

具有几丁质合成抑制活性的另一类昆虫生长调节剂是噻嗪酮。噻嗪酮对飞虱、叶蝉、蚧类等同翅目和半翅目害虫有高度的选择性，抑制若虫蜕皮而导致死亡，但对鳞翅目幼虫无效。

6.3.2 应用于蚊虫防治的昆虫生长调节剂

6.3.2.1 除虫脲

除虫脲（灭幼脲Ⅰ号、伏虫脲、敌灭灵，Diflubenzuron）属于几丁质合成抑制剂中的苯甲酰脲类（化学结构如图6-6所示）昆虫生长调节剂，具有胃毒和触杀作用，通过抑制昆虫的几丁质合成，而干扰角质精层的形成，因此昆虫在形成新的角质层的各个时期都对除虫脲敏感。然而它对刺吸式口器昆虫无效。除虫脲对大鼠急性经口$LD_{50}>$4640mg/kg，对兔眼睛有轻微刺激性，对皮肤无刺激作用。其制剂为5%、25%敌灭灵可湿性粉剂、20%除虫脲悬浮剂、5%除虫脲乳油。20%除虫脲悬浮剂对水稀释1000～2000倍喷雾可防治黏虫、玉米螟、玉米铁甲虫、稻纵卷叶螟、二化螟、柑橘木虱等害虫，以及菜青虫、小菜蛾、甜菜夜蛾、斜纹夜蛾等蔬菜害虫。5%除虫脲乳油稀释1000～1500倍可防金纹细蛾、茶尺蠖等。灭蚊幼使用浓度为1mg/L，持效达18～24d。

6.3.2.2 灭幼脲

灭幼脲（灭幼脲Ⅲ号、苏脲Ⅰ号，Chlorbenzuron）也属于几丁质合成抑制剂中的苯甲酰脲类昆虫生长调节剂。其分子结构如图6-6所示：

生物活性为，对鳞翅目幼虫有特效，可用于防治小麦、小稻、高粱、玉米、大豆上的黏虫、稻纵卷叶螟、豆天蛾、甜菜和白菜上的甘蓝夜蛾、菜青虫，森林和果树上的松毛虫、舞毒蛾、美国白蛾、枣步曲等害虫，并兼治某些卫生害虫，如蚊、蝇类幼虫。持效期30d以上。灭幼

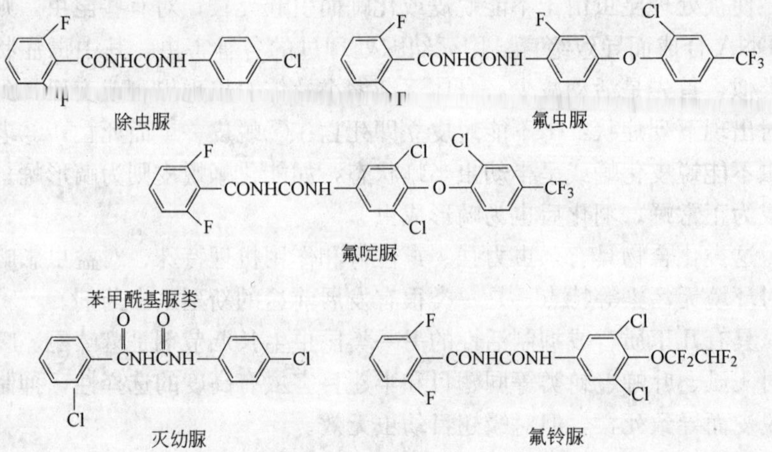

图 6-6 苯甲酰基脲类昆虫生长调节剂

脲对大鼠急性经口 LD_{50} >20000mg/kg，对兔眼黏膜和皮肤无明显刺激作用。制剂为 25%、50%灭幼脲悬浮剂。用于防治黏虫、天幕毛虫、舞毒蛾、螟虫、甘蓝夜蛾、茶尺蠖的用量为有效成分 120～150g/hm^2。防治美国白蛾、枣步曲的用量为有效成分 150～225g/hm^2；防治松毛虫的用量为有效成分 150～300g/hm^2；防治菜青虫、小菜蛾只需有效成分 30～75g/hm^2。

使用时按上述规定用量，加适量水，搅拌均匀，第一次稀释成母液，第二次根据防治对象稀释所需的浓度，一般稀释 2000～3000 倍，以喷匀为准。可用常量、低容量及超低容量喷雾，也可飞机喷洒。

灭蚊幼使用浓度为 1mg/L，持效达 14～19d。

6.3.2.3 烯虫酯

烯虫酯（Methoprene）属于保幼激素类似物，其化学结构如图 6-7 所示。

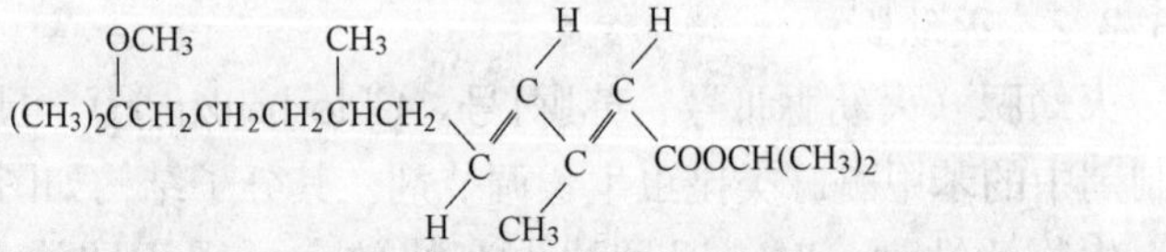

图 6-7 烯虫酯化学结构

烯虫酯对大鼠急性经口服 LD_{50} >34600mg/kg，兔急性经 LD_{50} 为 5000～10000mg/mg，对兔眼睛和皮肤无刺激作用。烯虫酯对植物、贮藏产品中的以及农用牲畜、狗、猫身上和公共卫生方面的许多害虫有效，尤其对双翅目害虫防效更好。主要用于防治蚊科、蚤目害虫和烟草甲虫、烟草粉斑螟等。属于保幼激素类似物，有较强抑制蚊幼化蛹和成虫羽化作用。灭蚊幼使用浓度为 0.1mg/L，持效达 7d。

6.4 施放不育性雄虫防治蚊虫法

施放不育性雄虫防治蚊虫法，原理即利用不育的雄虫防治害虫，1937 年就被克利普林所提倡，但它在 20 世纪后半叶始得到研究与应用。1954 年，包姆浩额等采用施放不育性雄虫法，扫除了 Coracao 岛上的螺旋蝇，生物学界与农业界才开始大规模地研究与实施这种新颖的生物防治法。由于具有突出的成效，这种方法成为今日生物学上各种害虫防治法中最热门的技术和研究对象。

6.4.1 施放不育性雄虫防治蚊虫的原理和步骤

施放不育性雄虫防治蚊虫的原理就是利用不育的雄虫防治害虫，包括三个步骤：

第一，以适当量度的离子化放射能或化学物质处理雄蚊，使它们不能产生精子，即不育化，但不减低其性交能力和与正常雄蚊竞争与雌蚊交尾的能力。

第二，利用避实击虚的策略，将大量的不育性雄蚊施放于田间，使其在数目上压倒优势，与野生正常雄蚊竞争与雌蚊交尾的机会。

第三，采集由不育雄蚊交尾后产生的蚊虫卵，鉴定卵的孵化率，以推测控制的成效。

在一定范围之内（如孤岛，或因天然阻隔而无外蚊移居入境的地区），这种措施连续运用数次，能大幅度消灭田间的蚊虫。按照克利普林的理论和计算，假设某昆虫族群在其栖息的生境中每代增加 5 倍，如亲代数量为 100 万，第一代为 500 万，第二代就可达到 2500 万……每代以 5 倍递增，直至达到生存环境所能维持的最大数量，即极限为止。如以农药处理，每代杀死族群的 90%，则亲代的 100 万昆虫，死去 90%仍余 10%（即 10 万）能产生子代；若增加率为 5 倍，则子代之虫数为 50 万，等于亲代虫数 1/2。子代族群经农药处理后，仅 10%，即 5 万昆虫，以 5 倍的增加率产生 25 万孙代昆虫：孙代仅子代的 1/2。换言之，若持久一致地施用够量的农药，每代杀死田间 90%的害虫，则每代虫数较上代减少 1/2。由简单的计算可知，20 代后害虫才可消灭净尽。

第二点值得注意的是，被农药杀死的虫数是每代递减的，每代死亡的虫数为上代死亡的 1/2，下代死亡的 2 倍——在一定面积的田间，对 100 万害虫每代施用同量的农药，在亲代致死 90 万，子代 45 万，孙代 22.5 万，曾孙代 11.25 万等等。由成本或费用的立场看来，传统的农药控制害虫法的经济效率是逐代递减的。

第三点应当注意的是：使用农药时昆虫直接被杀死与未死者的比例若不够高则不能减少害虫。如每代增加率仍为 5 倍，原有的昆虫仅 80％被杀死，则田间昆虫的数目永不致减少，因 20％未死者，以 5 倍的增加率产生下代，结果是子代与亲代数目相等（20％×5＝100％）。在我们所采用的假设之下，100 万昆虫，死去 80 万，剩下的 20 万以 5 倍的增加率繁殖，能成为 100 万。换言之，若农药不能每代杀死 80％以上的昆虫，则不能减少族群的数目。

在同样情况之下，若利用施放不育性昆虫来防治田间的害虫，则害虫族群消失的速度可大为增加。依克利普林的计算，如每代施放的不育性昆虫为亲代族群的九倍，其效果与直接杀死亲代之 90％相等。但若继续以同量的不育性昆虫施放于每代的族群内，其效率则逐渐增高，正与上述继续运用传统的农药防治法相反；每代能生产后代的昆虫数目愈小，其防治的效力愈大；四代之后，能正常产生后代的虫数即接近于 0。

6.4.2　昆虫不育化方法

使昆虫不育化（即失去生殖能力）的方法有物理法与化学法两种。

物理法利用核子能所产生的离子化放射线，伽玛与 X 线为最通常使用的放射线。今日在实验室内多用钴 60 所放射的伽玛线处理昆虫使不育化。

化学处理法利用不育剂。不育剂的种类很多，大多数为癌疾抑制剂。有人把不育剂分为 5 类：（1）抗制细胞有丝分裂剂；（2）反新陈代谢剂；（3）仿放射线性能药；（4）烷基化剂；（5）其他各种不同性质的药品，或曰杂药。最近被利用最多的为第四类烷基化剂，其中以“亚孚雷特”、“帖怕”、“硫化帖怕”等最为重要。

以伽玛线或不育剂处理昆虫时，最理想的办法是利用适当的剂量，损害生殖细胞，而不加害于体细胞，使雄虫不育化，而不影响其性交行为，不减低其对正常雄蚊竞争能力。因为雄蚊不吸血，受处理不育化后本身无毒质，施放不育性雄蚊不致损害人类与动物界的生活；这种防治法可说是最安全的。

6.5 生态防治

6.5.1 动物屏障和建立缓冲区

所谓动物屏障又称作动物防护（Zooprophylax），即把牛、马、驴等大家畜集中饲养在农村的外围，面对稻田、沼泽等蚊虫孳生地，使得寻找血源的雌蚊首先被家畜吸引，从而避免它们侵入村内吸取人血，因而减少了人蚊接触，也减少了从人体获得病原体和成为媒介的机会。在20世纪30年代，原苏联等国家把它作为抗疟措施之一。

动物屏障的具体防蚊作用尚少研究，但偏嗜或较嗜动物血液的蚊种，如中华按蚊、杰普尔按蚊等的叮人率，可受宿主动物存在的影响。例如海南岛的杰普尔按蚊，当地牛群外出放牧时，村民遭受蚊虫刺叮增多，疟疾的传播的机会也随之增加。因此，在有条件的地区，把大量家畜集中在村外饲养是值得鼓励的。

在扩展水稻种植区时，如能在农村居民点周围建立一旱作区，有利于减少稻田蚊虫的侵害。例如江苏省郊县的调查结果表明，周围种植棉花和种植水稻的农村，中华按蚊成蚊密度有明显的差别，后者的高出前者5倍以上。

6.5.2 放养满江红

满江红（*AzalIa*，红萍、绿萍）属满江红科（Azollaceae）的浮生蕨类。它与固氮的鱼腥藻（*Annabaena azolla*）共生，其共生体（*Azolla-Anabaena*）可作为水生“绿肥”，不少国家在水稻田放养，作为改良土壤的有机肥源或家畜饲料。这类浮生植物通常密盖水面，可影响蚊类孳生。例如Hobbs等1983年在实验室蚊笼内发现，耳状槐叶萍（*Salvinia auriculata*）覆盖水面对白足按蚊产卵有阻碍作用，并初步观察到覆盖满江红的水体，蚊幼明显减少。实验室研究表明，水面覆盖满江红明显影响三带喙库蚊等在其中产卵。水面全部覆盖满江红可以基本阻止淡色库蚊、致倦库蚊和三带喙库蚊的产卵，起到屏障水面的作用；

即便 1/2～2/3 水面被覆盖，也可减少雌蚊在其中产卵。户外水缸对致倦库蚊产卵观察也获得同样结果。水面覆盖满江红不能阻止中华按蚊产卵，但对蛹的羽化有明显影响。

在湖南桂东县对放养细绿萍（*Azolia filiculoides*）的稻田观察的结果，以三带喙库蚊为主的库蚊幼虫密度明显比对照田为低，而且随着覆盖面积比例扩大而下降率上升。当覆盖面达到 95%时，平均下降率达 79.96%，但按蚊幼虫密度的下降率甚微。这与实验室观察结果相符。

稻田放养满江红除了可作为防治库蚊孳生的措施之一外，尚有上述优点，包括使水稻增产。我国广东、四川等省曾放养稻田数百万亩之多，其缺点是由于灌溉排水等原因很难使其覆盖全部水面。满江红的虫害也往往很严重。因此，这一措施看来仅局部地区可以推广应用。

另外，在水面养殖浮莲、日本水仙等水生饲料，盖满水面后，可使蚊幼虫窒息死亡。

6.6　鱼苗控制水厂红虫的试验研究

绝大多数的淡水鱼都喜吃红虫，因而，投放适宜的鱼类，维持水体的生态平衡，是灭杀摇蚊的有效办法。我们利用鱼类，对水厂红虫进行了生态防治试验，对原水前加氯的情况下沉淀池养鱼的可行性进行了试验研究。

试验鱼种采用了鲫鱼鱼苗。试验内容主要包括：鱼苗对沉淀池中红虫的吞食情况、沉淀水水质对鱼苗日常生活的影响、鱼的正常活动及排泄物对沉淀出水水质的影响、沉淀池放养鱼苗对比试验。

6.6.1　鱼苗控制沉淀池池壁红虫小型现场试验

采用鱼类控制水厂沉淀池，进行了小型现场试验。试验地点在 B 水厂沉淀池。

试验目的是观察确定试验鱼苗对沉淀池池壁红虫的吞食情况及其在沉淀水中的适应性。

试验方法为：将长 1.5m，宽 1.0m，深 1.8m 的网框架安装在沉淀池池壁，其中放入 8 条体重相当的鱼苗，观察它们对池壁红虫的吞食情况。每天改变一次网框的位置。同时监测沉淀水余氯及溶解氧这两个指标的变化。

试验结果如下：

(1) 鱼苗对沉淀池池壁红虫的吞食情况

沉淀池池壁原有较多絮凝物，内藏红虫数百条，越深处红虫个体越大，最长达10mm左右。鱼苗放入后，基本上都沿池壁和网框游动，吞食红虫。1d后，池壁原有的絮凝物沉降网底，其中不含有红虫，池壁变得较为光滑干净。每天改变一次网框的位置；5d后，鱼苗体重由原来的3.5g增加至4.8g，而实验室内用鱼食喂养的鱼苗则只增长到4.0g。由此可见，红虫为鱼苗喜爱的饵料，鱼苗可以较好地控制池壁红虫。

(2) 鱼苗对沉淀水水质的适应性

同期监测了水厂沉淀池的几个对鱼类具有影响的水质参数，包括水温、pH、溶解氧和流速（见表6-1），可见水厂沉淀池的水质参数比较适合鱼苗生长。

B水厂沉淀池水质 **表6-1**

指标 数值	水温(℃)	pH	溶解氧(mg/L)	流速(mm/s)
最高	28.4	8.4	9.8	28
最低	18.9	6.5	7.2	16
平均	21.4	7.2	7.9	21

鱼苗在沉淀水中生长良好，没有出现不适应症状。据水厂经验，由原水带进来的鱼苗通常主要在沉淀池出水区活动（见图6-8）。

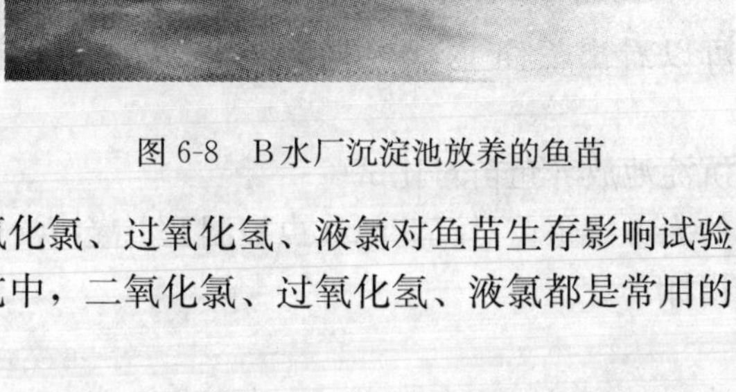

图6-8 B水厂沉淀池放养的鱼苗

(3) 二氧化氯、过氧化氢、液氯对鱼苗生存影响试验

水厂工艺中，二氧化氯、过氧化氢、液氯都是常用的消毒剂。许多

水厂还将其投加在混凝沉淀之前，利用它们的氧化，对原水进行预氧化。我们对在沉淀前加二氧化氯或过氧化氢或液氯的情况下对鱼苗的影响进行了试验

试验方法为，在 4L 原水中，放入一条重约 5.0g 的小鱼苗，投加一定浓度药剂，确定造成鱼苗死亡的最低药剂投加浓度。

试验结果为，超过一定浓度的消毒剂会造成鱼苗死亡，但鱼苗对适当浓度的消毒剂具有耐受性。在一般水厂应用的预氧化浓度下，鱼苗可以正常耐受存活。据观察，最低药剂投加浓度，如二氧化氯不高于 5mg/L 时，鱼苗 5h 内对存活没有影响；过氧化氢不高于 70mg/L 时，鱼苗 4h 内对存活没有影响；液氯浓度不高于 2.5mg/L 时（余氯值 1mg/L），鱼苗 5h 对存活没有影响。

(4) 鱼苗对沉淀水水质的影响

试验目的为考察鱼苗排泄物对水质的影响。鱼苗排泄物主要对水质的氨氮及磷酸盐指标造成影响。检测发现，鱼苗存活沉淀水的磷酸盐含量甚微（以 $\mu g/L$ 计），可以不予考虑。因此，主要监测氨氮对沉淀水质的影响。

试验方法为，分别在 3 个容器中装满 4L 沉淀水，放入一条长 60mm，重约 7.0g 的小鱼苗，相当于密度为 250 条/m^3，监测沉淀水氨氮增加量（实际沉淀池放养密度为 2～5 条/m^3，水在沉淀池中停留时间为 30min）。沉淀水氨氮增加量见表 6-2。

沉淀水氨氮增加量结果（单位：mg/L）　　表 6-2

试验时间 / 试验对象	1h	6h	24h
1 号	0.114	0.210	0.578
2 号	0.060	0.144	0.284
3 号	0.024	0.252	0.478

从表 6-2 可以看出，1h 内氨氮增加量很小，对沉淀水水质影响不大。

(5) 单格沉淀池放养鱼苗对比试验

本试验目的为考察鱼苗对沉淀池红虫控制及混凝沉淀的影响，采取浊度作为评价指标。

试验内容为，单格沉淀池南池放养平均约7g重的鱼苗约2000条，北池不放养。监测南北池出水浊度并进行对比，结果见表6-3。

出水浊度监测结果（单位：NTU） 表6-3

取样点＼时间	1999年11月30日	1999年12月1日	1999年12月2日
南池出水	1.88	2.70	3.14
北池出水	2.05	2.50	3.59

由于南北混合池投药量及反应效果的差异，南北沉淀池出水浊度经常存在少许差异。表6-3显示：南池放养鱼苗后，出水浊度与北池接近。可见鱼苗的游动及排泄物不会影响混凝沉淀效果。

通过室内及沉淀池现场养鱼试验，对鱼苗控制红虫的试验得到以下基本结论，并提出几点体会。

（1）鱼苗在沉淀水中生长良好，没有出现不适应症状，因此在一般情况下，沉淀池水中的余氯、溶解氧、水温等对鱼类的生存不会造成危害；

（2）鱼喜食红虫特别是老龄红虫，这使蚊子种群的密度制约补偿不发挥作用，有利于灭蚊和控制红虫数量；

（3）沉淀池中放养鱼的种类选择很重要，要求鱼对环境耐受力强；

（4）几种鱼类配合放养，使鱼在沉淀池中呈立体分布，有利于消灭不同生活习性的各发育阶段的红虫；

（5）现场试验中使用鱼苗去除红虫的效果不太明显，主要是因为鱼体在运输过程中受损，而且由于沉淀池的结构问题，发生跑鱼现象比较严重；

（6）放养鱼苗的沉淀池出水浊度及氨氮含量与未放养鱼苗沉淀池出水相差不大，说明鱼的正常活动及其排泄物不会影响沉淀效果。

通过大量的试验证实，沉淀池养鱼可以有效消灭红虫，具有较大的推广价值，但是在实际操作中，沉淀池养鱼存在以下几个问题：（1）必须及时清除体积太大以致可能影响沉淀池沉淀效果的个体；（2）沉淀池平均3个月清洗一次，需要在清洗之前把鱼设法保存。

6.6.2 C水厂回收池养鱼

在我们的试验过程中，C水厂原水带进来的鱼苗部分经回收水进入回收池，在其中生长繁殖，很好地控制住了回收池的蚊虫。

在观察中，捞取回收池底泥，发现其中存在较多红虫，但是池周围却不存在蚊子，经过观察分析发现，泥中的红虫成长至蛹时必游入水中，进入水中后便被鱼苗吞食，使其不能转化为成蚊，使蚊子种群的密度制约补偿不发挥作用，因而池周围成蚊稀少。

水厂为了防止鱼苗随水流流走，在出水口设置了拦截网，有效减少了回收池孳生的摇蚊。2001 年 8 月，C 水厂对回收池进行了清洗，由于清除掉了鱼苗，几周后水厂沉淀池、回收池的摇蚊数量显著增多，这也证实了鱼苗在水厂摇蚊控制中起着非常重要的作用。

为了加强对水厂摇蚊的控制，后来该厂在回收池人为放养了鱼苗，放养密度为 10～15kg/10^3m^3，鱼种为非洲鲫，不久红虫得到控制。

C 水厂的实践证明鱼苗可以很好地控制池中的红虫。控制用鱼种可以选择白鲫和非洲鲫，放养密度可在 10～15kg/10^3m^3。回收池出水端需设置拦网以防鱼苗流失。

6.7　蚊虫生物防治的现状和发展前景

生物防治具有特殊的优点，如不污染环境，通常有较高的特异性，对非靶标生物的影响小，不易产生抗性，被认为是比较理想的防治手段之一。然而，迄今推广应用的还只有苏云金杆菌的 2～3 个血清型、球形芽孢杆菌以及少数几种鱼类。可以说，蚊虫生物防治与农林害虫相比，还远远落后于后者，存在很大的不足。这是由蚊虫生物防治的特点决定的。

首先，蚊虫防治与农林害虫防治，虽然两者应用的生物防治主要都是针对幼期昆虫，但防治作用有所不同。农林害虫幼虫正是农林害虫的为害虫期，因而降低它们的种群数量很容易见到防治功效。而蚊虫的传播疾病和吸血骚扰是它们的成蚊，生物防治并不直接显示其对成蚊种群的作用。

其次，农林害虫综合治理（IPM）的要点之一是允许密度不到经济阈值时的种群存在。而蚊虫防治要求缩短成蚊寿命或降低成蚊密度，达到不足传播疾病或骚扰吸血程度，这是单靠生物防治，特别是寄生物或捕食天敌，所不可能做到的。

再者，蚊幼孳生的水体环境变化大而较不稳定，其生物防治易受环境变化，如干涸、冲刷、波浪以水质或水生动植物等的影响。

另外，蚊虫的种群动态比较难以掌握。蚊虫的幼虫是水生的，成蚊则是陆栖的。绝大多数蚊类的雌蚊必须离开孳生场所寻找宿主吸血，然后在卵成熟后再找适当孳生地产卵，产生新世代，有时甚至会远离孳生场所。因此较难掌握其种群动态，进行有效生物防治。

在蚊虫生物防治研究和应用中，人们往往容易忽视宿主与天敌相互作用的一些生态学规律，造成生物防治效果不高。密度制约就是其中容易忽视的规律之一。具体来说，应用寄生物和捕食天敌的防治，与应用杀虫剂和生物杀虫剂的作用特点是不同的，是受到密度制约的，其防治作用受蚊虫密度的影响。在有些情况下，蚊幼密度降低后，由于竞争减少，它们的生存能力有可能增加，因此成蚊种群数量可能变化不大，甚至反而有所上升。所以在较大的积水中，寄生物和捕食者只能对蚊虫种群起调节作用。

蚊虫生物防治的作用，也因种群动态型而异。大多数蚊类，包括我国的几种重要疾病媒介的种群动态属于R—对策型。对于极端的R—型蚊虫，由于其具有高的生殖势能、种群可塑性以及重建其种群的能力，对它们进行生物防治比较困难。

专家认为，从近时实际出发，值得考虑的发展生物防治的瓶颈有以下问题：

（1）*Bt H*-14和*Bs*是目前最有效的生物防治物，但继续提高现有制剂的毒效和持效有一定的困难。应在生物工程方面进行突破。目前已建立的基因工程藻已显示了一定的前途，应该加强这方面的研究。同时，应加强生物制剂质量的提高、制备和生产。蚊虫幼虫对*Bs*产生抗性的现象也不容忽视，近年的研究表明抗性与毒性基因有关。这方面的进一步研究有助于揭示抗性产生的机理。

（2）在捕食天敌方面，中剑水蚤等尚缺乏足以作为推广应用生物防治物的比较完整的资料，这类捕食者目前都是实验室培养的，在大面积应用存在供应问题。放养鱼类仍然是主要方法。在大面积水体放养鱼类，如稻田养鱼需要进一步解决的是对成蚊种群的影响。这方面尚缺乏直接观察或良好的资料。

（3）在利用寄生物防治蚊虫方面，目前大链壶菌仍有一些问题需要解决。从具体应用出发，寄生物还存在着大量养殖或培养、保持、存活、贮存以及运输等方面的困难。总体来说，我国在这方面的研究还很少，有待加强。

蚊虫生物防治目前虽然具有较大的应用局限，但并不意味着缺乏发展前景。

水中孳生的蚊幼生活场所固定，不像成蚊迁徙性强，针对水中孳生蚊幼的生物防治手段，其防治效果必然是优于成蚊的。摇蚊的幼虫有筑巢生长的特性，其生活区域更为固定，利用生物防治手段更为有利。

对于水环境中孳生的蚊虫，从水体环境质量和水体生态保护的角度来说，生物防治有着广泛的应用前景。对于供水设施中孳生的摇蚊幼虫，由于环境安全的高度要求，生物防治更呈现显著的优势。

目前，提高正常产品的毒效和持效，仍然是当前的实际问题。为了蚊虫生物防治的继续发展，不少学者正在寻找新的有用天敌，包括苏云金杆菌和球形芽孢杆菌的新血清型和新株等。

蚊虫生物防治的发展必须加强生态学的观点，生物防治比化学防治更需要生态学的认识。在生物防治的筛选和作用评价中，则需要充分理解实验室试验、现场考核和推广应用要求之间的明显区别。相反地，只要我们提高对于蚊虫生物防治特点的认识，充分估计它的客观作用，并充分考虑到应用中可能存在的问题，就能更好地发挥这一防治手段在综合治理中的作用。我们也期望，随着我国社会经济的发展，这类生物杀虫剂能应用于自然保护区、旅游点，蚊、蚋孳生场所，以期扩大其使用面，从而促进它们的发展。

6.8 小结

本章详细论述了红虫的生物防治技术，结论如下：

（1）可用于蚊虫防治的有柳条鱼等鱼类、巨蚊等捕食性水生昆虫、蜻蜓等天敌动物、除虫菊等天敌植物等广泛的种类可供选择。在天敌生物防治中，了解防治对象蚊虫的适应对策特点，将有助于选择适合的防治对策。

（2）将杀蚊幼基因如 Bs 或 Bti 晶体毒蛋白基因转入蓝藻中并获得表达，使转基因工程蓝藻用于生物防治蚊虫，为今后蚊虫的生物防治提供了新的方法。

（3）昆虫生长调节剂选择性高，不易引起抗性，且对人、畜和天敌安全，能保持正常的自然生态平衡，而又不会导致环境污染。

(4) 施放不育性雄虫防治蚊虫法通过物理和化学方法使雄虫不育化，但不减低其对正常雄蚊竞争能力，影响蚊虫种群的繁衍但不损害人类与动物界的生活，是一种安全的生物防治方法。

(5) 设施动物屏障和放养满江红等生态防治方法，能减少人体获得病原体和成为媒介的机会，并控制蚊虫在水体的孳生。

(6) 通过室内及沉淀池现场养鱼试验，鱼苗在沉淀水中生长良好，喜食红虫特别是老龄红虫，有利于灭蚊和控制红虫数量；放养鱼苗的沉淀池出水浊度及氨氮含量与未放养鱼苗沉淀池出水相差不大，说明鱼的正常活动及其排泄物不会影响沉淀效果。通过大量的试验证明，沉淀池养鱼可以有效消灭红虫，具有较大的推广价值。

用低污染、高效的生物防治方法替代虫害的化学防治方法，是蚊虫防治的必然发展趋势。本章综合了各种防治蚊虫的生物手段的理论和实践。

第7章 红虫的微生物防治技术

7.1 灭蚊微生物

7.1.1 微生物防治

化学合成农药大量使用造成的严重后果是我们大家所熟知的——环境污染、残毒上升、用药浓度不断提高、防治费用不断增加、杀伤天敌、破坏生态平衡、导致自然界的恶性循环……。这些后果促使人们不断寻求绿色、环保的防治方法，由此使生物防治在20世纪得到了蓬勃发展。

生物防治是一个比较广泛的范畴，其中包括了利用微生物（包括菌丝体、伴孢晶体、昆虫病毒等）及其代谢产物、天敌昆虫、有益脊椎动物等进行虫害防治的方法。微生物防治是生物防治的一种，即利用昆虫病原微生物或其代谢产物来防治害虫。

从最初梅契尼可夫利用绿僵菌防治小麦金龟子幼虫的尝试以来，微生物防治害虫的历史迄今已有100多年了。进入21世纪，消除环境污染的呼声日益高涨，世界各国政府对微生物防治害虫均予以了高度重视。微生物防治作用于靶标有害生物，其毒性的特异性很强，对人、畜和有益生物及作物较为安全。另外，微生物防治害虫无残留、无公害、不污染环境，因此这种方法得到了较为广泛的应用，将在未来农药市场中占据重要的地位。

7.1.2 微生物杀虫剂的种类和特点

昆虫病原微生物的种类很多，主要包括细菌、真菌和病毒三大类。此外还包括少数的原生动物、立克次体和线虫等。目前已知的杀虫微生物有近3000种。

微生物杀虫剂（Bacterial insecticide）是利用对某些昆虫有致病或致死作用的杀虫细菌所含有的活性成分或微生物本身制成的，用于防治和杀死目标昆虫的生物杀虫制剂。

细菌杀虫剂自问世以来发展较快，尤其是近几十年来，细菌杀虫剂的研究和应用取得了显著的成果，全世界约有 30 多个国家的 100 多家公司生产细菌杀虫剂，品种可达 150 多个，并已逐渐应用于蔬菜、林业、园艺、卫生害虫等领域的害虫防治中。

目前已知的杀虫细菌主要来源于芽孢杆菌科（Bacteriaceae）、假单胞菌科（Pseudomonadaceae）、肠杆菌科（Enterobacteriaceae）、乳杆菌科（Lacrobacillaceae）和微球菌科（Micrococcaceae）等细菌类群。其作用特点和作用机理是通过细菌营养体、芽孢在虫体内繁殖一级通过产生生物活性毒素蛋白等途径来致死目标昆虫。

作为商品生产并投入使用的主要是苏云金芽孢杆菌（*Bacillus thuringiensis*），球形芽孢杆菌（*Bacillus sphaericus*）、日本金龟子芽孢杆菌（*Bacillus popilliae*）和缓病芽孢杆菌（*Bacillus lentimorbus*）。表 7-1 简要概括了不同杀虫微生物的杀虫特点。

主要杀虫微生物类群和特点 **表 7-1**

类群	大小	主要特点	已描述的种类
病毒	病毒粒子 13～14nm；包涵体 1.0～15mm	专一性强，杀虫范围小；需要活体培养；对人畜安全；包涵体有抗性；常形成流行病	1690 余种，试验证明很有前途，许多已商品化
立克次氏体	0.3mm～0.6mm	许多致病性很强；可由卵传递；无抗性阶段；只能活体培养	6 种可能有应用价值，但安全性不明
支原体	100nm×250nm 120nm×(2～4)nm	可由卵传递，可人工培养	
细菌	0.5～50mm	不少种类能产生毒素，杀虫速度快；大多数便于工业化生产。杀虫范围广；产生芽孢的细菌易于保存；不常形成流行病	100 余种，多种商品化，并成功的应用
真菌	5mm～数厘米	能离体培养；孢子贮存持久；容易扩散；常形成流行病	750 余种，部分引种，定植成功，部分批量生产
原虫	2.0mm～20mm	安全；只能活体培养；一般由昆虫卵传递；抗性较强	300 余种
线虫	1mm～数厘米	绝对安全，主动进入寄主	新线虫 14 种，DD-136 已生产应用，索科线虫数十种

与化学农药相比，使用微生物杀虫剂用于防治害虫有以下特点：

(1) 微生物农药活性高、用量少

微生物农药用量一般仅为化学农药用量的 10%～20%左右，对环境的污染少，比如采用阿维菌素用来防治螨类时，使用 5000～8000 倍的兑水稀释液极低浓度就可以达到很好的防治效果；

(2) 特异性强，对脊椎动物和人类无害

害虫病原体对宿主有着很强的选择性，因此，微生物杀虫剂对人畜非常安全，对防治目标以外的其他生物（非目标生物，Non-target organism）也具有高度的安全性，极少会影响到环境的多样性。目前大量事实已证明，苏云金杆菌制剂对于鱼类、禽类、哺乳动物和人类是完全安全的。

(3) 害虫不易产生抗药性

化学杀虫剂自开始使用以来一直在不断地更新换代，而害虫的抗药性却直线上升。应用微生物杀虫剂的情况却完全不同，虽然害虫对微生物长期反复的侵染会产生一定的抗性，但是这种抗性的增长是极其缓慢的。也就是说，害虫对一些病原微生物的免疫力多年来始终保持在一个很低的水平。以广泛使用的微生物杀虫剂——苏云金杆菌制剂为例，至今尚未发现因害虫抗性的增加而影响其防治效果，就是一个很好的例证。

(4) 有自然传播感染的能力

昆虫是各类昆虫病原体最适合的天然“培养基”，对一些传染性病原体来说，甚至是不可代替的“培养基”。昆虫病原体可在虫体内增殖，产生芽孢、分子孢子、病毒多角体等具有感染力的繁殖体，这些繁殖体可在昆虫群落中自然传播，去感染其他健康昆虫，而造成昆虫中的“流行病”，尤其在虫口密度较高时，蔓延传播更快。因此，一些微生物杀虫剂可以起到长期防治的作用。甚至，有些病原微生物虽然短期防治效果不佳，却能在某一生态环境中定居，一旦遇到适宜的环境条件，就可引起昆虫的疾病和死亡，成为经常性抑制虫口的自然因素。这是任何化学杀虫剂所不具备的特点。

(5) 有利于环境保护

微生物杀虫剂中所含的有效成分，对植物、脊椎动物和人类均没有毒性，所以微生物杀虫剂不会污染环境，是一种环保型生物农药。在当前环境污染日益严重，农作物农药残留严重超标的情况下，发展和使用微生物农药对生产绿色农产品具有重要意义。

(6) 能保护害虫天敌

微生物杀虫剂的选择性强，能有区别地作用于害虫和害虫的天敌，一方面杀死害虫，另一方面对害虫的天敌无害，这样就保持了天敌对害虫的制约作用，使得生态平衡向着有利于天敌的方面发展。

（7）容易工业化生产

许多昆虫病原微生物目前已能进行工业化的生产，不少种类无需特别的设备条件，就可以采用简易的固体发酵法进行生产。

当然，微生物杀虫剂也有其缺点，如杀虫效果较慢、受环境条件影响较大、成本较高等，从而限制了它的应用。现在人们可以通过生物技术途径筛选或构建具有优良性能的菌株，克服缺点，改善产品的性能，提高杀虫效果。

目前的微生物杀虫剂包括病毒杀虫剂、细菌杀虫剂真菌杀虫剂及放线菌产生的杀虫素等。不同的杀虫微生物具有各自的特点。

7.2 苏云金杆菌杀虫剂的应用机理和应用现状

苏云金杆菌（*Bacillus thuringiensis*，*Bt*）是微生物杀虫剂的主要来源，也是杀虫微生物中研究最多、用量最大的一个类群。

苏云金芽孢杆菌最早于 1901 年由日本学者石渡繁胤首次研究家蚕“猝倒病”发现，从患病蚕体中分离得到 。其实，Bt 不仅存在于昆虫体内，也可以从土壤、粉尘、污水和各种植被样品中分离得到。目前全世界约有苏云金芽孢杆菌杀虫剂 100 个多个品种，年销售额近 1 亿美元。

苏云金芽孢杆菌杀虫剂，简称 Bt 杀虫剂，它是当今使用最多和最广泛的生物杀虫菌，对鳞翅目、双翅日、膜翅目、鞘翅目、直翅目中的 200 多种昆虫都有毒杀作用，而且各亚种、各菌株所毒杀的昆虫对象不完全相同，有的对某种昆虫的杀灭的专一性强，毒力也高。因此，Bt 被广泛用来防治农、林、果树、贮藏室和一些医学的害虫。

对于苏云金芽孢杆菌的致病机制科学家们已作了大量的研究，证明其杀死宿主昆虫主要靠其芽孢及晶体毒素。

苏云金杆菌菌株在生长代谢过程中会形成芽孢，在芽孢形成过程中，产生一个芽孢及一个或多个较大的蛋白质性质的晶体内含物。这种晶体内含物叫做伴孢晶体，伴孢晶体（Parasporal crystal），是一类对昆虫具有毒杀作用的蛋白质或多肽（δ-内毒素）的集合体，是重要的杀虫物质，见图 7-1。被敏感昆虫摄食后会导致昆虫的死亡。苏云金杆菌主要通过晶体毒素对目标昆虫起毒杀作用。

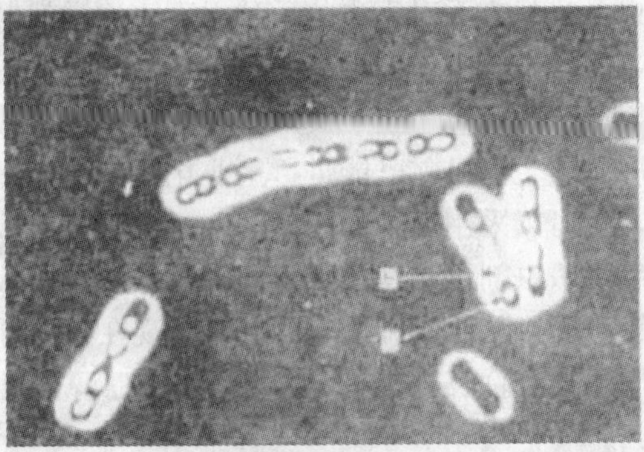

图 7-1　Bt 芽孢和伴孢晶体（c-伴孢晶体，s-芽孢）

苏云金杆菌的伴孢晶体对热有一定的稳定性，在 65℃可保持 1h，80℃处理 20 min 不至于破坏。晶体不溶于水及三氯甲烷、丙酮、乙醚、苯等有机溶剂，但能溶于碱性溶液。晶体毒素在广泛的 pH 范围内稳定，对紫外线作用有一定的稳定性，在阳光下 1h 或更长时间，毒力不消失。

敏感昆虫吞食苏云金芽孢杆菌芽孢后，芽孢在昆虫肠道中迅速萌发并增殖，引起肠道麻痹，最后穿透肠壁进入血液，引起昆虫败血症而中毒死亡。苏云金杆菌所产生的毒素主要是 β 外毒素和 δ 内毒素。δ 内毒素存在于伴孢晶体中，它是所有苏云金杆菌菌株共有的毒素。在苏云金芽孢杆菌的杀虫活性成分中，δ-内毒素（亦称为“杀虫晶体蛋白”，Insecticidal crystal protein，ICPs）是最主要的，也是被研究得最充分的一类。目前世界上已经分离 Bt 菌株超过 4 万株，共有 50 多个血清型，分为 50 多个亚种。

7.2.1　蚊虫的微生物防治和 Bti

蚊子是人类生存和健康的大敌，它是各种疾病的传播媒介，全世界半数以上的人口受到它所传播疾病的威胁。据统计，每年数亿人口受蚊媒疾病的折磨，其中几百万人被夺去生命。蚊虫可以引发登革热、疟疾、流行性乙脑、黄热病、淋巴丝虫病等流行疾病的传播。在我国，仅国内 1981 年和 1985 年海南省的 2 次登革热疾病大流行中，发病人数数十万，死亡 200 余人，危害极大。在所传播的疾病中，尤以 DENGVE FEVER（登革热）、ENCEPHALITIS（脑炎）、MALARIA（疟疾）和 YELLOW FEVER（黄热病）最为严重。

人类与蚊虫的斗争可追溯到古代，上世纪 40 年代发明了 DDT 化学农药，能有效地杀灭蚊虫，使蚊虫传播的疾病得到了有效控制。1956 年世界卫生组织（WHO）制定了采用化学农药灭蚊达到全球消灭疟疾的规划。到 1966 年将此计划推向高潮，组织 1 亿户进行室内喷洒 DDT 和六六六近 7 万吨。这一举动虽然在某些国家和地区暂时达到了目的，但带来了巨大隐患：其一，蚊虫对杀虫剂产生了抗性，化学农药杀蚊不灵了；其二，造成了对环境的严重污染。实施上述计划的结果，并不能消灭疟疾。随后 WHO 组织多国学者致力于微生物灭蚊的研究。

1977 年，Goldberg 首次从以色列泥塘中分离苏云金杆菌菌株 ONR-60A，对按蚊、伊蚊和库蚊具有毒性，后经 de Barjac 鉴定为苏云金杆菌以色列变种。在以鞭毛抗原（H 抗原）为依据的苏云金杆菌血清型分类系统中，Bti 血清型为 *H*-14。

以色列亚种是苏云金杆菌中独特的亚种，它对鳞翅目昆虫无毒，但对双翅目昆虫有特异毒效，对司氏按蚊（*Anopheles sergentil*）、单纹库蚊（*Culex univitattus*）、尖音库蚊（*Culex pipiens L.*）、埃及伊蚊（*Aedes aegypti*）、长爪蓝带蚊（*Uranotaeniini ungniculata*）有较高的毒性。不同蚊种对 Bti 的毒性敏感程度不同，一般来说，Bti 对伊蚊（*Aedes*）、库蚊（*Culex*）毒力高，对按蚊（*Anopheles*）次之，同时对蚋（*Gnat*）也有一定毒性。

苏云金芽孢杆菌是一种重要的兼型病源细菌，根据营养细胞的鞭毛抗原的血清反应和其他特征，苏云金杆菌可以划分为 40 个血清种和 54 个血清型亚种。苏云金杆菌的伴孢晶体蛋白对脊椎动物中 4 个目和节肢动物中 9 个目的有害生物具有活性。对蚊和蚋幼虫有毒性的苏云金杆菌，主要是苏云金杆菌以色列亚种（Bti），对 150 种蚊、蚋幼虫有不同程度的毒效。

在人类长期以来进行蚊虫防治的过程中，化学防治长期以来占据了重要的地位。但是，化学杀虫剂的使用造成环境污染和生态平衡的破坏，长期大量使用化学农药还导致了蚊虫抗药性的急剧增加。20 世纪 80 年代，化学药剂对生态环境的污染、蚊虫对化学杀虫剂的抗性等问题，引起了人们广泛的关注，环保型灭蚊产品被大量需求。以此为契机，Bti 的商业产品被相继开发。早在 1980 年，美国 EPA 就批准注册了针对蚊虫和黑蝇的 Bti 产品，1984 年，Bti 商品进入美国和欧洲，同年被引进澳大利亚，Bti 产业得到迅速发展。目前 Bti 的主要产地在欧洲和北美，印度、秘鲁、埃及、俄罗斯、中国等国家也有生产。

Bti的灭蚊效果受到了昆虫防治界的肯定。1979年，美国曾用其工业产品（1500国际单位/mg）在加利福尼亚对环跗库蚊（*Culex tarsalis*）幼虫进行飞机喷洒试验，面积为12hm²。按每公顷27.3L水用菌量1.12kg，控制了98.8%的蚊虫，而且以后种群数量不能恢复。20世纪80年代，受世界卫生组织的支持，大型的应用Bti对诱发登革热的蚊虫和蚋的控制计划在西非、美国和欧洲展开，取得了巨大的成效。近年来，在非洲尼罗河流的盆地、亚洲和美洲的稻田、法国和意大利的村庄、盐碱沼泽地等各种蚊虫孳生地，大面积应用Bti灭蚊已取得明显成效。实践证明，Bti具有高度的环境安全性，尤其适用于对化学药剂敏感的环境，如水库、湖泊等水域。

我国对微生物灭蚊剂的研究始于20世纪70年代末，20世纪70、80年代，我国已有20个省市自治区，开展了Bti的灭蚊研究与应用。武汉、长春、广州、北京等大城市，应用Bti有效地控制了蚊虫发生的危害。我国昆虫病理研究者喻子牛、蒲蛰龙等，在Bti的应用和微生物遗传学方面也进行了大量的研究。

除Bti之外，球形芽孢杆菌也用来防治蚊虫，球形芽孢杆菌C3-41菌株是我国自行开发研制的杀蚊菌株，也是很有潜力的杀蚊菌株。

7.2.2　灭蚊毒理

昆虫是地球上种类及数量最丰富的生物，地球上已知的动物种类有85%以上是昆虫，目前已被人类命名的昆虫种类约有100多万种，昆虫学家估计地球上的昆虫种类多达3000万种以上。对人类有害的昆虫约有8万余种，但真正造成危害的仅3000余种，主要分布在鳞翅目、双翅目、鞘翅目等种属中。

苏云金芽孢杆菌杀虫剂，简称Bt杀虫剂，对鳞翅目、双翅目、膜翅目、鞘翅目、直翅目中的200多种昆虫都有毒杀作用，而且各亚种、各菌株所毒杀的昆虫对象不完全相同，即杀灭的专一性强，毒力也高。

Bti是Bt中独特的亚种，其毒性谱限制在双翅目的长角亚目，主要是蚊科（*Culicidae*）和黑蝇（*Simuliidae*）。针对摇蚊科昆虫的防治研究表明，摇蚊也是Bti的靶标作用物种之一，虽然其对Bti的敏感度，不同研究者的研究结果差别较大。

探讨Bt的杀虫机理，首先要说到苏云金芽孢杆菌的芽孢和伴孢晶体。

7.2.2.1 Bt对昆虫的作用机制

苏云金芽孢杆菌主要依靠其伴孢晶体毒素进行昆虫的毒杀作用。在生长的一定时期，苏云金芽孢杆菌在菌体的一端形成芽孢，另一端形成近菱形的蛋白质晶体，即伴孢晶体。不同的苏云金芽孢杆菌菌株的伴孢晶体所含的晶体蛋白种类和数量有很大差异，一般都含有1～5种杀虫晶体蛋白，其分子量 在27～140KD之间。需要说明的是，这些晶体蛋白本身并不能杀虫，它只是毒素的前体。

当昆虫吞食伴孢晶体后，在肠道中的碱性条件下，伴孢晶体被分解，形成毒素的前体，或称为原毒素（Protoxin）。接下来，在昆虫肠中特异性的碱性蛋白酶作用下，原毒素水解，释放出有活性的不同分子量的毒性多肽，被称为苏云金芽孢杆菌的δ内毒素。δ内毒素能特异性地结合在昆虫肠道的上皮细胞的糖蛋白受体上，在细胞膜上产生一个直径约为10～20Å 的孔，或形成病灶，使膜上钠离子和钾离子的“调节泵”失去作用。这样，钾的运输和 ATP 的合成中断，细胞代谢停止，造成昆虫死亡（图7-2）。

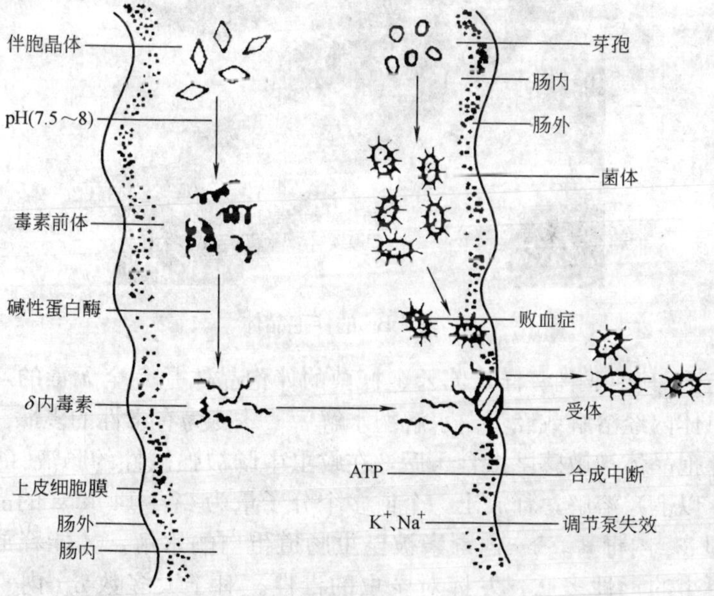

图7-2 苏云金芽孢杆菌致死昆虫的主要机理模式图

有的苏云金芽孢杆菌还产生另一种称为β—外毒素的毒素，也被称为苏云金素，它是一种非特异性的小分子腺嘌呤核苷酸衍生物，相对分子质量约为700。β—外毒素比δ—内毒素热稳定性好，可耐热121℃约15min，可以溶于水，作用机理和致病症状也不相同，β—外毒素是RNA聚合酶的竞争性抑制剂，干扰与昆虫发育有关的激素的合成，导致幼虫发育畸形或不能正常化蛹。苏云金芽孢杆菌的芽孢被昆虫吞食后，在肠道中萌发成营养体，大量增殖，并穿透肠壁进入血液繁殖，使昆虫为败血症死亡。

7.2.2.2 Bti的伴孢晶体

与苏云金杆菌的其他亚种一样，Bti也主要依靠晶体毒素其毒杀作用。但Bti是Bt中独特的亚种，以色列亚种伴胞晶体的形态、结构和毒性成分都与苏云金杆菌的其他亚种明显不同。

以色列亚种的孢子囊通常有2～4个晶体，形状多样，如正方形、菱形、卵圆形或不定形等，大小为0.1～0.5μm。图7-3为Bti的伴孢晶体。

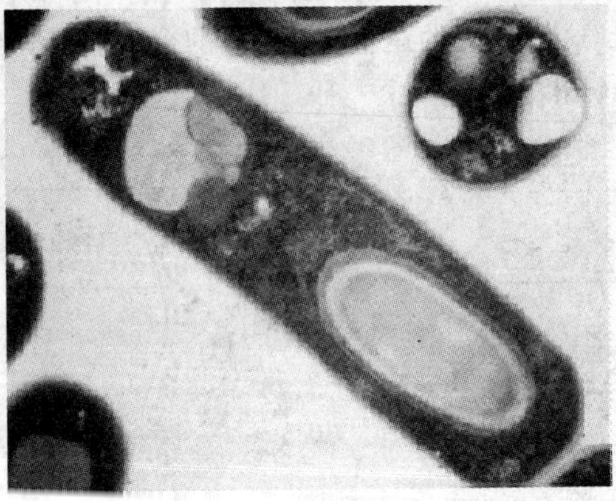

图 7-3 Bti的伴孢晶体

与Bt其他亚种一样，苏云金杆菌的伴孢晶体是完全无毒的，只有在昆虫体内经溶解或经蛋白水解酶水解后，才变为有毒性的多肽。

伴孢晶体被敏感昆虫食入后，在蚊虫中肠被强碱性的肠液（pH值为8.9以上）溶解，释放出一个或多个分子量为27～140kDa的晶体蛋白，即δ—内毒素。δ—内毒素被昆虫肠道蛋白酶水解，才能释放出分子量更小的毒性多肽，发挥对昆虫的毒性。对于大多数δ—内毒素来说，蛋白水解激活过程包括去掉原毒素的末端部分。在体外，可用碱性缓冲液或蛋白酶使δ—内毒素激活。δ—内毒素一经激活，对离体培养细胞具有毒性，某些昆虫组织的培养细胞，也受到溶解活化的伴胞晶体毒素的作用。

苏云金杆菌的伴孢晶体由复合蛋白质组成。对于伴孢晶体的蛋白质结构模型，目前有 Pendleton 在 1973 年提出的四聚体模型和 Huber 在 1981 年提出的二聚体模型。研究表明，以色列亚种的伴孢晶体是非二聚体亚单位，与其他亚种的二聚体蛋白质结构完全不同。

7.2.2.3 Bti 的杀虫晶体蛋白质构成

现代分子生物学的发展为伴孢晶体毒素的研究提供了多种方法。人们应用其进行了大量的对各个种属的 Bt 杀虫晶体构成研究。

根据 Calabrase 和 Nickerson 的分类方法，苏云金芽孢杆菌杀虫晶体蛋白依据组成差异可以分为 3 类：Ⅰ类含单一的 140～160kDa 蛋白，Ⅱ类则含 150 和 60kDa 两种，Ⅲ类仅产生单一的低分子量蛋白。

1993 年，Lereclus 等则将苏云金芽孢杆菌杀虫晶体蛋白的 SDS-PAGE 图谱分为 6 类：一类含 CryⅠ 和 CryⅡ，分子量约为 67kDa 和 130～140kDa；二类仅含 CryⅠ，分子量约为 130～140kDa；三类仅含 CryⅢ，分子量约为 67kDa；四类则为 CryⅣ，分子量为 130kDa、67kDa 和 27kDa；五类则仅含分子量约为 80kDa 的杀虫晶体蛋白，以上各类杀虫晶体蛋白都表现出不同的杀虫活性谱；最后一类 Cyt 晶体蛋白由 A 和 B 两亚类组成，除了对双翅目昆虫具有一定活性外，还有溶解哺乳动物血球和溶细胞的作用。其中，CryⅡ 和 CryⅣ 是对双翅目昆虫具有毒性的主要杀虫晶体蛋白类型。

以色列亚种是苏云金杆菌中独特的亚种，其伴胞晶体的形态、结构和毒性成分明显区别于苏云金杆菌的其他亚种，其晶体蛋白类型不能归于 Calabrese 和 Nickerson1980 年划分的三类苏云金芽孢杆菌晶体蛋白的任何一类。

根据 1995 年 Cricmore 等提出的 Bt 伴孢晶体蛋白晶体命名法则，以色列亚种含有 CryⅣA（Cry4Aa）、Cry ⅣB（Cry4Ba）、Cry ⅣC（Cry11Aa）、CryⅣD（Cyt1Aa）、CytA 及 19kDa 和 20kDa 两个辅助蛋白（Helper Protien Genes），主要存在于分子量从 27、38、72 到 128～135kDa 的 5 种蛋白质中。其中，72～135kDa 的 4 个蛋白质有杀虫活性，但任何一个晶体蛋白组分的毒力都达不到完整晶体的水平。各蛋白组分的杀虫活性谱和活性大小不尽相同。Cry ⅣA 对伊蚊和按蚊具有较高活性，但对库蚊不表现毒性，CryⅣB 对伊蚊、按蚊和库蚊三类蚊群均具有活性，而 CryⅣC 只对伊蚊具有活性。其毒素间存在明显的协同作用。

1985 年，Chueng 和 Hammack，1986 年，Visser、Bourgouin 等，1987 年，Gill 等分别对以色列亚种的晶体蛋白组成进行了研究，但对毒素蛋白组成的看法不完全一致。有的研究表明，Bti 的伴孢晶体含有 130kDa（二聚体）、65kDa、38kDa、28kDa 等蛋白组分，也有的研究认为，Bti 的伴孢晶体由 25kDa、72kDa 和 130kDa 三种蛋白质组成。

目前一般认为，以色列亚种的晶体蛋白主要包括了分子量从 27～135kDa 的几种蛋白质，其中分子量从 72～135kDa 的 4 个蛋白质具有杀虫活性，但任何一个晶体蛋白组分单独作用蚊虫，毒力都达不到完整晶体的水平。研究表明，分子量为 72kDa 的蛋白是以色列亚种晶体蛋白的主要毒力组分。

SDS－聚丙烯酰胺凝胶电泳分析（SDS-PAGE）是研究蛋白质构成的一个有力手段，本书研究中对 Bti 的一个菌株 IPS82 的伴孢晶体蛋白质组成进行了 SDS-PAGE 电泳。

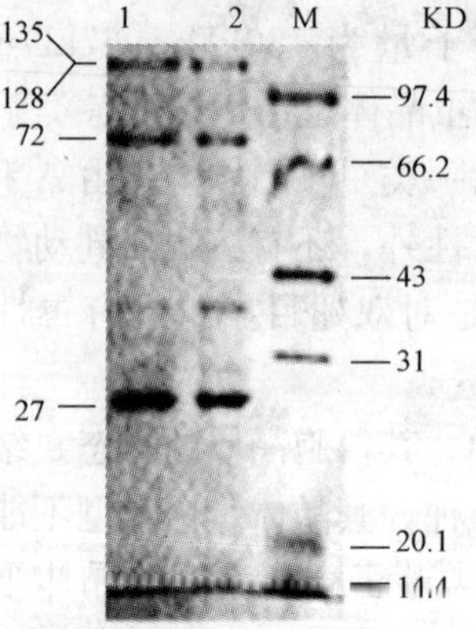

图 7-4　伴孢晶体蛋白质组成进行 SDS-PAGE 电泳谱图
1、2——Bti IPS82 晶体蛋白；
M——分子量标准

提纯伴孢晶体，可以采用平板涂布培养法，将菌株在产芽孢固体培养基（37℃下）培养 6 天，至菌体完全成熟后收获。采用四氯化碳－硫酸钠双液相法，提取伴孢晶体，得到了杀虫晶体的结晶。采用 SDS-PAGE 和微量凯式定氮法结合进行蛋白含量测定。试验表明，此方法精确测定了提纯晶体的纯度。该提纯方法提纯效率高，对晶体生物毒性的损害很小。采用凯氏定氮法测定的杀虫晶体纯度为 98％。

对一个 Bti 菌株 IPS82 的提纯伴孢晶体蛋白质组成进行 SDS-PAGE 电泳，其谱图见图 7-4。

可以看到，BtiIPS82 具有 4 个明显的蛋白质条带，分别为 128～135kDa 组分（130kDa 二聚体）、72kDa 组分、38kDa 组分和 27kDa 组分。这可以说明 Bti 菌株杀虫晶体的主要组成。

在研究水厂摇蚊孳生控制的研究中，曾经出现摇蚊成片异常现象，死虫身体僵直发黑，与遭受微生物感染的症状相似。在本书的研究中曾从摇蚊孳生环境筛选到一个对花翅摇蚊幼虫具有特异毒力的菌株，命名为SW-CK，SW-CK和Bti IPS82的伴孢晶体形状和大小存在差别，在《伯杰细菌鉴定手册》第八版中，鉴定SW-CK菌株属于第十五章产生内孢子的杆菌和球菌部、杆菌、好气的芽孢杆菌科（*Bacillaceae*），芽孢杆菌属（*Bacillus*）。从其产生伴孢晶体的特性，划分为苏云金芽孢杆菌类（*B. thuringiensis*）。

模仿昆虫体内蛋白酶对伴孢晶体的作用，采用胰酶裂解液，对SW-CK菌株和Bti IPS82菌株的提纯伴孢晶体进行酶解分析，结果见图7-5。

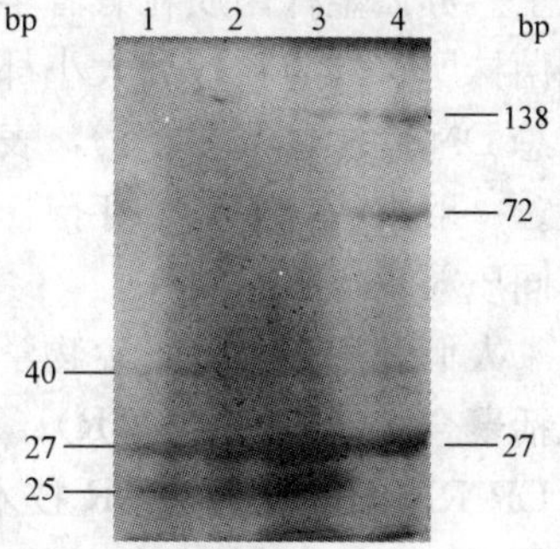

图7-5 晶体蛋白的酶解分析
1,2—SW-CK株，经胰蛋白酶解；
3—Bti IPS82株，经胰蛋白酶解；
4—SW-CK株，未经酶解

根据前人的研究，分子量为72kDa的蛋白质是以色列亚种晶体蛋白的主要组分，经蛋白水解后成为30kDa的活性片段。128～135kDa的蛋白质组分被蛋白水解后，变成较小的毒性片段，蛋白的毒性核心片段在53～78kDa之间。分子量为27kDa的蛋白对双翅目幼虫有低毒或无毒，对各种昆虫和哺乳动物的离体细胞有高度的溶解活性和溶血性。

从酶解电泳图来看，SW-CK菌株和Bti IPS82菌株的晶体蛋白经胰蛋白酶降解后，130kDa和72kDa的毒性片断消失，出现40kDa和25kDa的毒性多肽片断，分子量为27kDa的片断仍然保留。说明以色列亚种72～135kDa的4个蛋白质经胰蛋白酶降解后成为40kDa和25kDa的毒性多肽片断。

分子量为27kDa的蛋白对各种昆虫和哺乳动物离体细胞有高度的溶解活性和溶血性。SW-CK菌株和Bti IPS82株的晶体蛋白经胰蛋白酶降解后，分子量为27kDa的片断仍然保留，说明经胰蛋白酶作用后，其溶细胞活性和溶血能力仍然稳定。

Tyrell等认为，苏云金杆菌伴孢晶体中除了复合蛋白质成分，还含有葡萄糖和甘露糖等，以色列亚种的伴孢晶体含糖的种类和数量更多。但另有研究认为，包括以色列亚种在内的Bt 10个血清型均不含糖。以色列亚种的氨基酸含量，除了天门冬氨酸、半胱氨酸、亮氨酸与苯丙氨酸与其他亚种相近外，其余氨基酸含量显著不同。

7.1.2.4 杀虫晶体蛋白基因特征

质粒是细胞染色体或核区 DNA 外能够自主复制的很小的环状DNA分子，它存在于许多细菌以及酵母菌等生物中。自 1977 年 Debabov 等报道苏云金芽孢杆菌中存在质粒以来，相关研究相继开展，证明其在苏云金芽孢杆菌中普遍存在，而且，杀虫晶体蛋白基因定位于质粒上。苏云金杆菌质粒有着丰富性和多样性，不同亚种甚至同一亚种不同菌株所含的质粒数和大小都是各不相同的，有的菌株质粒DNA占细胞总DNA的10%～20%，表现出苏云金芽孢杆菌质粒的丰富性和多样性。一般来说，苏云金芽孢杆菌包含 2～17 个、大小为 35～225 kb 的不同质粒。

人们利用多种分子生物学方法对Bt的基因构成进行了研究，其中包括聚合酶链反应（PCR）、PCR 扩增与限制性酶切片段多态性分析(PCR-RFLP)、复合 PCR 技术、随机扩增 DNA（RAPD）等方法。目前对Bt的杀虫晶体基因构成已有比较清晰的认识。目前苏云金杆菌的42个δ-内毒素蛋白基因的核苷酸序列已被测定。苏云金杆菌基因可分为两个类型：晶体毒素基因（Cry 基因，编码杀虫晶体毒素蛋白）和细胞溶解毒素基因（Cyt 基因，为以色列亚种所特有，编码的蛋白对各种脊椎和无脊椎动物离体细胞有溶解活性，并对哺乳动物的红血球有溶血性）。

自1901年发现苏云金杆菌以来，现已分离出4万多个Bt菌种，报道了51个血清型，50多个亚种，已克隆出60多个毒素基因。不同基因型杀虫谱不同，毒蛋白的大小及形状也不一样。根据杀虫谱的不同，将杀虫基因分成六大类，统称为Cry基因，用罗马数字Ⅰ、Ⅱ、Ⅲ、Ⅳ等来命名，分别代表几种杀虫范围。在每一类型下根据氨基酸序列的同源性，又分为A、B、C等不同的基因型。在同一基因型下根据限制性内切酶的酶谱和分子量的大小，又分为a、b、c等不同的基因亚型。

CryⅠ基因型编码对鳞翅目昆虫有毒杀作用的菱形伴孢晶体蛋白，约30～140KD，在昆虫中肠内降解为60～70KD的多肽，在CryⅠ基因间，氨基酸同源性为82%～90%的归为CryⅠA；55%～71%的归为CryⅠA基因中，根据限制性内切酶的酶谱和分子量的大小，又分为：CryⅠA (a)，4.50kb；CryⅠA（b），5.30kb；CryⅠA（c），6.60kb 亚类基因。CryⅡ基因通常编码对鳞翅目和双翅目昆虫有毒杀作用的立方体伴孢晶体蛋白，约65KD。而CryⅡB只对鳞翅目昆虫有毒性，它们之间的同源性达80%左右。CryⅢ基因编码对鞘翅目昆虫有特异毒杀作用的长方形伴孢晶体，约72KD。CryⅢA基因与CryⅠ和CryⅣ基因的毒性核心5′端编码区有同源性，与3′端编码区有所不同，如果将3′端去掉，将失去杀虫活性。CryⅣ基因编码对双翅目昆虫有特异毒性的椭圆形伴孢晶体。CryⅣA、135KD，CryⅣB、128KD，CryⅣC、78KD，CryⅣD、72KD，CryⅣA和CryⅣB基因在结构上与CryⅠ相似，毒性核心区段为53～78KD，位于原毒素蛋白的N端。

苏云金杆菌以色列亚种具有丰富的染色体外DNA分子，除了72～75 mDa的大质粒，还有分子量不同的多个染色体外DNA分子。根据Gonzalez和Calton等1984年的研究，Bti的杀虫晶体蛋白基因位于72 mDa的大质粒上，编码135、128、78和72kDa的大小不同的杀虫晶体蛋白，正是这些蛋白的聚集，形成了卵圆形或其他形状的伴孢晶体。

根据1989年Hofte和Whiteley提出的Bt基因分类系统，δ-内毒素蛋白基因（Cry基因）可依据基因结构的相似性及其编码的δ-内毒素的杀虫范围而划分为6个不同的类型，其中对双翅目幼虫具有专一毒性的为CryⅣ基因。

CryⅣ基因包括了CryⅣA、CryⅣB、CryⅣC和CryⅣD 4个基因类型。CryⅣD基因编码的72kDa蛋白是以色列亚种伴孢晶体的主要组分，该毒素蛋白与其他已知的Cry基因编码的毒素蛋白不同，经蛋白水解后激活的毒性片段分子量大小只有30kDa。CryⅣA和CryⅣB两个基因编码的是分子量约130kDa的晶体蛋白，经水解后可转变成小的毒性片段，其毒性核心分子量为53～78kDa。1993年，由Cricmore负责的Bt伴孢晶体命名委员会根据Bt伴孢晶体同源性将他们进行归类。按照新的命名系统阶元，以色列亚种的基因类型被命名为Cry4A、Cry4B、Cry10A等基因类型，亚群（大写英文字母）下还可分为类及更下一级的亚类。

晶体毒素蛋白基因及其分子遗传学的进展，为遗传操纵晶体毒素蛋白基因奠定了基础。近年来，晶体毒素基因的遗传操纵在生物技术领域中非常活跃。利用基因工程技术扩大Bti的杀虫谱、提高毒力、进行品系改良的研究层出不穷。

1987年，王宪和范云六通过库斯塔克亚种HD-1菌与以色列亚种的原生质体融合，得到了既杀鳞翅目又杀双翅目的稳定融合子，产生双亲特有的晶体毒素蛋白。1990年，Crickmore 等利用电穿孔法（Electroporation）将对鞘翅目具有杀虫活性的 Cry3A 基因转移到以色列亚种中，发现基因转移菌除了对鞘翅目和蚊类均有活性外，意外的对粉蝶（*Pieris Brassicae*）也表现出杀虫活性。而他们将对鳞翅目有活性的 Cry1Ab 的基因导入黄粉虫甲亚种（鞘翅目）之后，发现黄粉虫甲亚种对蚊类产生了活性。这些研究证实，杀虫晶体蛋白之间具有协作扩大杀虫谱的效应。为了增加 Bti 的毒力并延长其毒效，有的研究者还致力于将 Bti 的杀蚊基因在其他的与蚊虫共生的水栖微生物上表达，目前构建实用性灭蚊基因工程藻类的研究已取得初步进展。

7.2.3 Bti 制剂的生产与应用现状

7.2.3.1 Bti 毒效对象

Bti 对于蚊科和黑蝇等蚋科昆虫具有高毒，对双翅目的其他昆虫，尤其是摇蚊科，具有毒力。

Bti 公认对长角亚目的昆虫幼虫具有毒性，包括滤食性的蚊、蚋（黑蝇、沙蝇），长角亚目还包括摇蚊、大蚊和一些其他的昆虫，在试验室和野外条件下，也对其他一些种类的昆虫具有毒力，尽管如此，Bti 的绝大多数敏感昆虫都在双翅目长角亚目。

对于蚊虫，Bti 的不同种类显示不同的毒力效果。一般来说，库蚊和伊蚊高毒敏感，而按蚊的敏感性稍低。在同一个属中，种之间的敏感性都存在差别。

非滤食性的蚊科种类将对敏感性差。例如，Walker 等在 1985 年的测试认为，对 *Culicoides occidentails* 和 *Coquillettidia perturbans*，Bti 杀虫剂没有效力。而蚊科的一些肉食性种类 *Toxorhynchites* 中，同时包括了敏感性和非敏感性的种类。

7.2.3.2 Bti 的发酵和生产

病源细菌的生产，是在人工条件下，大量培养、获取杀虫有效成分，即芽孢和伴孢晶体毒素。苏云金杆菌的生产方法目前有两种，即液体深层发酵和固体发酵。液体深层发酵是主要的生产方法，经发酵、压滤和喷雾干燥等工艺过程所加工制备成品制剂。细菌杀虫剂的成功生产取决于 4 个因素：一是高毒菌株，二是优良的培养配方，三是适宜的发酵条件，四是良好的制剂加工。

相对于生产抗生素、氨基酸、维生素等，Bti 制剂的生产工艺要求不高，比较简易、粗放。发酵后处理也较容易。液体发酵的后处理，一般是用发酵液喷雾干燥，或将发酵液制成液体制剂；固体发酵则更为简便，大都是发酵后，即进行干燥、粉碎，再经过检验，形成产品。

我国从 1955 年开始试验生产苏云金杆菌，60 年代初期，基本实现了工业化生产工艺，70 年代开始以色列亚种的中试生产，80 年代，Bt 制剂的产量和质量都有大幅度提高，发酵水平从 1000 IU/uL 提高到 1800～3000 IU/uL，产量从 1000 吨上升到 30000 吨，但主要用于农林鳞翅目害虫防治的 Bth-3ab 库斯塔克等亚种的生产，BtH-14 以色列亚种的生产较少，目前主要局限于武汉等生物农药基地生产。

农村还可推广家庭室内地面固体发酵法生产 Bt 杀虫剂，其要点是：将麦麸 70%、黄豆饼粉 20%、谷壳 9%、碳酸钙 1%，加水，干料：水＝1：(0.8～1.2)，用熟石灰水调 pH＝9 左右，培养基的含水量以手捏成团，以触之能散为宜。

培养基所用原料可因地制宜，还可以用米糠、棉籽饼粉、花生饼粉、玉米粉、蚕蛹粉、草炭粉、肥土等制备培养基。用蒸煮法灭菌培养基后，接种 Bt 菌种，将其松散地摊放在垫有一层塑料薄膜的室内地面上，培养基厚 1cm 左右，上面也罩以塑料薄膜，使发酵温度自动控制在 25～32℃为宜，发酵 48h 左右，可获得含活芽孢数约 100 亿/g 左右的 Bt 杀虫剂，即可用于棉田、蔬菜、瓜果、森林等防治害虫。

7.2.3.3 Bti 的剂型

Bti 对多种蚊幼虫具有毒效，同时适合工业化规模生产，使用安全，不污染环境，对非靶标生物无毒，是理想的蚊幼虫生物杀虫剂，在世界各国得到了广泛的生产和应用。

Bti 的剂型直接影响其使用持效和应用范围。早期的 Bti 产品主要是普通液剂，在环境中不稳定，且产品保存期很短。以后，出现了浓缩液体剂型和粉体剂型，改善了 Bti 的应用特性，也即目前的常规 Bti 剂型。Bti 的常规剂型应用历史较长，主要包括液剂和可湿性粉剂。

浓缩液剂是经发酵后收获到的芽孢和晶体以水悬液保存，再加适当的展着剂，粘着剂及防腐剂而成。液剂的种类除水剂外，尚有乳剂、悬浮剂、油剂等。

可湿性粉剂是用于制成悬浮液喷雾使用的一种剂型，一般在发酵液脱水处理后加入了助剂及湿润剂，使菌剂的微子颗粒有亲水性，能在水中很好地溶化和分散。其他的还有胶囊剂，也就是把可湿性粉剂外包胶囊，但成本昂贵。

漂浮剂是将 Bti 发酵液用颗粒剂吸附而成的具有漂浮作用的新剂型。该剂使用时撒布于水面，可顺水漂浮于水面而不下沉，其 Bti 有效成分缓慢释放，而使蚊子的幼虫接触后中毒死亡。Bti 漂浮剂用于城市河道、下水道的撒播，可简便使用方法，节省人工，提高效果，降低成本。

1997 年，Das 和 Dominic A 报道，大多数的常规 Bti 剂型，比如 Water Dispersible Concentrate（WDC）、Flowable Concentrate（FC）、Aqueous Solution（AS）、Wettablepowder（WP）、Granule（G）、Dust and Ultra-low Volume（ULV），在野外试验中持效一般都为 7d 左右。

目前，为了增加 Bti 的毒效并延长其持续作用时间，还出现了一些新的、特殊的剂型。

Bti 产品的剂型改善有利于延长使用持效期，人们致力于研制适合野外应用的更为高效、更长持效的剂型。例如目前的新剂型 Briquetts 和 Pellets，可以通过缓慢释放 Bti 获得延长的控制周期。1991 年，Yebakima 利用 0.25 块的 Bactimos Briquetts，对伊蚊获得了 10d 的持效，在 11m^2 静止水面的溪流，用 1.5 块 Bactimos Briquetts 对库蚊获得了 10d 的持效 。据报道，Bactimos 开发的 Briquetts 制剂可以获得 75d 的持效，另一种剂型 Altoside 可以获得 122d 的持效，并且蚊虫致死率保持在 100%。

1990 年，Levy 等报道了 Culigel 超吸附聚合体的缓释系统试验剂型。1989 年，Bassi 等报道了一种产品“Duplex”，系 Bti 和一种昆虫生长调节剂 S-methoprene 的混合剂型。1993 年，Skovmand 和 Eriksen 报道了使用干粉制成的一种发泡块剂，有易于贮藏、携带和使用的特点。这些新的剂型，更适于在水库、池塘、游泳池和小溪等水域中发挥灭蚊效力。1987 年，Aly 报道了一种试验剂型的漂浮饵剂（图 7-6），尤其适于控制按蚊。在剂型制备中，他

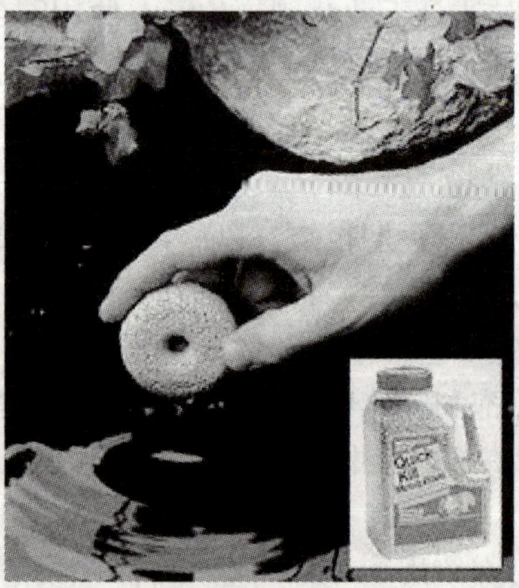

图 7-6　一种漂浮 Bti 制剂 Mosquito Dunk

们采用了一些能形成表面膜的材料，包括 Arosurf（Alpha-isooctadecyl-omega-hydroxypoly [oxy-1，2-ethanediyl]）和二甲氨乙醇 Liparol（包括异链烷烃 Isoparaffins 和卵磷脂 Lecithin）。有机硅胶材料由于具有憎水、无毒、生理惰性等特点，在避孕药、抗癌药等新型缓释药剂得到应用，有延长药物作用时间、提高疗效的作用。有机硅材料还被应用于固定化学杀虫剂的缓释剂型制备，该剂型可以随着雨水的作用，在田间长期缓释毒力。在微生物缓释剂型的研制中，有机硅胶材料也具有研究潜力。

今后的 Bti 新剂型研制方向，仍然是更长的持效期、对目标昆虫更强的毒性。

7.2.3.4 Bti 的生产状况

美国 EPA1983 年通过了第一个针对蚊虫和黑蝇的 Bti 产品的注册，1984 年，美国和欧洲出现了商业产品，同样，Bti 产品被引入澳大利亚。早期的产品主要是液体剂型，并不适宜于野外环境，在野外环境中应用时持效很短。

部分 Bti 生产厂家 **表 7-2**

产品	剂型	生产公司
Tecnar TC	粉剂	Novartis，美国
Teknar HP-D	液剂	Novartis，美国
Tekner G	颗粒剂	Novartis，美国
Vectobac TP	粉剂	Abbott Laboratories，美国
Vectobac 12 AS	液剂	Abbott Laboratories，美国
Vectobac G	颗粒剂	Abbott Laboratories，美国
Vectobac CG		Abbott Laboratories，美国
Bactimos G	粉剂	Abbott Laboratories，美国
Bactimos WP	颗粒剂	Abbott Laboratories，美国
Bactimos	饼剂/球剂	Abbott Laboratories，美国
Bactimos PP		Abbott Laboratories，美国
Cybate	液剂	Cyanamid
Skeetal	液剂	Entotec/Novo
BMC WP	粉剂	Reuter
Duplex	结合剂型	Zoecon-PPM

目前已经有 25 家 Bti 生产企业，包括 Aquabac，Teknar，Vectobac，LarvX，都是知名的 Bti 生产厂家。除了商标中列及的欧洲和北美生产厂家，还有印度（例如 Deltox）、埃及、俄罗斯（Bactoculicide）、秘鲁、中国和以色列。

高浓缩液剂用于控制洪水泛滥后的蚊虫传播，漂浮剂型可以尽可能长地用于速度快而湍急的水中。可以固定于底部的剂型，用于控制食底泥昆虫幼虫。可以飘浮于水体表面的颗粒剂对抗水面漂浮昆虫幼虫是非常有效的，比如按蚊幼虫。尤其需要说明的是，饼剂和球剂，在延长持效方面具有独特的优势，因为持效一直是 Bti 剂型的一个限制因素。据报道，投放在雨水桶中的一块饼剂，可以起到长于一个月的控制效果。

目前还出现了一些更为前沿的剂型，如（Culigel superabsorbent polymer）超级吸附剂聚合体，是一种控制缓释系统，可以缓慢释放 Bti，用于杀灭蚊科幼虫；另外，一种新剂型结合了化学药剂和生物制剂于一体，被称为“Duplex”，将一种昆虫生长调节剂 s-methoprene，与 Bti 结合在一起；一种采用喷干工艺生产的发泡试验剂型，便于存储、运输和使用，这种剂型特别适合于蚊类幼虫的孵育水域，例如水库、庭院池塘、游泳池和某些小溪流。更新型的 Bti 漂浮饵剂，增强了微生物毒素的效力。另有一种便携式颗粒剂，以小麦粉为辅助基体的、能在水体表面成膜的成品，其中含有 Arosurf（aipha-isooctadecyl-omega-hydroxypoly［oxy-1，2-ethanediyl］和二甲氨乙醇（包含异链烷烃和卵磷脂），有抑制卵块孵育的作用。

7.2.3.5　Bti 的应用现状

Bti 的灭蚊效果受到了昆虫防治界的肯定。1979 年，美国曾用其工业产品（1500 国际单位/mg）在加利福尼亚对环跗库蚊（*Culex tarsalis*）幼虫进行飞机喷洒试验，面积为 12hm^2，按 1hm^2 27.3L 水用菌量 1.12kg，控制了 98.8%的蚊虫，而且以后种群数量不能恢复。20 世纪 80 年代，受世界卫生组织的支持，大型的应用 Bti 对诱发登革热的蚊虫和蚋的控制计划在西非、美国和欧洲展开，取得了巨大的成效。实践证明，Bti 具有高度的环境安全性，尤其适用于对化学药剂敏感的环境，如水库、湖泊等水域。

我国对微生物灭蚊剂的研究始于 20 世纪 70 年代末。1978 年，汪耀南自行分离了一个 Bti 的中国品系（*Bti*187），我国昆虫病理研究者喻子牛、蒲蛰龙等，在 Bti 的应用和微生物遗传学方面也进行了大量的研究。

目前，Bti 产品的使用方法有液体倾注、喷洒等。为配合产品的使用，Bactimos 和 Teknar 公司都发展有相应的喷洒装置，在 Louisiana 应用 Vectobac 12S 控制路边水沟的伊蚊时，每 10～12d 使用吉普车装载的压力喷射系统施用 Bti。1984 年，Lesser 等在 Maryland 州应用 Bti 制剂对伊蚊取得了良好的控制效果。另外，针对大面积的 Bti 施用中，还发展了航空喷洒专用系统。

孑孓灵对库蚊 3～4 龄 LC_{50}（致死中浓度）为 0.3～0.5mg/L，在野外污水池、沟稻田应用 1～3mg/L，24h 杀灭库蚊，伊蚊幼虫防效达 90%以上，对按蚊也有良好的效果。20 世纪 80 年代，全国 20 多个省市开展了 Bti 灭蚊研究和应用，处理区成蚊密度下降了 70%～73%，吸血成蚊数量减少了 80.1%，由蚊传播的疟疾防治区较上年下降了 62.3%～76.8%。

不同产品剂型影响细菌杀蚊剂的使用效果。Bti 在大规模应用中，表现出持效期短的缺点，普通液剂对淡色库蚊的残效期不足 1 周。国外的几种专利产品，如 Vectobec、Tecnar 等，可以穿透植被，并具有漂浮性，从而增加了与蚊幼虫的接触时间，因而大大增加了持效期。缓释性微胶囊制剂也解决了 Bti 持效期问题。我国江苏下里河地区农科所的灭蚊扩散剂“保世洁”，具有使用方便，毒效高、药效扩散缓慢等优点，持效期长达 20d。

近年来，在微生物杀蚊制剂的助剂方面有了重大进展。用 Arosurf® MSF（一种单分子表面膜）能使 Bti 在水面分散良好，同时发展出一种细菌释放缓释剂型 Culigel，该系统用胶链修饰过的聚丙烯颗粒包埋细菌，可以保护细菌，减少由于水的排灌、光解而引起的活性损失，可以提前预处理灌水前的干旱蚊虫孳生地。在制剂加工中，研制成功了粉剂、颗粒剂、液体浓缩剂、缓释块剂、片剂等新的剂型，提高了微生物制剂的作用效果和环境稳定性。

国外曾有学者探索利用 Bti 控制环境摇蚊污染。1991 年，在 Canifornia 进行的野外试验中，Rodcharoen 利用 Bti 有效控制了对周边环境造成影响的摇蚊。Arshad Ali 利用 Bti 的一种可湿性粉剂 ABG-6108，对高尔夫球场的池塘孳生的摇蚊和 Tanytarsini 进行了有效的控制。

7.2.3.6 Bti 的抗性

目前，昆虫对化学杀虫剂的抗性问题已经十分严重，鳞翅目昆虫对微生物杀虫剂的抗性也有报道。例如，1993年，Marrone和Macintosh报道，鳞翅目昆虫Plodia和Plutella对苏云金杆菌库斯塔克亚种产生了抗性。

迄今为止，尚未出现蚊虫对Bti产生抗性的报道。根据在试验室对传代蚊幼虫的Bti抗性研究结果，传代昆虫没有检出抗性，或者只检出极低的抗性。

Bti的晶体蛋白中，4种蛋白组分复合协作，产生对目标昆虫的毒性。目标昆虫不易对Bti产生抗性，和Bti的多种蛋白组分协同的作用模式有关。在试验室采用单一蛋白组分控制蚊虫，几代之后就产生了抗性，用2～3种蛋白组分协同处理蚊幼虫，昆虫很难产生抗性。4种蛋白协同作用时，抗性产生的可能性极低。

7.2.3.7　Bti的持效

昆虫杀虫剂的持效期长短与其作用性能直接相关，同时也和环境影响直接相关。长效杀虫剂有利于目标昆虫的控制，但容易形成杀虫剂残留，产生环境污染，DDT等化学杀虫剂就是这方面的典型。Bti在蚊幼虫控制中有很多优点，比如环境良性，作用专一，然而，Bti缺乏在环境中稳定存留和再循环的能力。

不同的研究报告对Bti的持效报道差别较大，有关Bti持效期最短的报道，是Larget在1981年在试验室应用悬浮液剂对4龄伊蚊进行的试验，测定的持效期只有3～5d。Mulla在1985年进行了为期4周的Bti应用试验，发现其持效期不超过2周。

Beehler等1991年应用100mg/L的Vectobac控制环境中的伊蚊，报道持效期达到4周。对于Bti持效的最长报道是1996年Becnel在Florida使用Acrobe的试验，Bti在轮胎积水中的持效长达47d。

采用一般化学杀虫剂控制蚊虫时，持效期可达数月之久，而Bti的持效期一般以天计。但与化学杀虫剂相比，Bti在环境中无残留。1993年，Meadows报道，Bti缺乏在环境中存活的能力，在自然环境中不增殖，也不传播扩散。

这些不足之处，可以用各种各样的方式补救，例如：在制剂时添加防紫外线破坏的保护剂，加入蔗糖提高昆虫嗜食性，添加几丁质酶加强昆虫肠壁破坏，加入K_2CO_3、$CaCl_2$等阳离子加速伴孢晶体降解，增加杀虫剂的效力；生产菌种不断筛选和更换；与少量化学农药混合使用，增强对昆虫的敏感性。但最重要的是用现代生物学技术对苏云金芽孢杆菌进行基因改造，使重组 Bt 菌株具有杀灭多种害虫的 δ 内毒素或 β-外毒素基因，或具有某些保护、增效物质产生的基因，并高效表达，生产出受环境影响小、杀虫谱广、防昆虫抗性的强效 Bt 杀虫剂。

苏云金杆菌等生物灭蚊制剂的研究与应用，是世界卫生组织 30 年来重点支持的课题之一。为控制疟疾、登革热、丝虫病等虫媒疾病的传播和蔓延，世界卫生组织在喀麦隆、巴西和印度、坦桑尼亚等国家和地区实施微生物灭蚊计划，法国、德国和加拿大等国家也积极应用微生物制剂大规模灭蚊，取得了显著收效。生物技术的发展使病源微生物的研究进入了分子水平，中国农科院生物技术研究中心 1986 年第一次报道了 Kurstaki HD-1 与以色列亚种的原生质融合，得到对鳞翅目的赤松毛虫和双翅目的白纹伊蚊幼虫都具有毒杀作用的稳定融合子。利用基因工程手段将病源细菌的产毒基因克隆，并在蓝藻等植物中表达，利用蓝藻的漂浮生活特性可提高杀虫微生物稳定性。有试验通过项圈藻表达苏云金芽孢杆菌以色列亚种的杀蚊毒素基因，两株克隆藻在 4 年试验期一直具有杀蚊作用，具有较高毒力和稳定性。

环境保护和可持续发展的要求为病源微生物杀虫剂的发展蕴育了巨大的市场潜力，通过改善细菌杀虫剂杀虫效果和增加稳定性的工艺技术不断发展，使制剂性能提高，成本下降，尤其是现代遗传工程技术向细菌杀虫剂领域的不断扩展，给细菌杀虫剂的发展注入新的活力，可以预见，病源细菌杀虫剂在卫生害虫防治中将有更大的发展。

7.2.4 Bti 对摇蚊的毒力表征和测定方法

7.2.4.1 Bti 对摇蚊的毒性

摇蚊和大蚊科的一些种类对 Bti 具有敏感性。摇蚊对水生动物来说是一种重要的食物资源，在一些地区被人工培养。在野外灭蚊时，经常使摇蚊的种群数量受到影响，表明摇蚊对 Bti 具有敏感性。

某些摇蚊种类对 Bti 具有特殊敏感性，例如 *Chironomus kiiensis* 的一些种类，在 17ug/mL 的剂量下，造成 70%～100%的高死亡率，2d 内迅速被致死。然而，根据不同的报道，Bti 对不同种类的摇蚊毒力效应似乎差别很大，见表 7-3。

目前普遍认为，摇蚊对 Bti 的敏感性低，Bti 只在比蚊科应用剂量高出很多时才对摇蚊的某些种属有效。Maria 等针对 *Chironomus thummi thummi* 和 *Psectrocladius psiloperus* 的研究表明，*C. thummi thummi*

对 Bti 敏感的摇蚊种类　　**表 7-3**

Diptera：Chironomidea 双翅目：摇蚊科	
Chironomus attenuatus 摇蚊属 attenuatus	Hydrobaenus kondoi 盗贼水摇蚊
C. crassicaudatus 粗尾摇蚊属	Limnophyes minimus 微小沼摇蚊
C. decorus 摇蚊属 decorus	Metriocladius hygropetricus 岩壁湿生麦锤摇蚊
C. fulvipilus 摇蚊属 fulvipilus	Orthocladius fuscimanus 直突摇蚊 fuscimanus
C. kiiensis 花翅摇蚊	Paralauterborniella elachista 拟劳氏摇蚊属 elachista
C. riparius 溪岸摇蚊	Paratanytarsus sp. 长跗摇蚊属
C. tepperi 特普利摇蚊	P. grimmii 长跗摇蚊属 grimmii
C. yoshimatsui 摇蚊属 yoshimatsui	Pentapedilum tigrinum 五跗亮摇蚊属 tigrinum
Dicrotendipes pelochloris 暗绿二叉摇蚊	Rheotanytarsus spp 流长跗摇蚊属
Dicrotendipes sp 二叉摇蚊属	Rheotanytarsus fuscus 流长跗摇蚊属 fuscus
Glyptotendipes paripes 等跗雕翅摇蚊	Stictochironomus akizukki 斑摇蚊属 akizukki
G. tokunagai 雕翅摇蚊属 tokunagai	Tokunagayusuika akamusi 德永摇蚊属

在 24h 的 LC_{50} 比伊蚊高 40 倍，*Psectrocladius psiloperus* 则高 60 倍。Ali、Morawcsik 和 Schnetter 的研究也认为，一般摇蚊对 Bti 的敏感性比蚊虫低 10 倍以上。1983 年，Morawcsic 针对 Orthocladiinae 和 Tanypodinae 的研究结果表明，Bti 对它们的敏感性很低，甚至没有敏感性。

与以上研究不同，Sinegre 和 Chabanenko 的研究认为，其对摇蚊科和 Blephariceridae 种属的毒力和蚊科相当。

7.2.4.2　生物制剂的毒力测定方法

微生物制剂的毒力测定方法有传统的生物测定和免疫化学、SDS-PAGE、HPLC 等针对杀虫晶体含量的现代毒力测定方法。

1. 生物测定

1958 年，法国 Bonnefoi 等提出了测定苏云金芽孢杆菌（*Bt*）杀虫剂毒效的活体生物测定方法，即通过严格控制的昆虫染毒程序，测定昆虫致死率，采用生物统计学方法求出药剂的 LC_{50}。这种传统的毒力测定方法有真实、直接的优点，长期以来在 Bt 制剂的毒力测定中占据重要的地位。

微生物制剂含量，可以单位重量或单位体积中的微生物数量、菌落形成单位（CFU，Colony forming unit）、包涵体（IB，Inclusion body；OB，Occulusion body）等来表示，也可以国际毒效单位（ITU，International toxicity unit）或国际单位（IU，International unit）表示。目前国际上多采用生物测定，以杀虫毒力效力效价 IU（国际单位）/mg 或 ITU（国际毒性单位）/mg 表示。

目前生产苏云金杆菌的主要国家，都使用昆虫生物测定来检测产品毒效。最早，法国巴斯德研究所制备了“E-61”标准品，建立了毒效测定体系。毒力效价为 1000IU/mg。我国 Bt 质量标准化的研究在 20 世纪 60 年代中期，采用芽孢数表示；从 80 年代开始，采用毒效标准化测定技术，并以 HD-1-1980 标定，制备了 2 个国内参考标准品 H3ab 和 H5ab。但由于苏云金杆菌不同血清型菌株、特别是不同杀虫毒素产品的杀虫谱、毒性不同，难以用一种标准品进行比较，也不能以 HD -1 来标定 Bti 的毒力，必须针对不同杀虫谱活性菌株生产的产品，或含不同杀虫毒素的产品，制备各自相应的标准品。然而，国内目前尚无 Bti 的统一标准品。

昆虫生物测定方法对摇蚊的毒理特征研究十分重要。目前，蚊科昆虫的 Bti 毒力特征研究比较成熟，相应的蚊科昆虫的生物测定方法也较为完善。世界卫生组织（WHO）和美国国内对 Bti 制剂的蚊科幼虫生物测定规定了标准方法，规定供试昆虫为埃及伊蚊（*Aedes aegypti*），对生物特定所用的容器、测定时的制剂浓度、幼虫数目等因素进行了具体规定。昆虫生物测定具有严格的要求，在生测中，通过掌握虫种、虫龄、感染液、温度、感染时间等因素对受测昆虫敏感度的影响，才能设计出正确的方法，使测定结果符合实际、稳定可靠。然而，目前针对摇蚊科昆虫的毒力特征研究十分少见，生物测定仍无规定方法可循。

2. 替代方法

传统的生物毒力测定需要大批的幼虫和感染设施，测定一批样品要花费较多的时间。虫源和气候、地域等因素，都极大地影响着生物毒力测定的实施。

Bti 的杀虫晶体是主要的毒性物质，20 世纪 70 年代以来，采用免疫化学、SDS-PAGE 和 HPLC 等生物化学方法测定杀虫晶体含量的研究方兴未艾。通过伴孢晶体毒素的含量测定，可间接指示制剂毒力，替代传统的生物测定，避免了生物测定中诸多相关限制因素的影响，提高了制剂毒力测定的准确性，实现了测定的即时性。

7.2.4.3 Bti 对摇蚊幼虫的生物测定方法

笔者通过大量的试验，以 Ali 等的方法作为基础，对摇蚊的生物测定因素进行考察研究，建立其 LC_{50} 的生物测定方法。考虑到统计学要求，受试幼虫密度每皿不低于 30 条。

1. 筑巢基质

花翅摇蚊幼虫具有筑巢特性，在生物测定中，需要为幼虫的存活生长提供具有筑巢平面的生测容器。在实验室中，与花翅摇蚊体积、习性匹配，且易于消毒的，首推培养皿。考虑到取得生测稳定性需要的幼虫数量，因此选用直径 12cm 的培养皿比较适合。

在实验室培养时发现，砂土是对花翅摇蚊幼虫最为优良的培养基质，其次为黏土、藻团。在水库和水厂沉淀池中，藻团为红虫的生长发育提供了营养条件，但在实验室静态培养时，藻团中各龄幼虫的死亡率，尤其是低龄红虫的死亡率很高。

2. 营养添加量

为便于操作，营养基质选择灭菌牛奶。试验时，将不同牛奶基质添加浓度组与对照组（不添加牛奶基质）进行试验。

在 12cm 平皿的砂土基质中，进行营养基质的添加考察，发现在 0.5mL 的牛奶基质浓度中，2 龄幼虫成活率从 96%提高为 100%，1 龄幼虫存活率也从 88%提高到 95%。

增加牛奶浓度至 1.0mg/L 时，4 龄幼虫仍然保持了 100%的成活率，但 3 龄幼虫存活率下降为 95%，2 龄和 1 龄幼虫的存活率下降为 89%和 84%。浓度提高至 2.5mg/L 时，4 龄幼虫的存活率下降到 72%，3 龄和 2 龄幼虫存活率急剧下降为 29%和 24%，1 龄幼虫存活率只有 8%。浓度提高至 5.0mg/L 时，4 龄幼虫的存活率仅有 26%，其他龄期幼虫存活率极低。结果说明，添加适量牛奶基质，能提高花翅摇蚊幼虫的生测稳定性，但过量基质影响幼虫的生测稳定性，过量严重时，严重影响幼虫的存活，推测原因可能是过度添加营养基质影响了培养皿中溶解氧的浓度。

3. 花翅摇蚊幼虫不同虫龄的生测稳定性

在 25mg/L 和 50mg/L 两个 Bti 浓度作用下，2 龄、3 龄、4 龄花翅摇蚊幼虫（每皿 60 条）24h 后的死亡率统计见表 7-4。需要说明的是，

Bti 对不同龄期花翅摇蚊幼虫的作用稳定性（$n=10$）　　　**表 7-4**

虫龄* / 药剂浓度(mg/L)		2 龄		3 龄		4 龄	
		25	50	25	50	25	50
幼虫死亡率(%)	平均	46.9	82.6	40.0	73.6	15.1	26.7
	最低	43.0	79.6	38.3	72.0	13.5	46.4
	最高	50.2	85.4	42.6	75.2	20.7	54.7
相对偏差		5.1	6.5	4.2	3.6	10.8	8.4
平均相对偏差		5.8		3.9		9.6	

注：*1 龄幼虫形体细小，肉眼不易计数观察，而且存活稳定性较差，因而不作选择考察。

1 龄花翅摇蚊体长仅有 0.78～1.1 mm，只能在解剖镜下操作，因此不列入生测选择。

从表 7-4 可见，10 次测定中，2 龄幼虫死亡率的平均相对偏差为 5.8 %，3 龄幼虫为 3.9%，而 4 龄幼虫上升为 9.6 %，而且在试验期间 4 龄幼虫有可能化蛹。3 龄幼虫在 Bti 作用下的生测稳定性最高，且大小适宜，色泽鲜红，易于操作辨认，亦不会在试验期间进入蛹期，因而，选择 3 龄幼虫进行生物测定最为适宜。

4. Bti 不同感染时间对 3 龄幼虫生测稳定性的影响

选用 3 龄幼虫，进行 100 mg/L 的 Bti 浓度进行菌剂感染。经不同感染时间（9h、15h、18h、24h、36h、48h）后，死亡率和测定相对偏差见表 7-5。

不同 Bti 感染时间对花翅摇蚊幼虫毒力生测稳定性的影响（n=5）　表 7-5

死亡率(%) ＼ 感染时间(h)	9	15	18	24	36	48
平均	6.7	36.9	73.2	98.5	99.0	100.0
最低	1.7	24.4	66.7	95.3	98.4	99.0
最高	7.8	39.3	75.6	100.0	100.0	100.0
相对偏差(%)	27.1	12.5	7.8	3.6	1.2	0.6

5 次平行测定的结果表明，Bti 作用 9h，在 100 mg/L 菌剂作用下，幼虫的平均死亡率为 6.7%，5 个平行测定组的相对偏差较高，达 27.1%。作用 15h，幼虫的平均死亡率增长为 36.9%，相对偏差为 12.5%，Bti 对幼虫的作用效果仍不稳定。Bti 作用 24h、36h 和 48h 后，幼虫的平均死亡率达 98%以上。24h，幼虫死亡率相对偏差为 3.6%。

因此，感染时间对生物测定结果有明显的影响。感染 24h 后，Bti 作用已经比较稳定，试验结果重复性强。36h 和 48h 时，测定幼虫死亡率的相对偏差更低，但实效性差。而且，在实际工作中，以 24h 为周期，检查结果也较为方便。因此，选择 24h 作为 Bti 对花翅摇蚊幼虫生物毒力测定的感染时间。

5. 花翅摇蚊幼虫密度对生测稳定性的影响

12cm 敞口平皿中，使用 100mL 浓度为 50 mg/L Bti 浓度，对 3 龄花翅摇蚊幼虫进行 24h 感染。幼虫密度分别设置为 30 条/皿、60 条/皿、90 条/皿和 120 条/皿，设置 5 个平行测定，考察结果见表 7-6。

50mg/L Bti 作用下3龄花翅摇蚊幼虫密度对生测稳定性的影响　　表7-6

3龄幼虫密度(条/皿) / 死亡率(%)	30	60	90	120
平均	73.6	72.6	73.2	59.2
最低	70.4	70.2	66.7	54.3
最高	74.7	73.9	72.6	69.9
相对偏差(%)	2.5	2.3	9.6	11.7

在50mg/L菌剂浓度作用下，幼虫密度30和60条时，24h死亡率的相对偏差分别为2.5%和2.3%。随着幼虫密度的升高，在90条/皿时，死亡率的相对偏差上升至9.6%。幼虫密度达到120条/皿时，幼虫的平均死亡率明显下降至59.2%，同时试验相对偏差上升至11.7%。

以上结果说明，一定范围内的幼虫密度变化不影响Bti对花翅摇蚊幼虫的毒力，但密度提高至90条/皿时，Bti的毒力和幼虫的生测稳定性同时下降。在实际工作中，考虑到工作量因素，选择幼虫密度为30条/皿，进行摇蚊幼虫的生物测定。

6. 温度变化对生测稳定性的影响

花翅摇蚊幼虫不能耐受10℃以下的低温，因此生测温度条件选择15℃以上。对30条/皿的3龄幼虫在50 mg/L浓度下感染24h，在不同的培养温度下，进行5个平行测试，结果如图7-7。

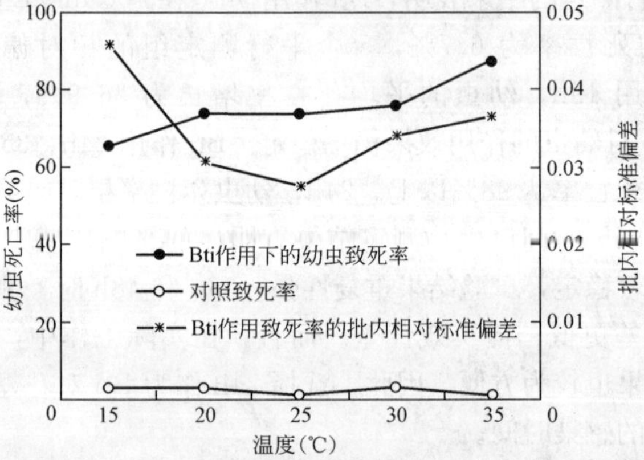

图7-7　温度对生测稳定性的影响

从对照试验来看，花翅摇蚊幼虫对温度的变化不敏感，从15℃到35℃下，对照死亡率均很低。在50mg/L浓度的Bti菌剂试验作用下，从20℃到30℃，幼虫死亡率保持在73.6%至75.6%之间。温度下降到15℃，幼虫死亡率稍下降至65.3%。而温度增加至35℃时，幼虫死亡率增加到87.0%。因此，在Bti作用下，温度变化对花翅摇蚊幼虫的致死率影响不大。

从15～35℃的试验温度下，平行测定组的幼虫死亡率的批内相对标准偏差保持在2.8%到3.6%之间，说明温度对生测稳定性的影响不显著。其中，25℃下的批内相对标准偏差仅有2.8%，而且此温度下24h内的幼虫生长速度平稳，适合生物测定。因此，对花翅摇蚊幼虫的标准生物测定，选择在25℃下进行。

将试验建立的摇蚊LC_{50}的测定方法总结如下：

（1）用具准备

直接接触样品、试虫的用具先经清洗消毒，使用前经160℃干热灭菌2h。试验使用的稀释液使用放置脱氯的自来水，泥砂经过筛并灭菌备用。使用新开包装的新鲜牛奶。

（2）样品稀释

用移液管取1mL待测样品到装有玻璃珠的500mL三角瓶中，加入100mL去氯自来水，在振荡器上振摇5min，制成母液备用。将母液在1000mL三角瓶中用脱氯自来水稀释为生物测定的最高浓度，振荡3min，成均匀稀释液。用100mL量筒取稀释液100mL，共3次，分别倒入12cm平皿，即为3个重复。随后将最高浓度稀释液用二倍稀释法制备成其他浓度。

往各个装有稀释液的平皿滴加3滴泥砂和2滴牛奶，用玻棒搅拌均匀。

（3）昆虫感染

除特别说明，供试幼虫均选择3龄。室内饲养的幼虫先用水冲洗虫体淤泥，选择健康幼虫，用胶头吸管吸取到6cm平皿中备用。每30条为一组，接入试验平皿。

（4）培养

接虫完毕，将平皿放置在25℃恒温箱中培养，24h后检查活虫数，针刺不动者判定为死亡。

（5）统计

若空白对照组的死亡率超过5%，则舍弃该次试验的结果。

按最小二乘法计算每组发酵液的LC_{50}。

应用该生物测定程序，摇蚊幼虫在Bti感染下的LC_{50}测定结果稳定可靠，批内相对标准偏差达到2.8%。

7.2.5　Bti对摇蚊的毒力特征及其影响因素

7.2.5.1　Bti对花翅摇蚊的毒力测定

经鉴定，沉淀池孳生的摇蚊95%以上是花翅摇蚊（*Chironomus kiiensis Tokunaga*），属于摇蚊亚科（*Chironominae*）摇蚊属（*Chirnomus*）。对于孳生于水源水库的摇蚊，经鉴定，90%以上是花翅摇蚊。

另外，花翅摇蚊也是广东省优势种。正因为如此，我们选择花翅摇蚊，对Bti的摇蚊毒性进行了试验测试研究。为了便于研究，我们引种到摇蚊培养室，对其进行了培养，以获得研究所需要的虫源。

对Bti实验室发酵液的测定

利用BtiIPS82的实验室发酵液感染幼虫。

花翅摇蚊1龄幼虫试验密度为50条，用毛细吸管转移至具不同浓度Bti的36孔板；其余龄期幼虫试验密度各为30条，作用于不同浓度的Bti溶液中，提供泥砂3滴和稀薄牛奶养分。各龄幼虫在25℃恒温箱中培养，每3h观察记录幼虫在Bti作用下的病理变化过程。解剖镜下解剖幼虫，观察病变幼虫和健康幼虫的中肠。

Bti IPS82和Bti187对3龄花翅摇蚊幼虫的LC_{50}测定结果见表7-7。

Bti IPS82 和 Bti187 对花翅摇蚊的 LC_{50}　　表 7-7

	Bti IPS82	Bti 187
LC_{50} (mg/L)	24.2	32.6
斜率	2.64	2.26
r	0.988	0.970

Bti IPS82为Bti标准菌株，Bti 187是汪耀南1978年发现的中国品系，将它们经产芽孢培养基发酵后，感染*Chironomus kiiensis Tokunaga*，进行毒力测定，Bti IPS82和Bti 187的LC_{50}(24h)分别为24.2mg/L和32.6mg/L。

通过平板菌落计数，测得菌体密度分别为4.8×10^4 CFU/mL和7.9×10^4 CFU/mL。Bti对库蚊、按蚊和伊蚊的LC_{50}分别为0.55×10^4CFU/mL、2.05×10^4CFU/mL和6.37×10^4CFU/mL，因而我们判断，花翅摇蚊对Bti的敏感性总体约比库蚊低10倍，比按蚊低1倍，但比伊蚊高约20 %。此结果和Ali、Maria等对其他摇蚊种属的Bti毒力作用研究结论有相似之处。

Bti IPS82 对花翅摇蚊的毒力比 Bti 187 高约 60%，花翅摇蚊对 Bti 不同菌株的敏感性不同，通过菌株筛选有可能获得对花翅摇蚊的更高毒力菌株。

笔者曾从摇蚊孳生环境筛选到一个对花翅摇蚊幼虫具有特异毒力的菌株，命名为 SW-CK，通过同样的测定程序，测定其 LC_{50} 为 19.27 mg/L，毒力比 Bti IPS82 高约 26%，比 Bti 187 高约 44%，具有优良的摇蚊毒杀潜力。

7.2.5.2 Bti 商品粉剂对花翅摇蚊的毒力测定

1. 母液制备

准确称取 2.5mg 粉剂，用 10mL 去离子水溶解。在旋涡混匀器上处理 20min，成为均一悬浮液（250mg/L），作为母液，密封后冰箱保存。

2. 菌剂稀释

试验前，将母液重新匀液处理，用放置 24h 脱氯的自来水稀释为以下浓度（经预试验确定的 LC_{50} 测定范围）。

Bti 商品粉剂对花翅摇蚊的 LC_{50} 测定浓度设置方法　　表 7-8

粉剂	浓度设置(mg/L)				
	1	2	3	4	5
BtiA	0.00625	0.0125	0.025	0.05	0.1
BtiB	0.15625	0.3125	0.625	1.25	2.5
BtiC	0.0625	0.125	0.25	0.5	1.0
BtiD	0.0625	0.125	0.25	0.5	1.0
BtiE	0.0625	0.125	0.25	0.5	1.0

3. 商品 Bti 粉剂对花翅摇蚊幼虫的毒力效果

5 种粉剂对花翅摇蚊 LC_{50} 测定结果如表 7-9。

5 种粉剂对花翅摇蚊 LC_{50} 测定结果　　表 7-9

	BtiA	BtiB	BtiC	BtiD	BtiE
LC_{50}(mg/L)	0.052	0.706	0.318	0.465	0.358
r	0.84	0.89	0.81	0.90	0.79

A 菌剂对 3 龄花翅摇蚊幼虫的 LC_{50} 为 52 μg/L，对花翅摇蚊幼虫具有很高的毒力。其余 4 种粉剂中，C 菌剂 LC_{50} 达到 318 μg/L，B 菌剂

LC_{50}达到 706 μg/L，D 和 E 菌剂的毒力介于以上两者之间。据此可见，几种粉剂对花翅摇蚊幼虫均具有毒力。

商品粉剂是将 Bti 菌株经过工业发酵生产和喷雾干燥、助剂添加等加工工艺制得的。从我们的试验结果可知，它们对 3 龄花翅摇蚊的致死效力比我们对 Bti IPS82 菌株发酵产物测定的致死效力更高，毒力提高约 100～1000 倍。

5 种商品菌剂虽然毒力存在差异，但总体来说对花翅摇蚊幼虫均有较高的毒力。我们的研究结果说明，商品化 Bti 制剂对花翅摇蚊污染具有控制潜力。5 种菌剂对花翅摇蚊的毒力差异，可能来源于使用的菌株，也可能来源于加工工艺。

7.2.6　Bti 作用下的昆虫病理特征

感染昆虫后，苏云金杆菌伴孢晶体的 δ-内毒素降解形成毒性片段，作用于昆虫的中肠上皮，使其形成孔洞或离子通道，导致细胞膨胀解体。同时，在碱性、高渗压的影响下，中肠内含物进入血腔，导致血淋巴 pH 升高，导致昆虫幼虫麻痹死亡。另外，芽孢和营养细胞对 δ-内毒素的毒性有增强作用，它们通过被伴胞晶体毒素损伤的部位进入血腔，引起昆虫的败血症。

在 Bti 作用下，双翅目昆虫幼虫中肠上皮的病理变化和鳞翅目昆虫十分相似：上皮细胞与基膜分离、纹缘破裂、围食膜部分或全部破坏、细胞空泡化或解体等。

应用电镜进行组织病理研究，可见昆虫中肠上皮细胞的细胞器的相继崩解：微绒毛区域肿胀，内质网膜空泡形成，伴随核糖体丧失和对线粒体的各种损伤。蚊科幼虫中肠上皮细胞的超微结构变化，还表现为细胞底部内和细胞之间的空隙增大，粗糙内质网形成球状结构并不断变大，最后解体。高尔基体产生电子密度大的分泌小泡。微绒毛变得短而宽，最后消失。线粒体短而膨胀，内嵴消失。外膜破裂、基质外溢。

Maria 等对摇蚊科 *Chironomus thummi* 和 *Psectrocladius psilopterus*，采用电子显微镜对细胞和超微结构进行了观察研究，发现中肠部位细胞出现线粒体肿胀、细胞间隙扩张、高尔基体的穿孔和瓦解、溶酶体和磷脂体的增多等现象，进而观察到细胞中的电子透亮区扩大、细胞穿孔，导致细胞肿胀和崩解。这些细胞超微结构的损伤现象和蚊科幼虫在 Bti 作用下的毒理现象十分相似。

7.2.6.1 Bti IPS82 对花翅摇蚊 4 个龄期幼虫的毒力特征

利用 Bti IPS82 的实验室发酵液感染幼虫：花翅摇蚊 1 龄幼虫试验密度为 50 条，用毛细吸管转移至具不同浓度 Bti 的 36 孔板；其余龄期幼虫试验密度各为 30 条，作用于不同浓度的 Bti 溶液中，提供泥砂 3 滴和稀薄牛奶养分。各龄幼虫在 25℃ 恒温箱中培养，每 3h 观察记录幼虫在 Bti 作用下的病理变化过程。解剖镜下解剖幼虫，观察病变幼虫和健康幼虫的中肠。

Bti IPS82 对花翅摇蚊 4 个龄期幼虫的 LC_{50} 测定结果见表 7-10。

Bti IPS82 对各龄花翅摇蚊幼虫的 LC_{50} **表 7-10**

虫龄	LC_{50}(mg/L)	斜率	*r*
1	8.22	5.82	0.860
2	15.21	3.18	0.965
3	24.66	2.64	0.988
4	38.62	2.02	0.906

Bti 对 1 到 4 龄花翅摇蚊幼虫的 LC_{50} 分别为 8.22mg/L、15.21mg/L、24.66mg/L 和 38.62mg/L。说明幼虫龄期越小，对 Bti 的敏感性越高，1 龄幼虫对 Bti 的敏感性比 4 龄幼虫高约 4 倍。

1. 花翅摇蚊幼虫对 Bti 的毒力反应进程

花翅摇蚊不同龄期幼虫在 100 mg/L 的 Bti IPS82 发酵液作用下的毒理进程见图 7-8。

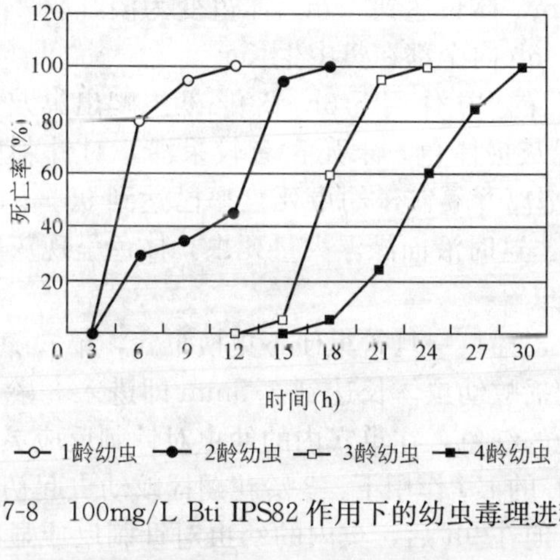

图 7-8 100mg/L Bti IPS82 作用下的幼虫毒理进程

在 100mg/L 的 Bti IPS82 发酵液作用下，不同龄期花翅摇蚊幼虫具有不同的毒力作用特征，1 龄、2 龄、3 龄和 4 龄花翅摇蚊幼虫达到

100%死亡率的时间分别为 12h、16h、24h 和 30h。4 个龄期花翅摇蚊的毒力特征具有规律性，与各自的 LC_{50}测定结果相符合。

?　花翅摇蚊幼虫在 Bti 作用下的毒理表征

自然环境中，花翅摇蚊幼虫以各种藻类、含有机物的泥土、动植物遗骸、排泄物为食。正常情况下，花翅摇蚊幼虫利用泥砂筑巢，一般不离开巢穴，也很少出现更换巢穴的情况。随着龄期增长，体色（红色）加深。经过培养观察，水温 20～25℃时，花翅摇蚊幼虫成长至蛹一般只需 10～13d。在 100mg/L Bti 作用下，它们显示出不同程度的毒理反应，其生存特征亦发生明显的变化。

(1) 初龄幼虫

正常情况下，初孵幼虫有趋光性，在试验平皿中悬浮自由游动，不筑巢，体色呈淡茶色、透明。

在 100 mg/L 的 Bti 作用下，1 龄花翅摇蚊幼虫迅速发生毒力反应，6h 内死亡率达到 80%，在 12h 内死亡率即达到 100%。作用 3h 后，液面和容器底可见呈现淡灰色的死亡虫体，但此时存活的幼虫针刺反应尚灵敏，身体扭动呈“8”字形；作用 9h，95%以上幼虫死亡，个别存活者也对针刺反应迟钝；12h，完全无幼虫存活，这时，死虫体色灰黑，最先死亡的幼虫已开始腐烂。

(2) 2 龄幼虫

正常状况下，花翅摇蚊幼虫孵化后 3d 即进入 2 龄（头壳宽度 (0.15±0.01)mm，体长达到 1cm，体色变为淡红），不具趋光性，2～3h 即开始筑巢，6h 内全部在巢中生长。

在 100mg/L 的 Bti 作用下 6h，30%幼虫爬出巢穴，部分死亡在巢穴外。死虫呈现灰褐体色。未死亡者较呆滞，对针刺反应迟钝。作用 15h，所有幼虫都离开巢穴，幼虫死亡率已达到 95%。18h 后，幼虫死亡率达到 100%。这时液面漂浮大量死虫，体色呈现灰黑。

(3) 3 龄幼虫

正常情况下，摇蚊一旦筑巢便不更换巢穴，巢穴随着幼虫的体长增加而增大。花翅摇蚊幼虫体长达到 3.5mm 即进入 3 龄，体色由原来的淡红色变为鲜艳的红色，在巢穴内的幼虫对针刺反应灵敏。

在 100mg/L 的 Bti 作用下，3 龄花翅摇蚊幼虫起初能筑完整的巢并进入巢穴生活，但在 9h 后，巢内的幼虫对针刺反应显得迟钝。这时幼虫体色整体变暗，幼虫前端呈现褐色，但尾部仍呈红色。Bti 作用的 12h，筑巢幼虫开始爬出巢外，对针刺反应迟钝。试验器皿内偶然可见死虫，死虫身体一端红色，另一端变为暗灰。Bti 作用 15h，幼虫对针刺反应进一步迟钝，体色进一步变暗，呈淡灰褐色，中部透明。Bti 作用 18h，50%幼虫死亡。Bti 作用 21～24h，幼虫全部死亡，死虫身体灰黑，有的中部透明。

图 7-9 为健康花翅摇蚊的 3 龄幼虫，而图 7-10～图 7-12 显示不同毒力时间进程的幼虫体征。幼虫接触 Bti 后变得僵硬呆滞，由身体中段开始发黑，并逐渐蔓延全身，显示幼虫中肠受到损害。

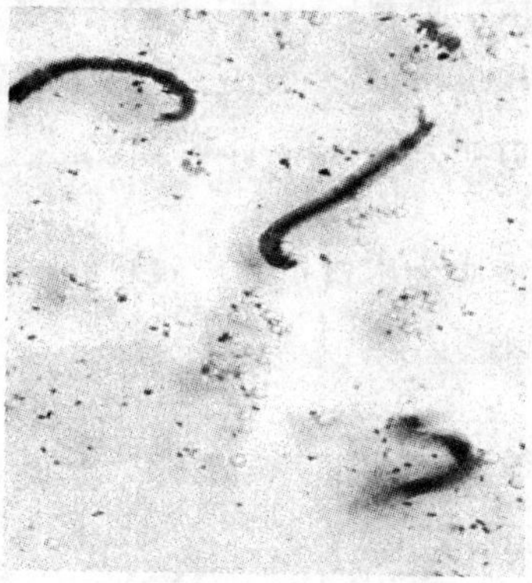

图 7-9 健康 3 龄花翅摇蚊幼虫

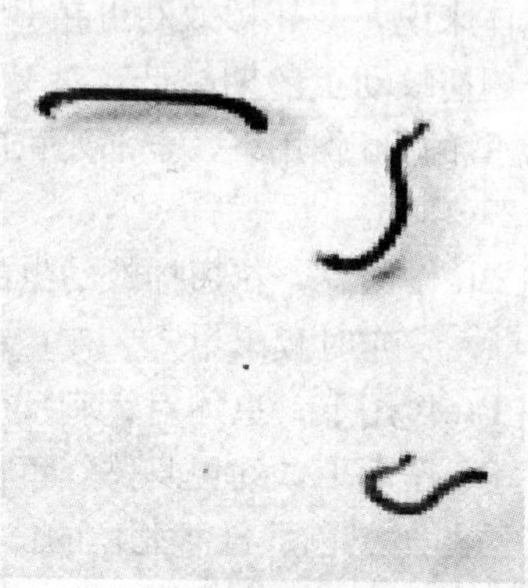

图 7-10 Bti 作用 9h 的 3 龄花翅摇蚊幼虫

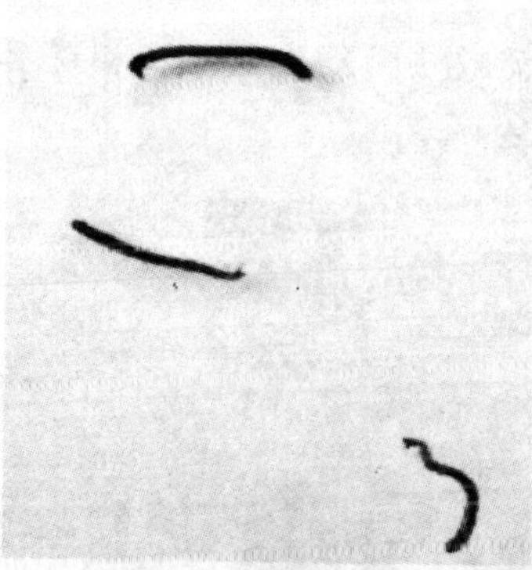

图 7-11 Bti 作用 12h 的 3 龄花翅摇蚊幼虫

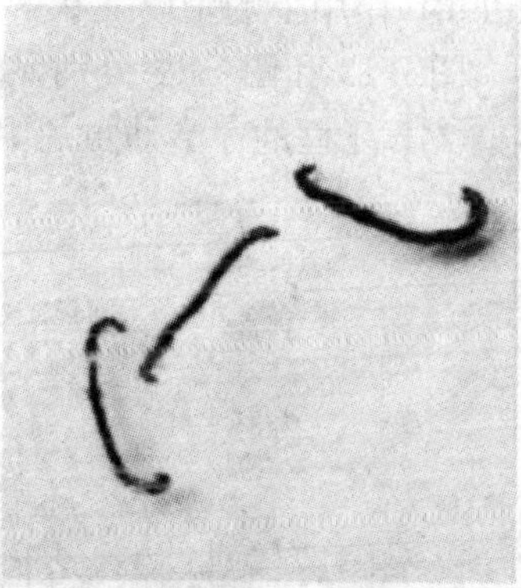

图 7-12 Bti 作用 24h 的 3 龄花翅摇蚊幼虫

（4）4 龄幼虫

在 100mg/L 的 Bti 作用下，8h 之内 4 龄花翅摇蚊幼虫筑巢，虫体呈鲜艳的红褐色，对针刺反应灵敏。作用 9h，Bti 的作用效果开始呈现，幼虫开始爬出巢穴，对针刺反应也开始迟缓。作用 12h，爬出巢穴幼虫的幼虫比例达到 50%，有的幼虫开始死亡，死虫身体中段发黑。这时，在巢中的幼虫对针刺的反应也变得迟钝。作用 15h，80%幼虫爬出巢穴，虫体头部呈现特殊的灰褐色，对针刺反应迟钝。作用 18h，幼虫的死亡率达到 50%，这时活虫的体色呈现深灰褐，显示受到 Bti 的影响。Bti 作用的 24h，70%幼虫死亡。幼虫 100%死亡的时间在 Bti 作用 30h 后，死虫身体灰黑，有的中部透明。

总体来说，花翅摇蚊幼虫在 Bti 作用下，具有如下的毒力特征：

花翅摇蚊幼虫龄期越低，对 Bti 反应越灵敏。1、2、3、4 龄幼虫在 100 mg/L 的 Bti 作用下，全部死亡的时间分别为 6～9h、15～18h、21～24h 和 27～30h。

在 Bti 作用下，花翅摇蚊幼虫的典型反应为不筑巢和已筑巢的幼虫在 Bti 毒性发作时爬出巢穴，死亡在巢外。

在 Bti 作用下，虫体对针刺反应逐渐迟钝。

在 Bti 作用下，幼虫身体红色褪去，从身体中部逐渐变黑。死虫身体呈特殊的灰黑色。自然死亡的虫体呈白色透明状，两者之间具有明显的差别。

花翅摇蚊幼虫受 Bti 作用的部位是幼虫中肠，其中肠症状与蚊科幼虫在 Bti 作用下的中肠症状一致。

图 7-13 和图 7-14 分别显示健康花翅摇蚊 3 龄幼虫的中肠和受 Bti 感染 24h 死亡的 3 龄幼虫的中肠。

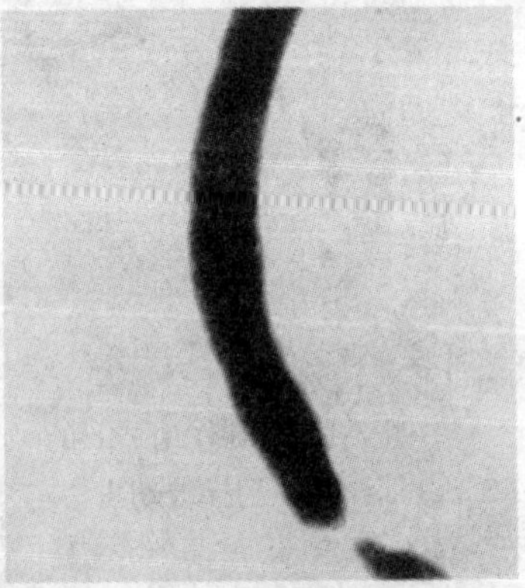

图 7-13　健康花翅摇蚊 3 龄幼虫的中肠（放大 10 倍）

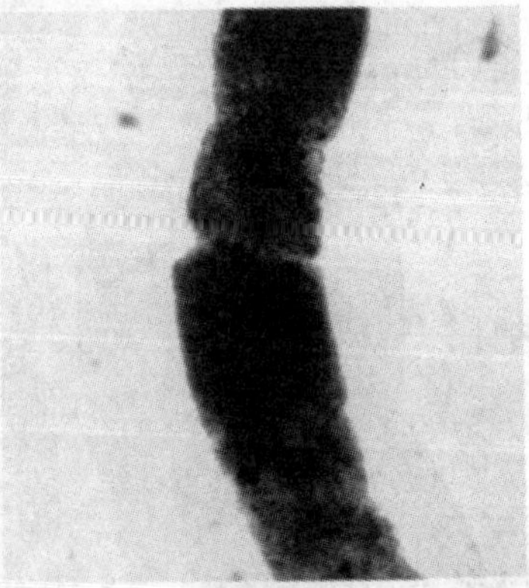

图 7-14　受 Bti 感染 24h 的花翅摇蚊 3 龄幼虫的中肠（放大 10 倍）

以色列亚种感染蚊幼虫中后期，幼虫受触动时反应不敏感，垂死前出现痉挛等症状。解剖感染后期幼虫可见，由于消化道细胞的破坏，肠道失去了正常幼虫的弹性和韧性，在感染的地方容易拉断。透过体壁，可见幼虫胃盲囊和中肠后部呈黑褐色。有些幼虫身体呈弯曲状。在解剖镜下观察，幼虫中肠发生明显的肿胀，中肠膨胀为健康中肠的2～3倍。

在Bti作用下，幼虫死亡时身体僵直，死虫身体呈特殊的灰黑色，与自然死亡时呈白色透明的虫体具有很大差异。

Bti的伴孢晶体也称δ—内毒素（原毒素），在昆虫特有的强碱性中肠环境下溶解活化，降解成毒性片段，作用于易感昆虫的中肠上皮，使中肠形成孔洞或离子通道，导致中肠上皮细胞膨胀解体。

1999年，Maria和Volker等对*Chironomus thummi thummi*和*Psectrocladius psilopterus*（*Diptera*：*Chironomidae*）的感染幼虫进行解剖，证实摇蚊科幼虫对Bti的感染部位和蚊科种属的感染部位一致。他们利用电镜进行组织病理研究，观察到Bti作用下，摇蚊幼虫中肠上皮组织细胞间质同样出现扩张，线粒体与核糖体发生膨胀，内质网膜空泡形成，溶酶体溶解丧失等现象，和蚊蚋等幼虫中肠上皮的病理变化十分相似。

7.2.6.2 环境因子对Bti毒力作用的影响

作为微生物制剂，Bti的应用效果受到目标幼虫龄期和密度的影响，另外也受到环境因素如日光、水质和水温等的影响。

1. 光照因素

日光中的紫外线（UV）对Bt芽孢具有不可逆的杀伤作用，能使杀虫晶体变脆，立体构型发生变化，并变性失活。根据Becker和Margalit的试验报告，Bti的LC_{90}，在光照下约比避光下提高4倍，也即毒效降低4倍。据龙紫新等1984年的Bti防治蚊科幼虫的研究报告，紫外光对Bti毒力的影响很大。在深2.0cm的清水中，紫外光照射6h后，以色列亚种开始丧失毒力。但在水深11.2cm处，照射6h，毒力仅下降55%。以色列亚种的菌液被日光灯照射3～4h，毒力明显下降；照射6h，毒力下降55%，9h后毒力基本丧失。

2. 目标昆虫密度因素

目标昆虫的密度影响微生物制剂的用量和昆虫的杀灭效果。一般来说，目标昆虫的密度越高，施用量越高。对于伊蚊，Chui等认为，在高密度昆虫的水域中，施用效果会降低，伊蚊2龄幼虫密度升高，死亡率会随之下降。

3. 目标昆虫龄期因素

对蚊科和黑蝇等目标昆虫来说，幼虫龄期增大，对Bti的敏感性会降低。Mulla通过1990年的试验证实，4龄幼虫对Bti的敏感性比2龄幼虫低约10倍之多。蛹和化蛹前的幼虫一般进食量很少，甚至停止进食，这种情况下Bti对它们的毒效很低。1985年，Treverrow在澳大利亚报道过一种摇蚊 *Chironomus tepperi* 幼虫，在Bactimos的一种可湿性粉剂的毒力作用下，其4龄幼虫的LC_{90}约为1龄幼虫的4倍。

4. 水质因素

在环境因子中，水质对防治效果有不同的影响。一般情况下，清水环境比富有机质的浊水和污水环境的应用效果好。王清锋等以埃及伊蚊幼虫为材料，比较了食物颗粒（Phamamedia）与非食物颗粒（Carmin及活性炭）对苏云金芽孢杆菌以色列亚种商品制剂毒力的影响，结果显示，随着颗粒物浓度的提高，伊蚊幼虫对这种商品制剂的抵抗能力大幅度提高。在不同pH值和游离氯的水中，使用以色列亚种的效果不同。根据龙紫新1985年的研究，当水中pH达到8以上时，LC_{50}值有所下降。根据Sinegre在1981年的研究，氯离子在低浓度下，对其杀虫活性影响不大，但氯离子上升到0.75mg/L以上时，毒效显著降低，氯离子含量高于1.0mg/L时，使用2mg/L Bti对蚊幼虫几乎不产生致死作用。在19～33℃的水中，Bti对4龄埃及伊蚊幼虫的LC_{50}值在0.06～0.07 mg/L之间，毒力无明显变化。当温度降至9℃时，LC_{50}值为0.5mg/L，其效能降低10倍。因此，低温使用时，需提高使用浓度。

对环境因子中，温度、环境pH、虫口密度对Bti毒力作用影响进行了试验研究。

（1）温度对Bti作用的影响

在10℃、15℃、20℃、25℃、30℃、35℃的培养温度下，在40mg/L的Bti浓度下，对3龄花翅摇蚊幼虫24h的死亡率进行了测定，结果见图7-15。

从图7-15可见，对照组中，水温低于10℃时，花翅摇蚊幼虫全部死亡，但温度达到15℃以上时，15～30℃的环境温度变化对红虫存活不发生影响。

在 40mg/L 的 Bti 作用下，15～30℃内，温度变化对 Bti 的花翅摇蚊幼虫毒力作用不产生显著的影响，幼虫致死率保持在 42%～47%之间。35℃时，在同样浓度的 Bti 作用下，花翅摇蚊 3 龄幼虫的死亡率提高了 16%。

在针对蚊科幼虫的毒力研究中，前人 Bti 毒力受环境温度的影响有不同的研究结果。Atwood 和 Mulla 等认为，温度对 Bti 的毒力有显著影响，水温降低和 Bti 的毒力下降成正比，这和我们对花翅摇蚊的毒力研究结果并不一致。Sinegre 认为，在 19～33℃之间，Bti 对 *Cx. piliens* 的毒力是稳定的，与我们的研究结果较相近。

(2) 环境 pH 对 Bti 作用的影响

将 40mg/L 的 Bti 稀释液，调节 pH=3～11，进行生物测定，结果见图 7-16。对照组中，在 3～10 的较宽 pH 范围内，24h 内红虫未受到显著的影响。在环境 pH 达到 11 时，幼虫的死亡率升高至 10%。试验结果说明，除强碱环境外，环境 pH 变化对花翅摇蚊幼虫不产生显著的影响。

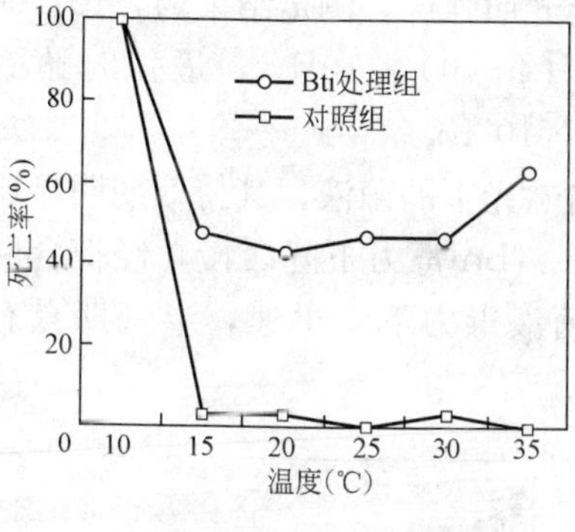

图 7-15 环境温度对 Bti 毒力的影响

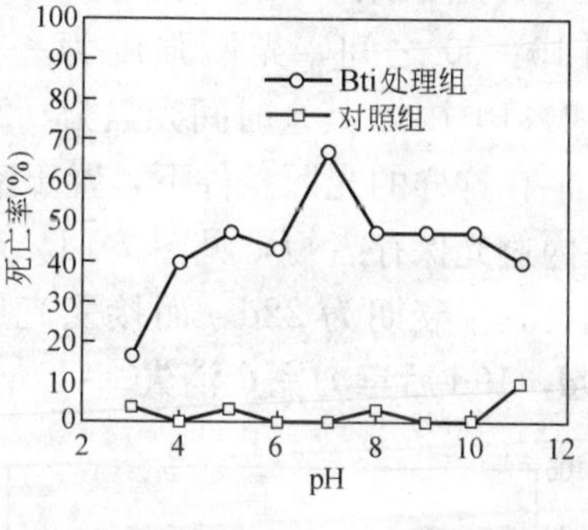

图 7-16 环境 pH 对 Bti 毒力的影响

在 40mg/L 的 Bti 作用下，环境 pH 偏离 7（中性）后，不利于 Bti IPS82 发酵液对花翅摇蚊的毒力作用，在 pH4～11 的较宽范围内，红虫死亡率从 66.7%降低至 40%。环境 pH=3 时，幼虫死亡率发生更为明显的下降，降低至 16.7%。这些试验结果表明，Bti 对摇蚊的毒力受环境 pH 的影响较大，而强酸环境对其毒力的抑制更为显著。

1980 年，Mulla 认为，环境 pH＞8 时会造成 Bti 的毒力下降；1987 年，Floore 发现在 pH=6.3～8.6 时，Bti 对 3 龄 *Cx. Qinquefasciatus* 的毒力作用没有受到影响。这些研究结论，均与我们对花翅摇蚊的研究结果不同，其原因有待于进一步研究。

(3) 虫口密度对 Bti 作用的影响

在 40 和 80mg/L 的 Bti 使用浓度下，红虫密度分别设置为 5 条/皿、10 条/皿、15 条/皿、30 条/皿、60 条/皿、90 条/皿、120 条/皿和 150 条/皿，进行生物测定，结果见图 7-16。

从图 7-17 可知，每 100mL 溶液中，幼虫密度为 5～30 条时，在 40mg/L 和 80mg/L 的 Bti 浓度作用下，红虫死亡率保持稳定，说明此范围内红虫的密度变化不影响 Bti 的毒力。随着密度的升高，死亡率呈下降趋势。密度达到 150 条时，在 40mg/L 的 Bti 作用浓度下，幼虫死亡率下降了 15.3%，在 80mg/L 的 Bti 浓度下，幼虫死亡率下降了 31.3%。

针对摇蚊幼虫密度对 Bti 作用的影响，我们的研究结果和 Mulla、Becker 针对蚊科幼虫的研究结果是一致的。

(4) 自然光照对持效的影响

将发酵液稀释到 50mg/L 后，一部分避光存放，另一部分置于室外自然光下（每天补充蒸发水分），间隔 1d 取样品进行对照生物测定。

试验周期内，白天利用照度计测定光照强度。测定结果为，10：00 到 16：00 之间，光照强度为一般为 $(4\sim9)\times10^4$ Lx，最强时达到 1.2×10^5 Lx，其余时间光强为 $(2\sim6)\times10^4$ Lx。

在这样的光照条件下，置于室外自然光下的菌液，其持效期明显比室内避光保存者短，见图 7-18。避光下，Bti 毒力下降缓慢，经拟合回归，其半衰期为 22d。而接受光照的菌液毒力下降迅速，半衰期只有 10d，19d 后毒力完全消失。

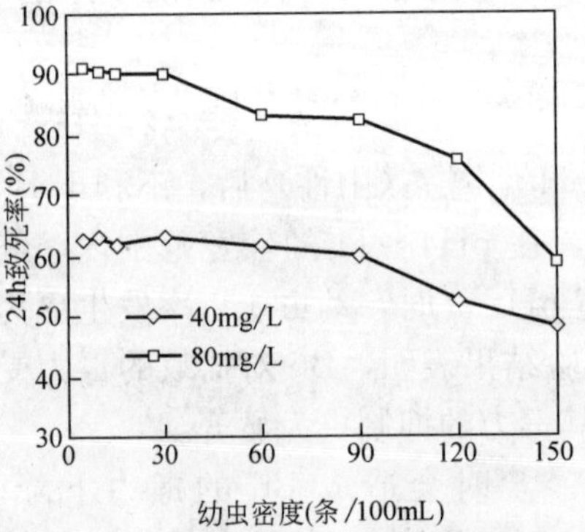

图 7-17　花翅摇蚊幼虫密度与 Bti 毒力的关系

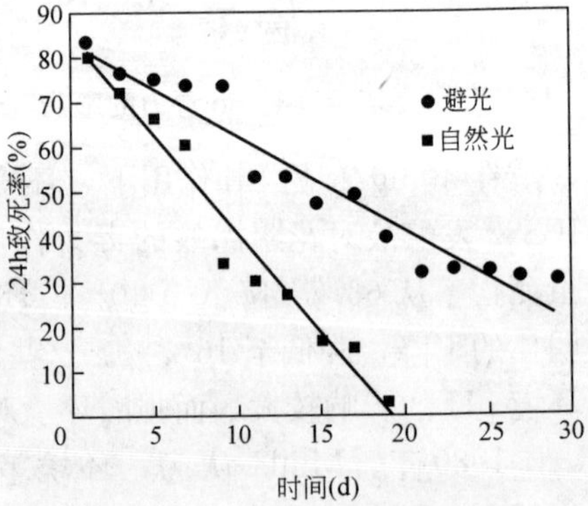

图 7-18　光照与 Bti 持效的关系

Bti在蚊幼虫的控制中具有很多优点，比如环境良性、作用专一等。然而，Bti具有持效期短的缺点，缺乏在环境中稳定存留和再循环的能力。我们利用摇蚊幼虫进行的试验表明，Bti在日光中紫外线作用下毒力下降很快，这和许多研究者的研究结论是一致的。

7.2.7 Bti的毒理安全

7.2.7.1 概述

和化学杀虫剂不同，微生物杀虫剂毒性专一，因而对人类和其他非靶标生物的毒理安全性很高。与其他苏云金杆菌菌株相比，Bti只对双翅目昆虫的长角亚目具有毒性，是专一性很强的病原微生物，对鳞翅目昆虫和其他生物安全无毒。根据世界卫生组织1992年的报告，Bti对人类健康不会造成影响和危害。

国内外进行的大量Bti生物安全性的试验证明，Bti专一作用于双翅目昆虫，对其他水生动物，包括虾、螨、牡蛎等，均具有高度的安全性。1989年，Lee和Scott将Bti和其他杀虫剂针对一种鱼类（*Fundulus heteroclitus*，*Mummichog*）的毒性进行了比较，对其96h的致死浓度（LC_{50}）进行比较，结果见表7-11。根据他们的试验结果，几种杀虫剂对*Fundulus heteroclitus*的毒性大小依次为Temephos、Fenoxycarb、Diflubenzuron、Methoprene、Vectobac。Temephos的LC_{50}为0.04mg/L，而Vectobac（Abbott Laboratories出品的一种Bti制剂）的LC_{50}为980 mg/L，两者相差24000倍。

几种蚊幼虫杀虫剂对*Fundulus heteroclitus*的毒性比较　表7-11

杀虫剂	LC_{50}/96h(mg/L)	杀虫剂	LC_{50}/96h(mg/L)
Temephos	0.04	Methoprene	124.95
Fenoxycarb	2.14	Vectobac(Bti)	980.00
Diflubenzuron	32.99		

1990年，Christensen对几种鱼类的试验室和野外毒性试验表明，在芽孢浓度达1.3～1.7×10^{10}个/mL时，不会对*Bluegill sunfish*，*Sheephead minnow*和*Rainbow trout*等几种鱼类构成影响。Lattin等1990年对幼小的野鸭和鹌鹑进行口服试验，在连续5d口服（3.4～6.2)×10^{11}芽孢/[kg体重·d]时，受试动物没有出现中毒症状和体重下降的现象。国内外对非靶生物（蜜蜂、蝌蚪、小虾、牡蛎、鲤鱼、

水生昆虫等）的毒性试验，均未发现任何对非靶生物急性和慢性的影响。

针对 Bti 的生态影响，进行过一系列的毒性调查。Molly 在 1992 年在纽约州进行的生态影响试验中，发现除了一种摇蚊（*Rheotanytarsus spp.*）的数量受到了影响之外，其他摇蚊种属和非靶标的溪流生物均未发生影响。Merritt 在 Michiganon、Colbo 等在 1980 年在 Newfoundland 小溪、1989 年在 Minnesota 池塘进行的生态调查中，均未发现 *Bti* 对其他水生脊椎和非脊椎动物产生影响。1981 年，Purcell 在 Flodida 的沼泽应用 Bti，进行了针对 39 种非靶标物种的昆虫学调查，结果发现只有 *Notonema indica* 数量下降。研究者推测，这种生物受到的影响，很可能是其食物（伊蚊幼虫）缺乏的原因。

相关研究表明，利用 Bti 控制蚊虫时，水体的自然生态不发生任何破坏作用。在非洲，利用 Bti 控制蚊虫的盘尾丝虫病（*Onchocerciasis*）控制计划（OCP）进行了 10 年之久，未发现对非靶标生物的环境影响。同样，利用 Bti 在德国进行的大范围的蚊虫控制计划，也没有发现对其他环境生物的影响。

1990 年，Siegel 和 Shadduck 进行了名为“Maximum challenge”的哺乳动物毒性试验，就口服、气雾吸入、皮下注射、静脉注射、腹腔注射、眼睛刺激等 6 种途径，分别对大白鼠、家兔等动物进行了急性实验。试验的结果，除了高浓度 Bti（10^7 芽孢/mL）的腹腔注射出现了动物死亡之外，其他染毒途径试验中，Bti 浓度高达 10^{12} 芽孢/mL 时，均未对试验动物造成影响。Bti 在哺乳动物体内不能增殖，注射进入动物体内的细胞会迅速自我清除。因此，完全可以肯定，Bti 不是哺乳动物的病原物质。

2000 年，黄光全等进行了以色列亚种 187 株对哺乳动物的急性安全试验，通过灌胃、吸入、皮肤、静脉染毒和致敏试验，也证明其对哺乳动物没有任何急性毒力及致病力，试验动物发育正常、体重增加、体温和血细胞计数均在正常范围内。对试验动物血清的谷丙转氨酶、酸性磷酸酶和碱性磷酸酶的测定结果显示，均无异常变化。通过对动物的解剖观察和病理切片观察，未发现病理变化。根据他们对大白兔的静脉注射染毒试验，注入 200 万时，大白兔血液不出现阳性，动物摄食、活动、体温、体重均与对照组无异。对豚鼠进行的皮肤致敏试验表明，染毒面积 $9cm^2$，染入 75 亿菌数时，结痂愈合事件、体温与体重变化均与对照无异，无化脓与炎症反应出现。

相关研究表明，将试验室溶解激活的δ—内毒素通过静脉注射小鼠时，对小鼠产生了溶红细胞作用。体外试验表明，激活的δ—内毒素对人类红细胞也产生溶解作用。试验证明，伴胞晶体能产生与链球菌溶血素（Streptolysin）和蜡状芽孢杆菌溶血素（Cereolysin）类似的两种溶血素蛋白，对红细胞有一定的溶血作用。

然而，Bti的δ—内毒素在实际应用中是对哺乳动物完全无毒的。δ—内毒素只能溶解在强碱性条件，在哺乳动物的消化道中不能溶解活化。1996年，Rani证明，不经过溶解活化的δ—内毒素，即使在体外与人体红细胞孵育，也不会产生溶红细胞作用。假设动物消化道有溶解晶体的条件，哺乳动物的主要消化酶胃蛋白酶与昆虫肠液中的主要蛋白酶（胰蛋白酶和糜蛋白酶）对蛋白质的水解作用不同，只能将变性晶体降解为无毒多肽，这对于动物来说，反而产生一种重要的补充防御作用，在正常使用条件下对哺乳动物不构成任何危害。

7.2.7.2 对Bti产品的毒理安全测试

为了研究Bti试剂应用于水环境尤其是制水流程中的安全程度，试验中使用了一种Bti粉剂商业产品（Mosquito larvicide Powder 1），对产品的毒理性质进行了详细的分析检测。

进行的毒理测试项目包括：急性经口、经皮、眼刺激、皮肤刺激试验、致敏试验、鼠伤寒沙门氏菌/回复突变试验等。其中的急性经口、经皮、眼刺激、皮肤刺激试验，由华中科技大学同济医学院毒力研究中心按照《农药登记毒力学试验方法（GB 15670—1995）》的规定进行测试；其中的水生指示生物大型蚤急性毒性试验，由中国科学院生态环境研究中心国家环境水质学重点实验室协助完成。鼠伤寒沙门氏菌/回复突变试验，由国家城市供水水质监测网深圳监测站依据美国《水和废水标准检验法》（15版）提供的方法进行测试。

表7-12～表7-16分别为Bti毒理安全测试中大鼠急性毒性、家兔眼睛刺激、家兔皮肤刺激、豚鼠皮肤变态反应和致突变性（Ames试验）的试验结果。

一系列的测试表明，Bti粉剂对SD雌雄性大鼠的急性经口毒性（LD_{50}＞5000mg/kg）属低毒性，对SD雌雄性大鼠的急性经皮毒性（LD_{50}＞2000mg/kg）属低毒性，对大耳白兔的皮肤和眼睛无刺激性，对鼠伤寒沙门氏菌没有任何致突变性，充分证明了其毒理安全性。

大鼠急性毒性试验结果 表7-12

试验名称	动物性别	剂量(mg/kg)	试验动物(只)	死亡动物(只)	LD_{50}及95%可信度
大鼠急性经口毒性试验	雌	5000	10	0	>5000
	雄	5000	10	0	>5000
大鼠急性经皮毒性试验	雌	2000	10	0	>2000
	雄	2000	10	0	>2000

家兔眼睛刺激试验结果 表7-13

观察时间	观察项目	动物编号及损伤程度评分								平均积分	刺激强度
		1		2		3		4			
1h	角膜、虹膜、结膜	0	0	0	0	0	0	0	0	0	无刺激性
24h	角膜、虹膜、结膜	0	0	0	0	0	0	0	0	0	
48h	角膜、虹膜、结膜	0	0	0	0	0	0	0	0	0	
72h	角膜、虹膜、结膜	0	0	0	0	0	0	0	0	0	
4d	角膜、虹膜、结膜	0	0	0	0	0	0	0	0	0	
7d	角膜、虹膜、结膜	0	0	0	0	0	0	0	0	0	

家兔皮肤刺激试验结果 表7-14

观察时间	观察项目	动物编号及刺激反应评分								平均积分	刺激强度
		1		2		3		4			
1h	红斑形成	0	0	0	0	0	0	0	0	0	无刺激性
	水肿形成	0	0	0	0	0	0	0	0		
24h	红斑形成	0	0	0	0	0	0	0	0	0	
	水肿形成	0	0	0	0	0	0	0	0		
48h	红斑形成	0	0	0	0	0	0	0	0	0	
	水肿形成	0	0	0	0	0	0	0	0		
72h	红斑形成	0	0	0	0	0	0	0	0	0	
	水肿形成	0	0	0	0	0	0	0	0		
4d	红斑形成	0	0	0	0	0	0	0	0	0	
	水肿形成	0	0	0	0	0	0	0	0		
7d	红斑形成	0	0	0	0	0	0	0	0	0	
	水肿形成	0	0	0	0	0	0	0	0		

豚鼠皮肤变态反应（致敏）试验结果 表7-15

试验组别	试验动物数	出现红斑或水肿动物数	致敏率(%)	致敏强度分级分类
试验组	13	0	0	Ⅰ/弱致敏物
阴性对照组	13	0	0	
阳性对照组	13	13	100	Ⅴ/强致敏物

Bti 粉剂的 Ames 试验结果 **表 7-16**

序号	样品名称	试样浓度	受试菌株			
			TA98-S9	MR	TA98+S9	MR
1	DMSO 阴性对照物	—	22.0 ± 0.0	1	20.0 ± 4.6	1
	SA 阳性对照物	1.0ug/P	—		—	
2	2-AF 阳性对照物	10.0ug/P	—		626.7 ± 25.2	31.3 ***
3	三硝基芴酮阳性对照物	100.0ug/P	2066.7 ± 115.5	93.9 ***	—	
4	Bti	0.2mg/P	22.0 ± 2.0	1	20.3 ± 4.5	1
		1mg/P	26.3 ± 10.0	1.2	27.3 ± 4.6	1.4

注：*表示 MR≥2，弱阳性；**表示 MR≥3，阳性；***表示 MR≥4，较强致突变性。

7.2.7.3 Bti 产品水分散相的毒性测试

将 Bti 作为一种净水制剂应用，水环境中使用的 Bti 主要以低浓度水分散形态存在。因此，试验中根据 Bti 粉剂对摇蚊幼虫的杀灭能力，10 倍于使用浓度制备成水分散形态，测试并评价其毒理安全性。

由于目前我国卫生部涉水产品目录中尚无微生物类制剂，在如何评价其安全程度的问题上，根据中国疾病预防控制中心环境与健康相关产品所的建议，对 Bti 制剂的安全性的评价参照《生活饮用水卫生规范》(2001) 进行。

笔者曾从摇蚊孳生环境筛选到一个对花翅摇蚊幼虫具有特异毒力的菌株，命名为 SW-CK（见 7.2.2.3），并委托某 Bt 研究中心加工生产了一种水分散粉剂，然后按照最高使用浓度（5mg/L）将 Bti 制剂均匀分散到水中，对这种粉剂产品的水分散相进行了相关的毒性测试，包括小白鼠急性经口毒性试验、小鼠骨髓嗜多染红细胞微核试验、鼠伤寒沙门氏菌/回复突变试验以及 7 种金属指标检测。

表 7-17 ~表 7-22 是相关测试的结果。

红虫清粉剂对小鼠的经口毒性试验结果 **表 7-17**

性别	剂量分组(mg/kg)	动物数(只)	死亡动物数(只)	死亡率(%)
雌	5000	10	0	0
雄	5000	10	0	0

受试物对雌性小鼠骨髓细胞的微核率　　　　表 7-18

受试物	剂量（mg/kg）	动物数（只）	嗜多染红细胞总数	含微核嗜多染红细胞总数	微核率（‰）	P值
样品	500	5	5000	3	0.60±0.[illegible]	>0.05
	2000	5	5000	3	0.60±0.89	>0.05
	5000	5	5000	8	1.60±1.14	>0.05
阴性对照组	—	5	5000	4	0.80±0.84	—
环磷酰胺	50	5	5000	191	38.20±2.39	<0.01

受试物对雄性小鼠骨髓细胞的微核率　　　　表 7-19

受试物	剂量（mg/kg）	动物数（只）	嗜多染红细胞总数	含微核嗜多染红细胞总数	微核率（‰）	P值
样品	500	5	5000	4	0.80±0.84	>0.05
	2000	5	5000	3	0.60±0.89	>0.05
	5000	5	5000	3	0.6±1.34	>0.05
阴性对照组	—	5	5000	2	0.4±0.55	—
环磷酰胺	50	5	5000	196	39.20±3.96	<0.01

水分散剂的 Ames 试验结果（回变菌落数）　　　　表 7-20

受试物	剂量 μL/皿	TA97		TA98		TA100		TA102	
		−S9	+S9	−S9	+S9	−S9	+S9	−S9	+S9
样品	10	119±5	155±3	31±1	32±3	173±9	175±11	306±34	287±8
	20	135±15	148±9	30±1	34±2	171±8	168±4	263±8	277±8
	50	117±11	140±9	36±4	33±4	152±9	177±13	272±9	323±8
	100	119±2	130±12	35±3	31±2	173±10	175±7	267±8	320±8
自发回变		129±15	159±10	31±1	36±2	144±7	157±6	271±3	285±6
溶剂对照		143±5	163±7	32±2	32±2	147±10	152±12	261±10	282±6
阳性对照物	μL/皿								
NaN_3	2.5					1514±40			
2-AF	10.0		2177±246		2016±82		1461±103		
9-芴酮	0.2	1885±145		2377±216					
丝裂霉素 C	4.0							2273±205	
1,8-二羟蒽醌	50								2075±205

笔者研制水分散剂中重金属含量检测结果　　表 7-21

分析项目	带入水中有害物质浓度(mg/L)		卫生规范要求(mg/L)	评　价
	空白	样品		
砷	$<5\times10^{-7}$	$<5\times10^{-7}$	0.005	合格
镉	$<1\times10^{-9}$	$<1\times10^{-9}$	0.0005	合格
铬(六价)	$<4\times10^{-6}$	$<4\times10^{-6}$	0.005	合格
铅	$<1\times10^{-8}$	$<1\times10^{-8}$	0.001	合格
银	$<5\times10^{-7}$	$<5\times10^{-7}$	0.005	合格
硒	$<1\times10^{-8}$	$<1\times10^{-8}$	0.001	合格
汞	$<2\times10^{-7}$	$<2\times10^{-7}$	0.0002	合格

Mosquito larvicide Powder 1 水分散剂中重金属含量检测结果　表 7-22

分析项目	带入水中有害物质浓度(mg/L)		卫生规范要求(mg/L)	评　价
	空白	样品		
砷	$<1\times10^{-6}$	7×10^{-6}	0.005	合格
镉	$<1\times10^{-5}$	$<1.0\times10^{-5}$	0.0005	合格
铬(六价)	$<1\times10^{-6}$	$<1\times10^{-6}$	0.005	合格
铅	$<1\times10^{-5}$	6×10^{-5}	0.001	合格
银	$<1\times10^{-5}$	1.4×10^{-5}	0.005	合格
硒	$<1\times10^{-5}$	1.2×10^{-5}	0.001	合格
汞	$<1\times10^{-5}$	$<1.0\times10^{-5}$	0.0002	合格

这些测试的结果也充分支持了 Bti 的水环境使用安全性。

首先，对小鼠的经口毒性试验中，受试的 Bti 水分散剂对雌、雄鼠经口 LD_{50} 均大于 5000mg/kg 体重，属于实际无毒级。

其次，小鼠骨髓嗜多染红细胞微核试验是反映受试物对细胞的致畸性的指标，这项测试中，受试物对小鼠骨髓细胞染色体未呈现致畸变作用。

第三，在致突变试验中，水分散剂的浓度为 50mg/L，受试物对组胺酸缺陷型鼠伤寒沙门氏菌 TA97、TA98、TA100、TA102 试验菌株，无论直接作用和代谢活化后作用，均未呈现致突变性。此外，水生生物大型蚤总数每组 20 只，分别在 1.0mg/L、10mg/L、100mg/L 的 Bti 分散剂中接触 48h，与对照组相比死亡率未发生变化。同时，重金属含量测定表明，其带入水中的 7 种重金属含量，都满足卫生部《生活饮用水卫生规范》的要求。

因此，各方面的毒理测试表明，Bti 应用到水环境中是安全无毒的。

7.2.7.4　Bti 粉体制剂在制水流程中的应用安全考察

Bti 粉体制剂在制水流程中应用，还要具体考察其应用中的一些具体问题。一方面，Bti 的芽孢和晶体蛋白投加到水中，除了极少量被摇蚊幼虫吞食外，绝大部分将逐渐沉降到底泥中。如果投加在水处理系统中，则有一部分会迁移到下一个工艺段。因此，Bti 制剂在自然水体和制水工艺流程中的迁移分布是考察的一个重要问题。另一方面，虽然 Bti 具有很高的安全性，但加入水体，还是不可避免地会对水质造成影响，影响的强弱、可接受与否，是我们要考察的另一个重要问题。

在应用安全性考察中，我们主要考察了可能受 Bti 直接影响的两个水质指标：浊度和细菌总数。这部分试验采用的粉剂为 Mosquito larvicide Powder 1。

1. Bti 的自然沉降

在 1500mL 方形试验杯中均匀投加 0.1mg/L 粉剂（Mosquito larvicide Powder 1），监测悬浊液中的芽孢含量，同时分别取其上清液，在 60min 内，每间隔 10min 检测一次浊度，每 20min 检测一次细菌总数。对自来水和原水分别投加进行试验，以考察 Bti 自身沉降以及在原水颗粒作用下的沉降特点。0.1mg/L 粉剂 Bti 在原水和自来水中的沉降结果见表 7-23。

粉剂在自来水和原水中自然沉降试验结果　　表 7-23

时间 (min)	浊度(NTU)			
	自来水分散样品	自来水浊度对照	原水分散样品	原水浊度对照
0	0.40	0.20	2.73	2.70
10	0.23	0.22	2.55	2.79
20	0.26	0.19	2.51	2.68
30	0.27	0.22	2.52	2.76
40	0.26	0.19	2.45	2.62
50	0.28	0.19	2.46	2.62
60	0.27	0.19	2.35	2.51

试验结果表明，0.1mg/L Bti 粉剂，仅使自来水和原水浊度升高 0.2～0.3NTU，在自来水中分散的 Bti 浊度沉降率为 32.5%；在原水中进行的试验，原水在 60min 内的浊度由 2.70NTU 降低至 2.51NTU，下降了 0.19NTU；分散 Bti 粉剂后，水样的浊度由 2.73

下降至 2.35NTU，下降了 0.38NTU，显示 Bti 粉剂有助于原水的浊度沉降。

通过测定自然静置过程上层水中细菌总数的变化，考察芽孢的自然沉降特性。观测结果见图 7-19。

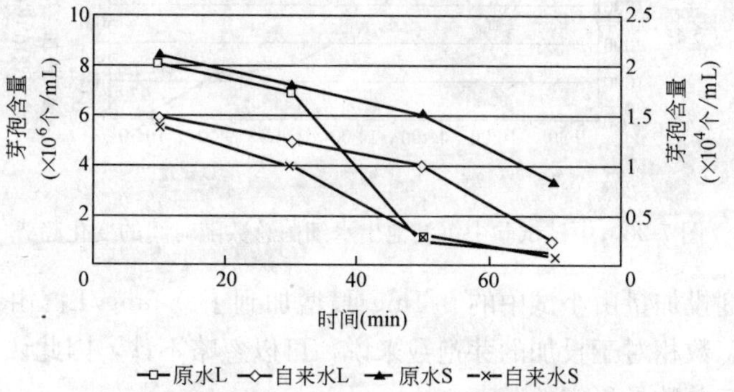

图 7-19 Bti 制剂芽孢的沉降效果

液剂中芽孢在原水中的沉降速度比在自来水中的沉降速度明显要快，而粉剂中芽孢在自来水中的沉降速度比原水中略快。无论哪种状态，其芽孢在上层水中都有一个数量级的沉降量。从芽孢总数量来看，液剂的芽孢数比粉剂高两个数量剂，如果二者对摇蚊的毒力相当的话，尽管芽孢没有被证明对人体有毒性，还是以选择粉剂对水质的影响较小。

2. Bti 在混凝沉淀作用下的沉降特性

试验装置为东湖水厂 4t/h 的中试装置，装置为网格沉淀池和斜板沉淀池，在沉淀池形成稳定的摇蚊孳生环境后，连续投加 Mosquito larvicide Powder 1 粉剂 24h，投加浓度为 0.5mg/L，监测出水中的细菌总数。

试验原水取自深圳某水源水库，与水厂的实际生产用水为同一水源，原水靠重力方式引入。开始前，将反应池和沉淀池放干，重新注入原水，5d 后出现摇蚊的孳生。

在斜板沉淀池进水口投加粉剂，持续 24h。混凝剂为 PAC，投加量为 1.0mg/L。间隔一定时间检测反应池出水的细菌总数。原水中的细菌总数为 2430CFU/mL，投加点水中的 Bti 芽孢含量经计算为 1.25×10^5 个/mL。检测的细菌总数在投药期间的变化趋势见图 7-20。

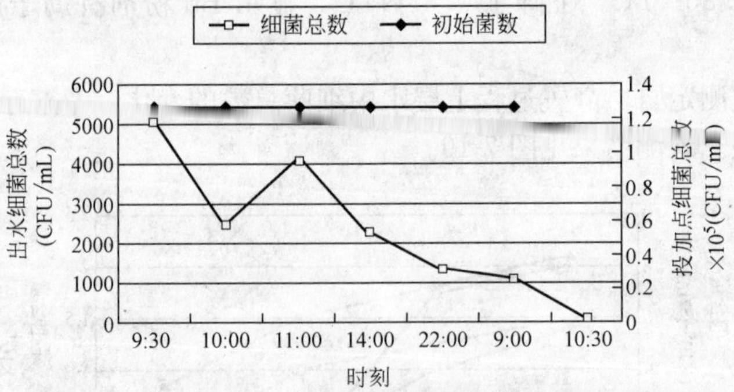

图 7-20　中试试验中沉淀池出水细菌总数随时间的变化趋势

粉剂投加量由小试中的 0.1mg/L 增加到了 0.5mg/L。由于原水中的细菌总数相对于投加的芽孢数来说，可以忽略不计，因此认为在投加点的细菌总数是稳定的。

芽孢含量经混凝沉淀后，由十万数量级降低到了 1000 个/mL 左右，去除率达到了 96%。并且从开始试验起，细菌总数处于持续下降的趋势中。停止投加 1h 后，细菌总数下降到了 220 个/mL。

上述试验结果表明，在小试的试验浓度下，粉剂和液剂中的 Bti 能发生一定程度的自然沉降；在小试的混凝搅拌条件下，粉剂和液剂中 Bti 参与矾花的形成，发生明显的沉降，效果明显优于自然沉降过程。从粉剂和液剂的比较来看，粉剂的投加效果比液剂优越。0.1mg/L 的粉剂 Bti 投加量不会造成原水浊度和细菌数的上升，反应流程后出水的浊度、细菌与对照组相比没有差别。

中试试验结果同样表明，微生物粉剂中的芽孢在混凝沉淀过程中有很好的沉淀效果，去除率达到了 96%以上。

由于微生物制剂的芽孢及晶体蛋白等悬浮物在混凝沉淀过程中有很好的沉降效果，从而大大降低了对水质的影响。

7.2.7.5　几种净水消毒剂对 Bti 芽孢的杀灭作用

在沉淀池中加入 Bti 制剂控制摇蚊的生长繁殖，虽然绝大部分芽孢被沉淀，但仍然可能有部分芽孢可能随沉淀池出水进入下一个工艺段并到达出厂水。因此，为了保证出厂水中不再有活的芽孢，使出水的微生物指标达到水质标准，必须研究对残留芽孢的灭活方法。

试验采用的粉剂为湖北康欣农用药业有限公司提供的一种 Bti 粉剂

(Mosquito larvicide Powder 1)。用无菌水分别配制 Bti 液剂和粉剂悬浊液，液剂浓度为 80mg/L，粉剂浓度为 0.5mg/L。开始杀灭试验前检测其中芽孢的含量。加入不同浓度的消毒剂或紫外照射，在不同的作用时间下检测细菌总数的变化。

1. 氯对 Bti 芽孢的杀灭效果

80mg/L 的液剂中细菌总数为 8.2×10^6 个/mL。氯的投加浓度依次为 0.5mg/L，1.0mg/L，1.5mg/L，2.0mg/L，2.5mg/L，在密闭棕色瓶中混合作用不同时间（15min，30min，60min，120min）后，终止反应，检测其中的细菌总数，结果见图 7-21。

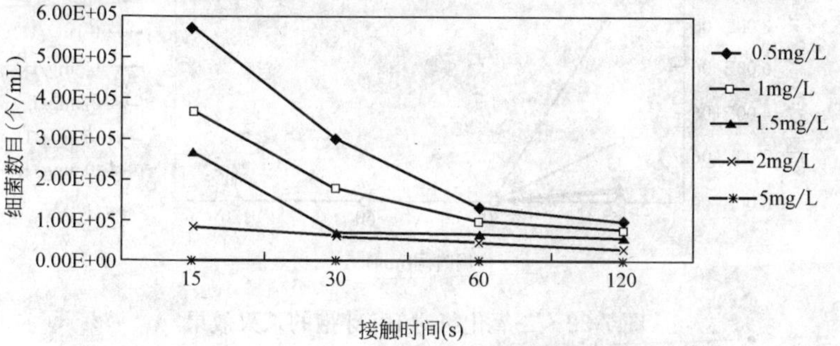

图 7-21 氯对 Bti 芽孢的杀灭效果接触时间的变化

氯对芽孢的杀灭速度随加氯量的增加而增加。当投加量达到 5mg/L 时，15min 杀灭了所有的芽孢。作用时间达到 120min 时，所有剂量下对芽孢的杀灭效果接近，均达到 99%以上。由于水质标准中要求的最低接触时间为 30min，从图中可以看出，接触时间 30min 时，2mg/L 以上的投加量可达到 99%以上的芽孢杀灭率，1mg/L 以上的投加量可达到 95%以上的杀灭率。因此，采用氯能够有效杀灭处理工艺中残留的芽孢。氯的投加量可根据残留芽孢含量和水质决定。试验结果表明，在粉剂投加量为 0.5mg/L 时，只要出厂水总余氯浓度达到 1mg/L，则细菌总数与不加药剂的检测结果基本一致，完全能够达到饮用水水质标准的要求。

2. 二氧化氯对 Bti 芽孢的灭活作用

二氧化氯是一种强氧化剂，其水溶液中的氧化还原电位高达 1.5V。它能附着在细菌的细胞上，穿过细胞壁与含巯基的酶反应而使细胞死亡。ClO_2 与细菌及其他微生物蛋白质中的部分氨基酸发生氧化反应，使氨基酸分解破坏，进而控制微生物蛋白合成，最终导致细菌死亡，因此二氧化氯对一般细菌的杀灭能力比饮用水处理中常用的另外两种氧化剂氯和 H_2O_2 强。

80mg/L 的液剂中的初始细菌总数数为 8.2×10^6CFU/mL，在其中加入浓度梯度为 0.05mg/L、0.1mg/L、0.2mg/L、0.3mg/L、0.4mg/L、0.5mg/L 的二氧化氯，在密闭棕色瓶中混合作用不同时间（15min，30min，60min，120min），测定不同作用时间下的细菌总数，并计算对芽孢的杀灭率。结果见图 7-22。

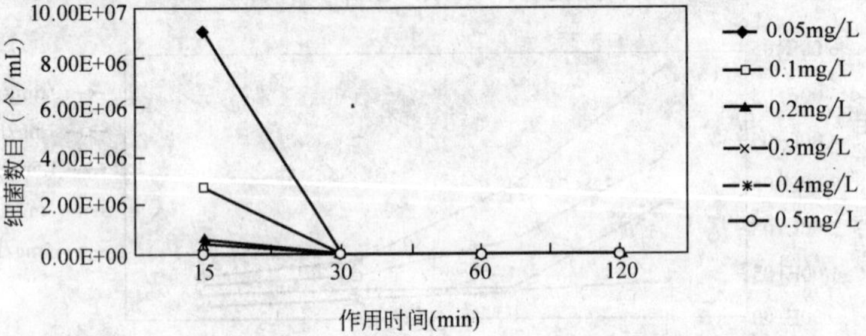

图 7-22　二氧化氯对 Bti 芽孢的杀灭效果

低浓度的二氧化氯对芽孢即有较好的杀灭效果。当二氧化氯投加量在 0.05mg/L 以上，作用时间超过 30min 时，能够达到 99%以上的杀灭率，作用时二氧化氯对 Bti 芽孢的杀灭效果间达到 60min 以上时，能达到 100%的杀灭率。二氧化氯投加量在 0.2mg/L 以上时，15min 的接触时间即能达到 95%以上的芽孢杀灭氯。

3. 紫外线对 Bti 芽孢的杀灭作用

将装有 100mL 浓度为 40mg/L Bti 液剂的烧杯放在室内 25W 的紫外灯下照射，照射时间分别为 0min、1/6min、1/3min、0.5min、2/3min、5/6min、1min、5min、10min、15min、20min、30min、60min，定时测定细菌总数。烧杯距离紫外灯 50cm。，间隔一定时间检测其中的细菌总数含量。结果见图 7-23。

紫外对 Bti 具有一定的灭杀作用，接触时间超过 30min 时，杀灭率达到 99.5%以上。

这一实验结果说明，在采用 Bti 控制摇蚊幼虫时，可以采用紫外线或日光灭活残留的芽孢，同时，在施用过程中，应尽量避免日光照射，才能保证对摇蚊幼虫良好杀灭效果。

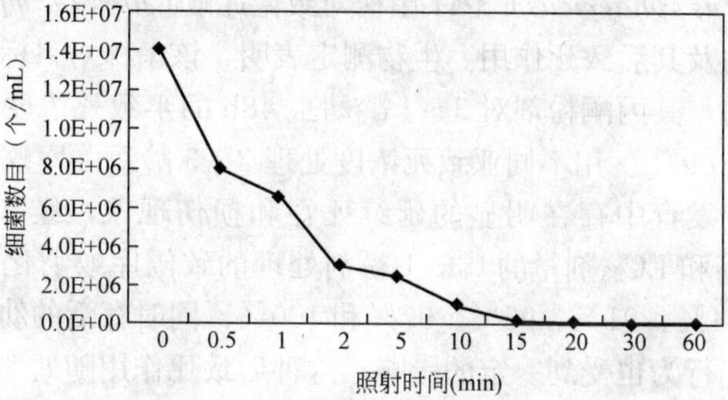

图 7-23 紫外线对 Bti 芽孢杀灭作用

7.3 Bs的灭蚊实践

球形芽孢杆菌（*Bacillus phaericus*，*Bs*）是广布全球，普遍存在于土壤或水土系统中的一种产芽孢杆菌。自从 20 世纪 60 年代在美国分离到第一株对蚊幼有毒菌株以来，已陆续分离到一些新株。这种菌株已获得无芽孢的有毒株，无芽孢株被认为更适合于饮用水使用。

其杀虫谱比苏云金杆菌为窄，一般而言，库蚊对它最敏感，按蚊次之，多数伊蚊种类对它不敏感，对蚋的幼虫亦无毒效。例如三带喙库蚊，对它就很敏感。多数伊蚊幼虫对它的敏感性很差，埃及伊蚊比致倦库蚊差 400～500 倍（1593 株）。Bs 在污水中有较大持效，适用于防治污水库的淡色库蚊和致倦库蚊。在常用的 1593、2297 和 2362 菌株中，后者毒效一般高于前两株。我国已经分离到对蚊幼有毒的 3 个新株，即 Ts-l、Bs-I0 和 BsC3-41。后者对蚊幼的毒效最高，也比 2362 株高。它的乳剂（200ITU/mg）对淡色库蚊的 LD_{50} 为 0.0237×10^{-6}，在现场使用，每 10d 一次，能有效地降低幼虫和成蚊密度。在这方面，中国科学院武汉病毒研究所张用梅等在 C3-41 杀蚊幼乳剂的研制与应用方面进行了卓有成效的工作。

Bs 有较长的持效，适于在污水中应用。虽然它能在幼虫尸体内繁殖，但是否能在污水中循环，尚无定论。它在不同水生环境中的持效也可有所差别。与 Bti 相比，Bs 对伊蚊幼虫的效果较差，作用发挥稍慢，但适用于有机物污染的水体，灭蚊持效期更长。各种生物的和物理的因素可显著影响两种细菌制剂的蚊虫防治效果，如幼虫龄期、幼虫密度、pH、阳光照射、水质污染程度、水流速度等。庞义等研究了球形芽孢

杆菌 *Bacillus sphaericus* C3-41 菌株对致倦库蚊 *Culex quinquefasciatus* 幼虫的毒力及其后致死作用。生物测定表明，该菌株对目标蚊幼虫具有很高的毒力，其丙酮粉剂对 0～1 龄幼虫 48h 的半致死浓度（LC_{50}）为 6.92±0.22μg/L。用不同亚致死浓度处理 2～3 龄致倦库蚊幼虫，存活幼虫在后期发育中存在明显的延续死亡和损伤现象，经 LC_{30}、LC_{50}、LC_{70}、LC_{90} 和 LC_{98} 剂量的 C3-41 粉剂处理的致倦库蚊羽化前的总死亡率分别为 84%、91%、95%、97%和 100%，同时存活的幼虫、蛹和成蚊的发育和行为也受到一定的影响，这种后致死作用随处理浓度的升高而增强，可能同球形芽孢杆菌毒素蛋白对处理期间蚊幼虫中肠上皮细胞造成的损伤相关。

球形芽孢杆菌产生原毒素（protoxin），原毒素在蚊幼肠道中活化而成为毒素。最初合成毒素是分子量为 125000 的肽，在芽孢形成过程中，肽分解为分子量 11000、63000 和 43000 的蛋白质。毒性的活化有两个过程：一是分子量 125000 的蛋白质转化为分子量 43000 的蛋白质；二是后者在幼虫肠道中转化为 40000 的蛋白质。伴孢晶体被蚊幼虫吞食时毒素蛋白可释放溶解，引起中肠上皮细胞崩溃，导致幼虫死亡。由于孢子较快沉淀，球形芽孢杆菌在自然水体中繁殖较差。

我国目前年产 Bs 制剂 100t 以上，主要用于城市灭蚊。Bs 能与 Bti 混合使用，我国曾开发两者的混合培养制剂。Bs 的产毒基因在国外早已成功地在蓝藻中表达，但所建立的工程藻对蚊幼的毒效不高。1993 年，我国徐旭东等也将 Bs 毒素基因转移入鱼腥藻（*Anabaena sp.*）7120，所得的基因工程藻对淡色库蚊幼虫有较高毒效，其次是中华按蚊幼虫，对白纹伊蚊幼虫只在高浓度时才有明显毒效。此后，阎歌等在 1996 年建立的 3 株基因工程藻 *Anabaena cylinrica*，*A. sp.* 7120 和 *A. subtropica* 对淡色库蚊幼虫也有较高的毒效，24 小时的 LD_{50} 分别为 3.32×10^4 细胞、3.51×10^4 细胞和 4.34×10^4 细胞。后者并在现场试验用于防治小型水体（分别为 $0.5m^3$、$0.54m^3$、$0.62m^3$ 和 $0.47m^3$）孳生的白纹伊蚊和淡色库蚊幼虫，在剂量为 9.41×10^4 细胞/mL 时，48h 后全部死亡。这类工程藻加以改进后，将会提高和扩大 Bs 的应用价值。

蚊虫对 Bs. 经实验室选育或现场应用产生的抗性已有报道。我国的淡色库蚊经 Bs. C3-14 株实验室选育，敏感度随世代增加而递减，F-14 代的 LD_{50} 比对照升高了 11.9 倍。在巴西雷西腓（Recfe）的城区

(Coque) 使用 Bs 26 个月后，致倦库蚊的敏感度下降了 10 倍，但在无选育压力时，抗性不稳定。从野外采集的和实验室养殖的致倦库蚊经 Bs 2392 株选育至 100 代，分别产生了 31 倍和 37 倍抗性，并对 1593 和 2297 株有交互抗性，但对 Bti 无明显交互抗性。致倦库蚊对 Bs（1593 株）产生高 倍抗性见于印度的库奇（Kochi）喷洒区，经 35 次处理后，它的 LD_{50} 和 LD_{90} 分别为未处理区种群的 146 倍和 180 倍。这种库蚊抗 性株经实验室养殖后加以选育，抗性很快增加，到 18 代它的 LD_{50} 和 LD_{90} 比敏感株分别大了 6223 和 31325 倍，但对 Bti 也无交互抗性。虽然现时对 Bs 产生抗性的报告不是很多，不像化学杀虫剂那样普遍，但从上述例子可见，这现象也不可忽视，在长期使用时应加注意。

7.4 蚊虫寄生生物的利用

寄生是指一种生物生活在另一种生物的体内或体表，从那里吸取营养物质来维持生活。营寄生生活的生物称为寄生生物，被侵害的生物称为寄主或宿主。一些生物在蚊类体内寄生并发育，不仅摄食宿主的营养物质，而且严重破坏宿主的体壁，导致幼虫死亡，成为蚊幼虫的天敌。这些蚊虫寄生主要包括线虫和真菌，还有小孢子虫科（*Microsporidae*）的一些种类。

7.4.1 索虫治蚊

线虫类是假体腔动物中最大的一门，具有三胚层的原体腔无脊椎动物。线虫是一类虫体半透明，细长不分节的低等无脊椎动物，虫体绝大多数长圆筒形，两端尖细，两侧对称。线虫分布广泛，种内数量很多，已记录的约有 15000 种。线虫的生活方式多样，许多自由生活在淡水、土壤和海洋中，也有许多线虫是在动、植物体内营寄生生活，造成人畜重要疾病及农作物的减产。寄生在水生双翅目昆虫（如蚊、蚋、蠓等）的线虫有几十种，其中包括以蚊虫为媒介的人体和动物丝虫、以及索科（*Mermithidae*）线虫（简称索虫）和似杆线虫的一些种类。

据报道，索科线虫寄生在幼虫的有 9 个属，如罗索虫（*Romanomermis*）、细蚊索虫（*Diximerimis*）、八腱索虫（*Octomyomermis*）等，还有一些则寄生于成蚊，如绝育索虫（*Agamomermis*）、秘鲁索虫

(*Perutiiimermis*)、腹生索虫 (*Gastromermis*) 等。

罗索属 (*Romanomermis*) 线虫属索科 (Mermithidae) 线虫的一个属。该属线虫寄生期幼虫在蚊幼宿主体内寄生并发育，严重破坏幼虫的体壁，导致其死亡，是蚊幼虫的天敌。罗索属在自然界对稻田孳生的蚊幼种群，特别是中华按蚊和三带喙库蚊，起着自然调节作用，也是一种有前途的生物防治制剂。国外对该属的食蚊罗索虫 (*R. culicivorax*) 做了大量研究工作，包括分类、形态、生活史、自然宿主和实验易感的蚊种、大量培养和喷洒方法、现场试验以及环境和杀虫剂对它的影响等等，目前已能大规模进行食蚊罗索虫的商品化生产，其注册公司为"Fairfax"，商标名称为"Skeeter Doom"。

索虫的分布很广，在我国，现在已经发现的罗索线虫有 6 种，3 种待定。这 6 种罗索线虫分别是：旌德罗索虫 (*R. jingdeensis Yang et Chen*)、四川罗索虫 (*R. sichuanensis Peng et Song*)、郴州罗索虫 (*R. chenzhouensis Fu et Lin*)、武昌罗索虫 (*R. wuchangensis Bao et al*)、豫南罗索虫 (*R. yunanensis Song en al*)、集安罗索虫 (*R. jianensis Su et Zhang*)。这方面研究比较系统和深入的是旌德罗索虫。它是在安徽旌德县发现的。杨新史等 1983 年报道，中华按蚊幼虫的寄生率平均达 34.6% (11.9%～58.2%)。实验室感染研究和现场试验研究表明，按蚊幼虫对它有较高的易感性。

彭玉芳等 1983 年对 31 种蚊虫人工感染豫南罗索线虫进行了实验研究，结果表明，受试的库蚊亚科 5 属 20 种蚊虫对豫南罗索线虫均敏感。与食蚊罗索线虫相比，豫南罗索线虫对埃及伊蚊、白纹伊蚊、背点伊蚊、赛尔伊蚊、环跗库蚊和哥伦比亚骚蚊的感染力较食蚊罗索线虫为强，显示豫南罗索线虫是一种侵袭力很强的嗜库蚊线虫。

7.4.1.1　罗索虫的生活史

罗索虫的生活史一般分为成虫、卵、幼虫 3 个虫态，其生活史分为 5 个时期——卵期、寄生前期幼虫、寄生期幼虫、寄生后期幼虫、成虫期。因种类和温度等因素不同，罗索虫整个生活史的历期而有差异。在 30～33℃条件下，郴州罗索虫整个生活史历期约 20～25d。

1. 卵期

从池塘水中或泥土中采到的旌德罗索虫寄生后期 (Postparasitic) 幼虫，在水中或湿沙中很容易发育为成虫，从而获得虫卵。成熟的卵浸水后 7h 孵化为寄生前期 (Preparasitc) 幼虫，但第 1 次蜕皮在卵中进行，孵化的幼虫有时还带着蜕下的皮。旌德罗索虫经 8～12h 完成胚胎发育。

2. 寄生前期幼虫

罗索虫的幼虫有Ⅰ～Ⅳ期发育阶段，须蜕 4 次皮，才发育为成虫。Ⅰ期幼虫孵出时在卵内脱膜成为Ⅱ期幼虫，即寄生前期幼虫。

寄生前期幼虫的寿命很短，如果在 36～48h 未能进入宿主体内，即行死亡。从卵孵化出的寄生前期幼虫在水中活跃地游动，寻找到宿主，就穿透其体壁而侵入体腔。一般线虫幼虫寄生在蚊幼虫的胸部，以宿主的血淋巴为营养。每条蚊幼寄生一条线虫幼，盘旋成团，也有寄生 2 条以上的。

3. 寄生期幼虫

寄生期幼虫在宿主体内蜕第 2 次皮。在温度 24～28℃时，经过 8d，从宿主，主要从胸部破裂表皮而逸出，从而导致宿主的死亡。多虫寄生颇为常见，最多可达 12 条。幼虫吸取宿主的血淋巴，夺取营养物质使虫体发育增大，成为寄生期幼虫。

4. 寄生后期幼虫

寄生期幼虫最后从宿主体壁钻出成为Ⅳ期幼虫，即寄生后期幼虫。寄生后期幼虫在孳生地表层泥砂中自由生活，在 24～27℃时，经一段时间后（从宿主逸出后的第 10 天开始），蜕去Ⅲ、Ⅳ期幼虫的两层角皮而发育为成虫。多数雄虫和雌虫分别需经 50d 和 70d 才达到成虫期。

5. 成虫期

罗索虫的成虫是淡白色线虫，雌虫长 11.3～21.0mm，雄虫长 7.2～12.9mm。雌雄成虫交配后便产卵，新的生长期又开始循环。雌虫最早在从宿主逸出后的 25～30d 就产卵，但有些在 150d 后仍产卵。产卵期 18d 每条雌虫的平均产卵 24800 个（食蚊罗索虫），多的达 3791 个（旌德罗索虫）。成虫在湿土中的寿命很长，食蚊罗索虫的孕卵雌虫可存活 6 个月之久。

7.4.1.2 宿主蚊类

目前，自然界被食蚊罗索虫寄生的蚊类，或实验室接种成功的蚊类，共有 7 属 87 种之多，其中在我国也有分布的共 23 种。索虫对宿主有较强的选择性，不同种类的索虫各有其特点的宿主范围。在我国发现的灭蚊罗索虫中，旌德罗索虫、四川罗索虫、集安罗索虫（*R. jianensis Su et Zhang*）的主要宿主为中华按蚊，郴州罗索虫、武昌罗索虫的主要宿主为三带喙库蚊，而豫南罗索虫主要寄生在三带喙库蚊、致倦库蚊体内。图 7-24 所示为施德罗索虫寄生的中华按蚊幼虫。

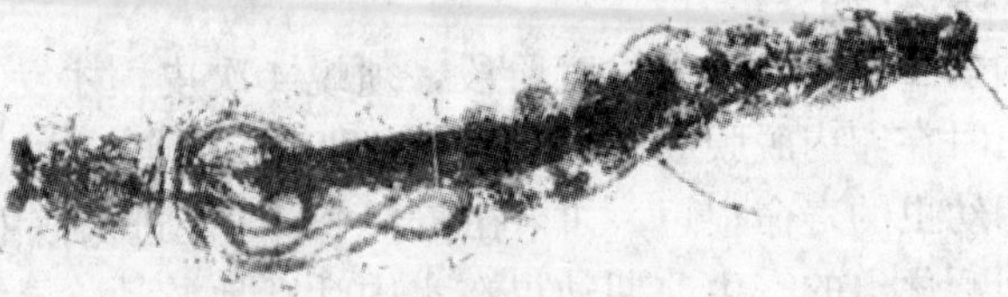

图 7-24　旌德罗索虫寄生的中华按蚊幼虫

蚊幼易感度也与宿主和寄生前期幼虫的比例有关。例如中华按蚊在与它的比例为 1∶5 的感染率为 68.5%，在 1∶10 的比例时就达到 93.3%。但我国台湾的中华按蚊对它有高度抵抗力，高度易感的是淡色库蚊和致倦库蚊。

国外观察用致倦库蚊培养食蚊罗索线虫，感染期索虫与宿主比例一般需大于 3∶1 时才能获得高的寄生率。国内用致倦库蚊无论对郴州罗索线虫，还是对武昌罗索线虫，均得出相似的结论。而豫南罗索虫用 5∶1 比例，对三带喙库蚊幼虫感染率为 97.1%，致倦库蚊为 98.6%，白纹伊蚊为 98.5%，埃氏伊蚊 100%，嗜人按蚊为 10.9%，斯氏按蚊 44.4%，微小按蚊为 4.8%。

7.4.1.3　索虫的大量培养

应用寄生生物进行生物防治，必须大量培养，保证寄生生物的数量。

对于食蚊罗索虫，Petersen 等经过系统研究，提出了一套行之有效的大量培养方法，并描述了培养装置。我国的杨新史等也成功进行了班德罗索虫的实验室培养。

索虫的大量培养程序如下，

首先，获得接种用的寄生前期幼虫。用去氯自来水浸泡成虫培养物，使虫卵孵化。浸泡几个小时后，把培养物的水倒入普通容器，其中就含有寄生前期幼虫。

其次，将寄生前期幼虫接种到宿主。寄生前期幼虫必须在短时间内（36～48 小时）进入宿主体内。对不同的罗索虫要选择相应的宿主，培养灭蚊罗索虫的宿主是致倦库蚊幼虫，培养旌德罗索虫的是中华按蚊幼虫。另外，要注意适当的接种比例，一般多选择接种比例分别为 1∶14（宿主∶寄生生物）和 1∶10。从培养中使用的宿主看来，食蚊罗索虫的培养比旌德罗索虫条件好，因为食蚊罗索虫的宿主致倦库蚊便于大量养殖。

最后，收集寄生后期幼虫。当未被寄生的幼虫化蛹时，寄生后期幼虫即将从蚊体逸出，这时要使用上盘底为32目的网筛。寄生后期的幼虫从上盘逸出时即落入下盘。如此分离出来的寄生后期幼虫，可放入深约1.5～3.0cm，含消毒过的潮湿建筑沙子的搪瓷盘内，作为成虫培养物。这样的培养物经4～6周（旌德罗索虫）或7～8周（灭蚊罗索虫）培养后，可产生大量成虫和卵，随时可以用水浸泡使卵孵化。

7.4.1.4　索虫应用实践

利用索虫进行蚊虫防治目前已有不少试验研究。Rojas等将食蚊罗索虫寄生前期幼虫及成虫引入哥伦比亚北太平洋的自然孳生地，由于该地区湿度大、雨量充足、全年平均温度在22～33℃之间，适宜的气候条件有利于该线虫在自然界中成功建立自已的种群，再循环达27个月，有效控制了白端按蚊幼虫种群密度，同期儿童疟疾现患率亦显著下降。

Romanomermis iyengari 是1978年在印度庞迪遮里（Pondicherry）发现的一种罗索虫。R. iyengari的实验室易感蚊种包括6种按蚊、5种库蚊和3种伊蚊。在巴西、墨西哥等国家进行的小规模现场试验表明，喷放R . iyengari寄生前期幼虫后5～7d，按蚊幼虫种群密度显著下降。

我国灭蚊罗索线虫的研究始于20世纪70年代，至今已发现6种，尚有3种为待定种。国内发现的线虫有部分已进行了现场效果观察，如在上海川沙的稻田释放旌德罗索虫寄生前期幼虫，中华按蚊幼虫感染率在49.2%～72.7%之间；在四川峨嵋的稻田释放豫南罗索线虫寄生前期幼虫，三带喙库蚊幼虫感染率在60.7%～81.6%之间；在武昌郊区水缸、积水坑释放武昌罗索线虫寄生前期幼虫，埃及伊蚊和白蚊伊蚊幼虫感染率均大于70%，在污水坑内增加罗索线虫释放量至7000～10000条/m^2，库蚊幼虫感染率可达75.5%。

应用索虫防治蚊虫时，可在地面或空中喷放索虫，或与沙混合撒布，或可在蚊虫孳生场所作水淹前预先处理。食蚊罗索虫已有较多的现场试验，但试验结果颇不一致。总的看来，一般索虫对按蚊有较好效果。例如在美国，在稻田、水沟或水池喷放寄生前期幼虫，在每平方米喷放1000条时，十字按蚊（*An. cruians*）、弗氏按蚊（*An. freebornii*）和四斑按蚊的寄生率为67%～70%，加大使用索虫量，寄生率还可以大大提高，而且喷放的索虫在多数场所，在处理后1～3年，最长至7

年，还在继续自然循环，起到一定的寄生作用。

首次大规模成功地应用索虫防治蚊虫是在萨尔瓦多对白足按蚊的试验。这是在一个方圆 0.01km² 的湖泊进行的，该湖泊边缘 2～5m 地带的水面多浮生植物，是白足按蚊和伪翅斑按蚊（*An. pseudopunctipennis*）的理想孳生场所。Petersen 等在 1977 年，从 2 月开始，对湖边 5 个点，每周 2 次，共喷放了 11 次寄生前期幼虫，使用剂量是 2400～4800 条/m^2，共喷放了 393×10^6 条索虫幼虫。喷放后的平均寄生率为 58%，但各次各点的变化很大（22%～89%）。从试验结果来看，虽然总的索虫寄生率不很理想，该湖泊的按蚊幼虫密度（2 种合计），从第一次处理起逐步下降，从处理前的每勺 10 条，下降到了处理结束时的每勺 0.6 条（下降 94%）。但在末次处理的对照区，5 周后幼虫密度就上升到了 3.1 条。我国台湾省也曾试用这种索虫，但未能达到预期效果。

在小面积稻田（21.6～66.6m^2）、坑塘（13.8m^2）、秧田（552.7m^2）喷放旌德罗索虫寄生前期幼虫防治中华按蚊幼虫的试验中，在处理后 24 小时取样检查的各龄幼虫寄生率因不同种孳生场所而不同，但多数在 60%以上。各龄幼虫的寄生率也不同，1～4 龄幼虫的寄生率依次为 79.2%、90.6%、84.0%和 100%。

7.4.1.5 环境因素对索虫应用效果的影响

物理、化学和生物因素都可影响罗索线虫的感染力。

Galloway 和 Brust 曾报道，水温 10℃时，现场释放食蚊罗索虫，蚊幼虫感染率非常低。鲍学纯等对武昌罗索线虫进行观察，发现其最适寄生温度为 24～28℃，温度过高或过低，对蚊幼虫和罗索线虫的生长发育均不利。

对灭蚊罗索虫，盐度是一个重要限制因素，稍高的盐度，如 0.04mol/L NaCl 就能使它们的寄生率大大下降。Petersen 等发现，当 NaCl 浓度大于 0.04mol/L 时，食蚊罗索虫对蚊幼虫几乎无感染力。对 *R. iyengari* 和武昌罗索线虫的试验观察也得到类似结果。

罗索线虫对化学农药有较强耐受力。研究结果证实，多种常用杀虫剂和生长调节剂对食蚊罗索虫的感染力无显著影响。寄生前期幼虫与下列剂量（$\times10^{-6}$）的杀虫剂（双硫磷 0.001，倍硫磷 0.003，甲氧保幼激素 0.005，毒死稗 0.001，马拉硫磷 0.100，敌灭灵 0.005）接触 24 小时，其活力和感染性及其成长的寄生后期都不受影响。

但也有报道认为，氯氰菊酯、溴氰菊酯、戊氰菊酯、甲胺磷等对武昌罗索线虫各期生活力均有影响。高剂量的上述杀虫剂使寄生前期幼虫游动下降，因而妨碍它们寻找宿主和寄生。它们和甲氧保幼激素合用，5～50μg/kg对食蚊罗索虫寄生前期幼虫的寄生性以及寄生期和寄生后期的发育都无不良影响，可以增加蚊幼的死亡率。

Platzer发现，食蚊罗索虫寄生前期幼虫在有机物丰富、氧含量低的水体里生活8小时即停止运动，因此，它在污染水体中灭蚊效果差。线虫对蚊幼虫的感染率与蚊幼虫龄期显著相关，二龄蚊幼虫的感染率最高，幼线虫很难侵入高龄蚊幼虫体内，而蛹几乎不被感染。另外，对蚊幼虫的防治效果与释放的寄生前期幼线虫呈正相关，加大罗索线虫的投放量，感染率可大大提高。

1975年，Petersen等首次报道食蚊罗索虫能在新环境中实现自然再循环。此后，该研究组建立了实验室线虫培养方法，并在实验室和现场进行了大量试验。试验结果表明，食蚊罗索虫对按蚊幼虫的感染率最高。他们将食蚊罗索虫寄生前期幼虫喷放至湖边的按蚊幼虫孳生地，喷放后白端按蚊（*An. albimanus*）和伪翅斑按蚊（*An. pseudopuncti2pen2nis*）幼虫的平均寄生率为58%（22%～89%）。

虽然利用索虫防治蚊虫已有一定的时间探索，但是，作为一种生物防治物，索虫也有其缺点。索虫的寄生前期幼虫是用蚊幼来培养的，培养这类索虫首先必须建立实验室种群，大量养殖致倦库蚊或中华按蚊，费工费时，成本高。另外，索虫防治蚊幼应用的剂量大，如以施德罗索虫防治稻田的中华按蚊，即以1000条/m^2的剂量而论，每公顷稻田需用寄生前期幼虫10^7条，需要有专门机构或公司生产供应。同时，它在实际应用中也受到密度制约的影响，一般只能起到宿主种群的调节作用。

7.4.2 真菌治蚊

7.4.2.1 大链壶菌

寄生在蚊虫并使蚊致死，而被认为有可能用作生物防治物的真菌，主要有链壶菌属（*Lagenidium*）、蚊菌属（*Culicinomyces*）和雕蚀菌属（*Coelomomyces*）。其中被SWG认为最有应用前途的是大链壶菌（L. giganteum）。国内外学者的研究已证明它具有明确的杀蚊幼虫作用，并能在自然环境中再生循环，且对人畜无害，很有希望成为一种优良的生物灭蚊剂。

1999年，名为“Laginex”的大链壶菌商品化制剂在美国上市，

Hallmon 等比较了 Laginex 与 Vectobac212AS（活性成分为 Bti）的现场应用效果，结果表明，Laginex 能使致倦库蚊幼虫密度下降率达 100%，持效期为 20 天左右，而 Vectobac212AS 必须每 10d 喷洒一次。如果卵孢子的有效剂型能研制成功，可能每年应用一次即可达到控制蚊虫密度的效果，这是与 Bti 制剂相比，大链壶菌最主要的优点。

7.4.2.2　大链壶菌的生活史

大链壶菌是一种兼性寄生真菌，既可寄生在蚊幼，也可在水生环境中腐生。它的生活史包含有性和无性生殖 2 个循环。大链壶菌寄生期由游动孢子开始。它们在蚊幼体壁形成孢囊或被吞食而附着在消化前部，偶有侵入肛鳃基部。附着的游动孢子产生一个芽管（germ tube），管端释放分解蛋白和酶解酶，破坏几丁质，并靠机械推力而穿透表皮，向内生成营养菌丝，很快充满头腔和体腔（图 7-25）。这时生长停止而繁殖开始，被感染的蚊幼也在这个时期（感染的 48～72h）死亡，繁殖期的菌丝分隔，每隔是一个繁殖单位。如果幼虫在感染早期死亡，则真菌也随之消亡。

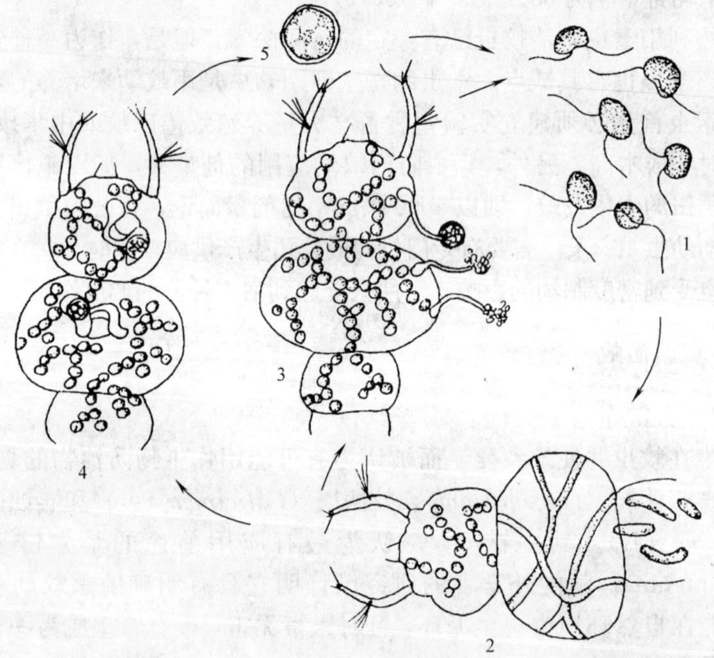

图 7-25　大链壶菌的生活史

大链壶菌的有隔菌丝可生成孢子囊进行无性繁殖，也可生成雄器或藏卵器（卵原细胞）。无性繁殖比较普通；孢子囊产生排出管，伸出体壁，产生大量游动孢子。游动孢子感染新蚊幼而开始下一生活史周期。据估计，一条感染死亡的幼虫可产生7～25万游动孢子。

菌丝体为大链壶菌的无性生殖阶段。它无细胞壁，非常脆弱，从感染蚊幼虫体内逸出后仅能存活48小时，对不利环境缺乏耐受性。将孢子囊前体包埋在海藻酸盐中，能使蚊幼虫的感染率提高，贮存和应用也更加方便。卵孢子为大链壶菌的有性生殖阶段，能耐干旱、冰冻和机械摩擦等不利环境条件，能越冬，是理想的商品形式。但卵孢子的大规模生产量却比菌丝体低得多，这阻碍了对卵孢子灭蚊效果的大规模现场测试。研究人员仍在继续研究改进人工培养卵孢子的技术。

大链壶菌在有性繁殖阶段，雄器和藏卵器融合而形成壁厚的卵孢子，卵孢子对不良环境有抵抗力，在适当情况下萌发为游动孢子，进行寄生或腐生。

7.4.2.3 大链壶菌的灭蚊实践

在试验室、小规模和大规模现场试验中，大链壶菌对多种蚊幼虫表现出高毒力，如库蚊、曼蚊和伊蚊等。我国于1987年引入大链壶菌，经实验室测试，证实有9种蚊幼虫能被感染。其中致倦库蚊幼虫对大链壶菌最敏感，白蚊伊蚊幼虫次之，而中华按蚊幼虫不易感。由于大链壶菌对氨氮、氯离子非常敏感，因此它不适用于含盐量高的沼泽地或有机污染较重的孳生环境。Suh和Axtell发现，当水温在20～30℃时，水中游走孢子的浓度大于150个/mL，大链壶菌即可对致倦库蚊幼虫达到最大毒力；25℃时人链壶菌对蚊幼虫的感染率最高；19℃时大链壶菌对蚊幼虫的感染率低于20%；17℃时该真菌已不能感染蚊幼虫。Orduz和Axtell研究发现，一龄蚊幼虫对大链壶菌很敏感，二龄蚊幼虫对其仅中度敏感，而大链壶菌对发育至4d以上的蚊幼虫感染率较低。

在国外实验室研究中，有20多种分隶5个属蚊类，包括埃及伊蚊和白纹伊蚊都能被感染，而且感染率一般都很高，感染的幼虫都被杀死。在现场试验中，散布游动孢子一般有一定或良好防治效果，但不很稳定。例如在美国北卡罗来纳州（North Carolina）的林中水潭和洼地积水投放该种真菌的培养基或液体分离物之后，其中的伊蚊、按蚊、库蚊和骚蚊的感染率为0～100%；用作哨位蚊虫的致倦库蚊的感染率为20%～100%。又如在美国加利福尼亚州水沟，投放游动孢子（3×10^6

个/m^2）1 周后，其中的环跗库蚊的感染率达到 100%。

美国北卡罗莱纳州的小规模现场试验表明，尽管存在孳生地蚊幼虫数量周期性减少、短期干旱的现象，大链壶菌能在自然界实现再循环，蚊幼虫感染率为 0～100%。在加利福尼亚州中央谷的稻田进行的一项大规模现场试验显示，地面投放和空中喷洒菌丝体，可使哨位蚊幼虫的死亡率达 40%～90%，同时使蚊虫种群密度下降了 10 倍。

我国研究者研究认为，大链壶菌对不同蚊幼的感染率具有差异。1994 年，苏晓庆在贵州贵阳进行了 6 种蚊虫被大链壶菌感染的实验研究，发现大链壶菌对其中的白纹伊蚊和致倦库蚊有高度易感性，尤其是致倦库蚊的感染性更高。研究者在轮胎和家庭容器积水等小规模环境中投放大链壶菌，观察到大链壶菌对白纹伊蚊和致倦库蚊有一定的防治效果。

盐度、温度等环境因素影响链壶菌对蚊幼的感染率。大链壶菌对盐度耐受力极低，水中 NaCl 浓度高于 0.7%或氨氮含量超过 10mg/L 时，大链壶菌游动孢子的产生受到影响，其感染蚊虫能力随之降低。低于 15℃或高于 34℃的温度也影响菌丝生长和游动孢子生成。有机农药抑制大链壶菌生长，据报道，6 种常用的杀虫剂，包括溴氰菊酯乳油剂、来福林、速灭杀丁、乐果、灭扫利和敌敌畏，抑制大链壶菌生长。其他微生物的活动也影响大链壶菌的感染能力。

7.4.3　小孢子虫科

据报道，小孢子虫科（Microsporidae）也含有一些寄生在蚊幼虫的天敌，如小孢子虫属（Nosema）、万孢子虫属（Vararia）等。

在瑙鲁岛（Nauru Is.），研究者曾利用万孢子虫属的库蚊万孢子虫（V. culicis）防治致倦库蚊，历时 2 年，在瑙鲁岛仍能发现被库蚊万孢子虫感染的致倦库蚊幼虫，但致倦库蚊的自然种群未见收到明显影响。

7.5　小结

本章对应用于蚊虫防治的几种微生物，包括苏云金杆菌以色列亚种（Bti）、球形芽孢杆菌（Bs）、蚊虫寄生微生物（包括索虫和真菌），进行了了应用原理、防治实践等方面的阐述。

（1）作为商品化的微生物灭蚊制剂主要是苏云金芽孢杆菌和球形芽孢杆菌。

(2) 苏云金芽孢杆菌以色列亚种 (Bti) 对于蚊科和黑蝇等蚋科昆虫具有高毒，对双翅目的其他昆虫尤其是摇蚊科液具有毒力。目前已经发展了多种剂型，灭蚊效果受到了昆虫防治界的肯定。笔者通过大量的试验，以 Ali 等的方法作为基础，对摇蚊的生物测定因素进行考察研究，建立其 LC_{50} 的生物测定方法，BtiIPS82 和 Bti187 的 LC_{50} (24h) 分别为 24.2 和 32.6mg/L，对 5 种粉剂测定的 LC_{50} 为 0.052～0.706mg/L 之间。在 Bti 伴孢晶体毒素作用下，双翅目昆虫幼虫中肠上皮细胞与基膜分离、纹缘破裂、围食膜部分或全部破坏、细胞空泡化或解体。在 Bti 作用下，幼虫身体红色褪去，死虫呈特殊的灰黑色。Bti 的应用效果受到目标幼虫龄期、密度、环境因素的影响。在野外环境中，应用 100mg/L 以上剂量的 Bti 7d 内对花翅摇蚊幼虫起到良好的控制效果，其中 200mg/L 的剂量能保持控制效果 15d。将 Bti 制剂用于水厂沉淀池浸池杀灭摇蚊幼虫，3d 内完全控制了花翅摇蚊幼虫在供水系统中的污染，控制时效达到 10 周以上。针对水源和供水系统的摇蚊污染提出微生物防治方案，并作了经济分析。Bti 专一作用于双翅目昆虫，对其他水生动物具有高度的安全性。我们进行了一系列的测试证明了其毒理安全性。

(3) 球形芽孢杆菌是另一种广泛应用的灭蚊微生物。其杀虫谱比苏云金杆菌为窄，一般而言，库蚊对它最敏感，按蚊次之，多数伊蚊种类对它不敏感，对蚋的幼虫亦无毒效。球形芽孢杆菌 Bs 有较长的持效，适于在污水中应用。产生原毒素，在蚊幼肠道中活化而成为毒素。

(4) 蚊幼寄生物中，罗索虫等线虫、大链壶菌等真菌类在灭蚊实践中也有一定的研究和应用。但作为实际应用的生物防治物，还需要进行更多的研究。

第8章　红虫综合防治技术与应用

本章总结了国内外近年来供水系统红虫综合防治技术与应用，分别介绍在水源地、水处理系统以及二次供水中红虫防治的应用技术。

8.1　水源地蚊虫污染的预防与控制

水源地摇蚊和红虫孳生，一方面影响环境景观，另一方面，水源地红虫孳生是供水系统摇蚊孳生的重要环节，是导致水处理系统红虫孳生的重要原因。

采取物理防治、微生物和生物防治技术是进行水源地红虫防治的重要途经。

8.1.1　水源地红虫物理防治技术应用

美国开发了一种室外型超级环保捕蚊机，该捕蚊机以液态石油瓦斯和水产生最吸引蚊子和叮人苍蝇的热气、湿气及二氧化碳，所产生的混合八烯醇诱蚊剂使得蚊子及叮人苍蝇吸入集蚊盒内，自然风干便于清理。

光味电灭蚊器是另一种新型的捕蚊机，该发明人分析了人体汗液、体液、呼吸以及尿液等排泄物的主要成分，研制了主要含有机酸成分的，对蚊虫具有引诱力而对人体无害的诱蚊剂，采用仿生技术同电子技术相结合的新方案，以气味和光线双重引诱，集聚蚊虫，利用高压低电流电网予以击杀，可以有效地聚歼蚊子，解除蚊虫对人们的骚扰，是新一代更新换代的灭蚊器具，并可制成市电供电和带可充电蓄电池等形式，便于不同环境使用。

固定式风力吸蚊机用于捕杀供水系统摇蚊成虫，在一个轴流风机进风口处安装3只20W诱蚊灯，利用诱蚊灯的诱蚊作用将摇蚊引诱到风口附近，风机通过风力作用将摇蚊成虫通过风筒吸入到收集网袋中，网袋中摇蚊由于风力作用脱水死亡。摇蚊通常在早上或者傍晚时分聚集活动，在此时间运行风力吸蚊机能够有效捕杀摇蚊。

移动式风力吸蚊机将整个风机固定在移动设备上，能够在移动过程中捕杀摇蚊，同时在风机进风口处安装吸蚊管，在风机出风口处安装收集网袋，捕杀过程中将吸蚊管对准摇蚊蚊柱，通过风力作用将摇蚊吸入到风机中，并最终富集在蚊虫收集袋中，摇蚊在风力作用下脱水死亡。傍晚时分摇蚊成群飞舞，此时吸蚊效果最佳，每个沉淀池上面靠近岸边的摇蚊基本上能被吸杀完全，每池操作时间约为 20min。白天摇蚊栖息在池边或溢水沟槽边上，用高压水枪冲洗池壁时，把摇蚊驱赶到池两侧，摇蚊成柱状飞舞，此时吸蚊效果很好，单池在 20min 内大部分摇蚊被吸杀。

8.1.2 水源地蚊虫微生物防治技术应用

苏云金杆菌用于防治农林害虫取得巨大的成功之后，科学家开始将其转向防治医学昆虫，有人用苏云金杆菌对 2 龄埃及伊蚊幼虫进行毒效测定，发现只有少数菌株，在很高剂量下致死蚊类幼虫。1977 年在以色列从有蚊虫孳生的池塘污泥中分离出一株产伴胞晶体的芽胞杆菌 ONR-60A，发现它对按蚊和库蚊、伊蚊都具有很高的毒性。1978 年鉴定该菌株属苏云金杆菌血清型 H14，定为以色列亚种。1978 年以来，苏云金杆菌灭蚊的研究和应用有了飞速的发展，世界各地用以色列亚种不同菌株生产了大量的制剂，并进行了室内毒力测定，被测定的有库蚊、伊蚊、按蚊、切脉毛蚊（Culiaeta，spp.）、骚蚊（Psorophora，spp.）和蓝带蚊（Vranotaenia，spp.）等 60 余种。结果表明，伊蚊和库蚊比按蚊更敏感，这些试验数据为野外应用提供了科学依据。

8.1.2.1 水源地防治应用

20 几年来，世界各地用不同的苏云金芽孢杆菌以色列亚种制剂进行了大量的野外防治蚊幼虫的应用，剂型包括：浓缩液剂（包括扩散型）、粉剂、可湿性粉剂、颗粒剂、缓释剂、块剂（丸剂）等。应用的孳生地类型广泛，包括水稻田、污水沟、池塘、水缸（饮用及浇花用）、莲藕塘、水库及城市地下水道等。对 40 种以上的蚊虫均取得了显著的防治效果。

（1）稻田中的防治效果

加利福尼亚州于 1984～1988 年用不同的制剂在稻田中评价其防治哥伦比亚骚蚊（Psorphora columbiae）的效果，颗粒剂（ABG-6197 和 Skeetal G 等）、液剂（ABG-6145、Vectobac AS 和 Teknar HPD 等）

以及块剂，在 0.024～1.2L/hm² 的剂量范围内，防治效果达 85%～100%。印度用 Bactimos、Teknar 和 Deltox 制剂（粉剂）防治稻田中的蚊虫，剂量为 0.5～0.75kg/hm² 时，防治效果在 99%以上。

(2) 水坑中的防治效果

水坑属小型积水，无论在农村还是在城市都大量存在，国内外用以色列亚种在水坑中做了许多灭蚊试验，均取得了显著的灭蚊效果。山东省在中度污水坑和重度污水坑中，用以色列亚种液剂进行了比较试验，用 2mL/m² 处理，在 24h 内中度污水淡色库蚊幼虫密度下降 95.9%、重度污水则下降 60.1%，而且部分孳生地 24h 内即出现 1 龄、2 龄幼虫。要有效地控制重度污水的蚊虫，必须加大剂量。在法国南部的污水坑中，用 R.153—78 浓缩液，剂量为 0.5～2kg/hm²，防治屑皮伊蚊（Aedes detritus）和尖音库蚊（Cx. pipiens），2～3d 死亡率达 100%，但持效较短。

(3) 池塘中的防治效果

以色列亚种制剂在世界各地的池塘中的灭蚊结果显示出巨大的潜力。长春市用“孑孓灵”制剂防治水池中的淡色库蚊和刺扰伊蚊，2mg/L 浓度下，24h 内死亡率为 100%。印度用本地产品防治污水池中的海滨库蚊（Cx. sitiens），应用 107 个细胞/mL 后，幼虫死亡率也为 100%。在伊朗用 Bactimos FC（1000 国际单位/mg）可流动浓缩制剂防治水池中的按蚊和库蚊，0.2mL/m² 剂量下，用背负式电动喷雾器喷洒防治 Anopheles dthali 达 93%～96%的效果，对麻翅库蚊（Cx. bitaeniorhynchus）达 97%的死亡率，每 5～7d 用一次药就可以控制按蚊和库蚊的孳生。在美国的北卡罗亲纳州，Bactimos 块剂防治森林水池中的库蚊，即在每 100 平方英尺（或 9.29m²）的水面，用测量杆固定一个块剂，可控制 Cx. territans 和 Cx. restuans 达 28d 之久。

(4) 水缸及其他小容器中的防治效果

在我国南方，如海南省，居民盛饮用水多用水缸，而埃及伊蚊喜孳生其中。1984 年，海南省琼山县，在滨海区 10 个村庄进行大面积灭埃及伊蚊试验。在水缸中直接使用 10～20μL/L 的以色列亚种乳剂。另外，采用投药于水井中的方法，按 15～20mL/m³ 的剂量投药，并在居民挑水前 1h 内施放完毕，使居民挑的水中含有所需要的以色列亚种制剂。投药后，蚊幼虫密度上降 98%，成蚊密度明显下降。在美国的城市孳生地水缸和水桶中，用几种剂型防治蚊幼虫取得了显著的效果，如用 Bactimos WP 可湿性粉剂 1mg/L 的剂量，可完全控制致倦库蚊，但持效短。而用 Bactimos 颗粒剂和块剂，控制致倦库蚊达 2 周；块剂更长，达 3 周以上。

(5) 水沟及排（流）水沟中的防治效果

水沟和排（流）水沟是蚊虫的主要孳生地之一，应用以色列亚种制剂可取得与化学杀虫剂相当甚至更好的效果。如武汉市，1980 年 5～6 月份，以硚口区两条相邻的街为试验区，区内有人口 83464 人，典型孳生地为污水沟，以 1：200 倍的孑孓灵制剂喷洒，最终水体浓度为 1～3mg/L。对照区有人口 78980 人，主要施用 DDV 和倍硫磷农药，每 5～7d 喷一次药，每旬检查蚊幼虫和成虫数，计算出虫口密度。在 5 月份，实验区和对照区的蚊幼虫和成虫密度都降低；6 月份，对照区蚊虫密度上升，至中旬达 56 只/勺，是试验区的 5.2 倍。说明孑孓灵制剂灭蚊效果比 DDV 和倍硫磷农药更好。在美国的加利福尼亚州，用 San—402 可湿性粉剂（1500 国际单位/mg）防治高度污染的排水沟中的环跗库蚊（Cx. tarsalis）、伊蚊、致倦库蚊，剂量为 1.0～1.2kg/hm^2，24h 防治效果为 96%～99%；在有植被的排水沟和污水沟中，用 Abbott 公司的制剂防治尖音库蚊和比斯库蚊（Cx. pens），0.5kg/hm^2，死亡率可达 100%，但持效短。在尼日利亚，雨季路边流水沟中孳生的冈比亚按蚊（An. gambiae）和致倦库蚊，用可湿性粉剂 10mg/L 的剂量，冈比亚按蚊有 75%～100% 的虫口下降率，对致倦库蚊则下降 65%～90%。颗粒剂对水沟中蚊虫的防治也有显著效果，在西非的布基纳法索首都瓦加杜古，用一种玉米蕊做成的颗粒剂 ABG—6138G 撒于水沟和水渠，用 0.65～5.6kg/hm^2 的剂量，防治冈比亚按蚊的效果达 82%～97%，防治致倦库蚊的效果达 91%～100%。

(6) 其他孳生地的防治效果

蚊幼虫孳生地很复杂，除以上几种典型孳生地以外，还有其他的孳生地，如沼泽地积水、水盆、岩洞、废弃的轮胎等。在德国莱茵河沿岸的沼泽地区进行大规模的田间试验，在 2200hm^2 范围内，用背负式喷雾器喷洒以色列亚种浓缩液剂，取得了极好的灭蚊效果。中美洲的波多黎各，用以色列亚种颗粒剂防治废弃的汽车轮胎积水中的埃及伊蚊，持效可达 19～33d。

(7) 与其他灭蚊制剂混用的效果

以色列亚种虽然杀虫谱较广，毒力高，但也有些缺点，例如它不能杀蛹，乳剂和粉剂的持效期短。为此，在以色列亚种与灭蚊球形芽胞杆菌、化学杀虫剂、昆虫生长调节剂（IGR）、单分子表面膜（MSF）、激素类药物等混用方面做了大量的应用研究。

以色列亚种半固体发酵制剂与球形芽胞杆菌半固体发酵制剂混合配制成灭蚊制剂，1989 年 5～9 月，在湖北省红安县城关镇 $14km^2$ 的范围内，用手摇喷粉器喷粉或用背负式喷雾器喷洒，处理蚊幼虫孳生地 2639 亩，对致倦库蚊、三带喙库蚊、骚扰阿蚊（Armigeres subalbatus）、贪食库蚊（Cx. halifaxii）、中华按蚊、白纹伊蚊（Ae. Albopictus）均有显著的防治效果。应用后孳生地中蚊幼虫密度比对照区同期下降 84.2%～96.1%，使居住 50000 多人口的施药镇成蚊密度比对照镇同期下降 74.5%。本制剂在污水池中持效为 9～26d，在稻田中持效为 7～19d，比单独用以色列亚种制剂延长了持效。

在以色列亚种与化学杀虫剂及昆虫激素类药物混用方面也做了大量研究，通过试验证明，以色列亚种与敌百虫、马拉硫磷、DDT、六六六、双硫磷、倍硫磷、杀螟硫磷、灭害灵等化学杀虫剂混用有相加作用，与激素类药物灭幼脲混用能增效。

8.1.2.2 防治方法和技术

1. 喷雾

苏云金杆菌以色列亚种的液剂和粉剂，都可以用喷雾的方法使用。喷雾的机具有许多种可供选择，如各种普通喷雾器（背负式或手提式）和机动喷雾车以及与拖拉机配套的喷雾机，还可用飞机喷雾。使用什么喷雾机具，要根据孳生地的大小和地理条件而定。如果孳生地较小或者周围有建筑物阻挡或山区及地面起伏不平的地方，不宜使用机动喷雾车和拖拉机配套的喷雾机，需要采用小型轻便的喷雾机具。车载喷雾器喷雾时，车前进的方向要与风向垂直，这样，喷出的迷雾或雾与车行驶方向成直角，一般车速为 5～15km/h，喷幅正常为 60～90m 宽。喷雾率有很大的不同，从每小时几升到几百升，因车速和有效成分的需要量以及使用时的风速而不同。使用普通喷雾器时，操作者行走的方向也要与风向垂直，一般操作者步行速度为 1～2m/s，采用“摇摆喷杆”法喷洒，喷幅可达 8～10m（此时喷头应对准水面上喷，以使喷幅达到最大），如果喷头对着水面下喷，将会出现用药过多的现象。

2. 喷粉

以色列亚种粉剂（如孑孓灵，Bactimos 等）不需要用水稀释，可直接通过喷粉机施用。可供选择的喷粉机具有很多，有手摇式喷粉器、机动喷粉器（如北京产的东方红—18型背负式机动迷雾喷粉机，德国产的STIHL SG17型机动喷粉器）。菌粉和滑石粉按1∶5的比例混合后，以0.1g菌粉/m^2的剂量喷粉，这种方法可用于大面积水体的灭蚊。

3. 颗粒剂的应用

颗粒剂的应用方法，一般小面积水体用手撒，将颗粒剂均匀撒布到蚊虫孳生的水面。大的水体用手撒则很费力，可以用颗粒剂撒布机喷撒。在国外，如美国用PCB Model B型撒布机撒布，用于灌溉牧场上蚊虫的防治。也可以自制简易的颗粒剂喷洒装置，即在一容器的出口处的盖子上钻一系列小孔，小孔的直径比颗粒剂粒径稍大，用盖盖紧，摇动容器，颗粒便从小孔中排出。这种撒布器的优点是不需复杂的应用设备，还可以将喷液剂的机动迷雾机改装成颗粒剂撒布机，即从药箱上取下喷液软管，插进一个较粗的管子即可。

4. 飞机喷药

在德国和美国等国家，用飞机喷雾防治蚊虫和蚋的幼虫，取得了极好的防治效果。所用飞机的类型有旋翼式飞机（如直升飞机）和定翼式飞机，喷洒机具安装在飞机的双翼上。若用大飞机进行超低容量喷洒，飞行速度为240km/h左右，高度离地面62m左右，有约182m的空间喷幅；小的固定翼飞机时速为160km/h左右，高度约30m，喷幅在50～100m之间，飞机应装上事先计算好合适药量的药物及转动喷头或其他合格的喷头。飞机还可以用来喷洒颗粒剂。在美国和英国等国家，用飞机撒布以色列亚种颗粒剂，使用时在飞机上安装冲压空气撒布器或旋转式撒布器。在美国的路易斯安那州，用以色列亚种颗粒剂防治稻田中的十字按蚊（An. crucians）和四斑按蚊（An. quadrimaculatus）均采用Grumman G—164—Cat飞机，携带有颗粒剂撒布机，喷幅为15.2m，飞机高度为4～5m，飞行速度为160km/h。

5. 其他防治方法

在灌溉期间的稻田中用以色列亚种乳剂防治蚊虫，可用另一种较简便的施用以色列亚种乳剂的方法。即根据稻田所需要的水量及灭蚊所需的以色亚种乳剂，先将稀释的乳剂装在一个有调节孔的持续流动装置中，并将此装置安在灌溉沟入口处；当灌溉水流入稻田时，打开此装置的调节孔，按一定的释放速度流出并随灌溉水流入稻田中，使之均匀分布在稻田中，可达到很好的效果。

以色列亚种粉剂在流水沟中灭蚊，可采用定点投放法。具体方法为，用双筒水携式菌粉投放器，将所需剂量的菌粉加上等量的锯木屑拌匀，置于筒内料仓中，然后将投放器固定在流水沟的上游。当水流通过投放器时，将菌粉带出，菌粉稀释在水中随流水漂走。湖北省沙市用这种方法防治流水沟中致倦库蚊，用 Bactimos 可湿性粉剂，1.2g/m^2 的剂量，释放 6h，虫口密度下降率在 24h 后为 91.7%；48h 后为 87.9%。因此，定期在投放器中放入菌粉，可有效地防治流水沟中的蚊虫。

在一些小的水体中，如水坑、水缸中使用乳剂用浇泼法较为简便。如果在这些水体中使用块剂，则用人工投放即可。

8.1.2.3　影响防治效果的因素

苏云金杆菌以色列亚种和其他亚种一种是胃毒剂，必须通过蚊和蚋幼虫吞食后才能起作用。因此，在实际应用中，有许多外在和内在因素影响它的防治效果，这些因素可分为四类：(1) 病原体（菌株和培养条件)；(2) 剂型和施用技术；(3) 目标昆虫（虫种、虫龄、虫态、虫口密度、摄食习性)；(4) 环境因子（植被、水质、pH、温度、紫外线、制剂的沉降能力等)。在野外应用中常常是几种因素联合作用，因此，要取得好的灭蚊效果，必须了解这些影响因素。下面就影响效果的主要因素进行讨论。

1. 菌种的选择

苏云金杆菌不同菌株对目标昆虫的专一性是不一样的，目前，只有苏云金杆菌以色列亚种对蚊虫和蚋有极高活性并投入应用。其中 1897 菌株对 3 龄淡色库蚊 LC_{50} 为 0.2994μg/L，对蚋幼虫为 0.32mg/mL。我国分离的菌株 79—W—187 对 3 龄致倦库蚊 LC_{50} 为 0.267μg/L。除了以色列亚种外，属九洲亚种（*subsp. Kyushuensis*）血清型 H11ac 的菌株 74—F—6—18，属莫里逊亚种血清型 H8ab 的菌株 PG—14，属达姆斯塔特亚种血清型 H10 的 73—E—10—2 和 73—E—10—16 两菌株以及属中华亚种的 CT—43 菌株对蚊幼虫有比较高的毒性。在大规模生产苏云金杆菌灭蚊制剂时，选择高毒力菌株尤其重要。

2. 剂型

目前，以色列亚种制剂有不同的剂型，如粉剂、可湿性粉剂、浓缩液剂（包括扩散型)、颗粒剂、块剂和丸剂。由于剂型不一样，在水中的沉降及扩散性能不一样，其灭蚊效果及持效也不一样。如用 Bactimos、San-402两种粉剂，剂量为0.5～1kg/hm²，在污水沟、稻田和排水沟中、对尖音库蚊，哥伦比亚骚蚊和致倦库蚊防治效果达85%～100%。用Teknar浓缩液剂0.25～0.5lb/hm²，在清水塘中，24h对环跗库蚊的防治效果达76%～100%。粉剂和液剂，由于在水中的漂浮性能差，即效虽好，但持效差，只有1～3d。颗粒剂、块剂和丸剂具有缓释和漂浮的性能，持效长，尤其在植被密的孳生地及小型水体防治效果好。如国内研制的Bt—187块剂在水缸中防治埃及伊蚊，60mg/L的剂量持效可达38d。美国生产的Bactimos块剂在55L的圆桶中控制伊蚊达78d之久。

3. 使用技术

同一剂型，如果应用技术不一样，效果也有差异。用Bactimos产品进行地面喷洒，0.12～0.28kg/hm² 的剂量，可完全控制2～3龄蚊幼虫。而飞机喷洒比喷洒的效果差，飞机喷洒需用0.44kg/hm² 的剂量才能有效控制蚊虫。采用普通喷雾器与超低容量喷雾器，效果不一样。不同的人使用同一种喷雾器，喷洒时的角度、风向、风速、喷头离地面的距离、喷出率都会影响到施药的剂量，从而影响到灭蚊效果。因此，喷洒人员要进行专门的技术培训。

4. 目标昆虫

不同蚊种对以色列亚种的敏感性有显著不同，库蚊最敏感，伊蚊次之，按蚊较差。

5. 水体

孳生地中植被的多少对防治效果有影响，在清水和没有植被的孳生地中，使用Bactimos和R.153—78，控制环跗库蚊获得90%的防治效果；在有植被孳生的水池中，对相同的蚊种，则需要较高的剂量才能获满意的防治效果。

水质对防治效果有不同的影响，孳生地中可利用的有机物，污染物和颗粒影响以色列亚种的活性。在有食物存在的情况下，以色列亚种制剂的毒力下降；在浑浊和被污染的水中，用以色列亚种制剂的效果不一样。当pH<6.4时，影响蚊幼虫的正常活动，自然死亡率增加；pH>8.0时，对制剂的毒力有一定的破坏作用。氯离子对杀虫活性有影响，当水中氯离子在0.5mg/L时，可降低毒效50%，氯离子含量达1.0mg/L时，使用2μg/L以色列亚种制剂，对蚊幼虫几乎无致死作用。

6. 温度

以色列亚种在19～33℃水中，对4龄埃及伊蚊的LD50在0.06～0.07mg/L之间，毒力没有明显变化；对3龄致倦库蚊幼虫30℃比15℃的LD_{50}值相差2.2倍。当温度降至9℃时，对埃及伊蚊LD_{50}值为0.5mg/L，其毒力降低10倍。因此，低温使用需要提高浓度。野外应用，有些地方昼夜温差较大，也能取得较好的防治效果。例如，在美国加利福尼亚的山区雪池中防治Ae. ventrovittis和Ae. cataphylla，试验期间温度从1～30℃，用0.5kg/hm^2的剂量，24h，效果为98%～100%。在美国俄勒冈州的山区雪池中防治伊蚊，水温变化从4℃到24℃，平均水温为5.7℃，用0.5kg/hm^2的剂量防治效果达100%。水温也影响蚋的防治效果，幼虫死亡率与水温呈正相关，当温度9℃以下，用4.5μL/L以色列亚种处理犀牛蚋（Cnephia pecuarum）幼虫10min，死亡率达100%；在10℃处理带蚋（Simulium vittatum）幼虫，死亡率仅为40.4%；20℃时，幼虫死亡率提高到80.6%。

8.1.3　水源地综合防治应用案例

位于华东某市工业园区的某景观湖泊占地约7km^2，是该市重要的旅游度假场所。自1999年以来，该湖的淤泥量迅速增加，同时由于上游来水以及多年的水产养殖等的影响，导致湖水富营养化严重，水质经测评总体为劣Ⅴ类标准，湖区大量孳生蚊虫严重影响了湖区的生态环境，也严重干扰湖区周围居民的生活，影响游人的兴致。例如，傍晚在湖边散步，张嘴说话、呼吸，就会有摇蚊进入嘴巴、鼻子中。湖岸边，公园的草丛和矮树丛，栖息着大量的摇蚊。湖区管理部门采取了灯诱蚊、灭蚊剂杀蚊等多种措施，每年花费大量人力、财力，均未取得明显效果。

8.1.3.1　污染调查

2003年8月，对湖区的蚊虫污染进行了现场调查，发现湖水污染严重，呈黑中泛绿的颜色。由于该湖为水深只有3m左右的浅水湖泊，光照充足，湖中藻类大量繁殖。有多条河道流入湖泊，水质从感官上看，河水比湖水更差，站在水边能闻到明显异臭，河道底泥发黑。

湖区孳生的蚊虫95%以上都是摇蚊。用采泥器取湖岸边的底泥过100目的筛网，发现大量不同龄期的摇蚊幼虫。白天湖边的草丛、岩石上停留着大量的摇蚊，用棍子驱赶，成群的摇蚊飞出，清晨和黄昏则在湖区的公园里形成数米高的蚊柱，蚊柱密集。

8.1.3.2 防治方案

根据对湖泊环境、摇蚊污染调查结果，决定采取微生物防治方法解决湖泊的摇蚊污染问题，具体防治方案见图 8-1。

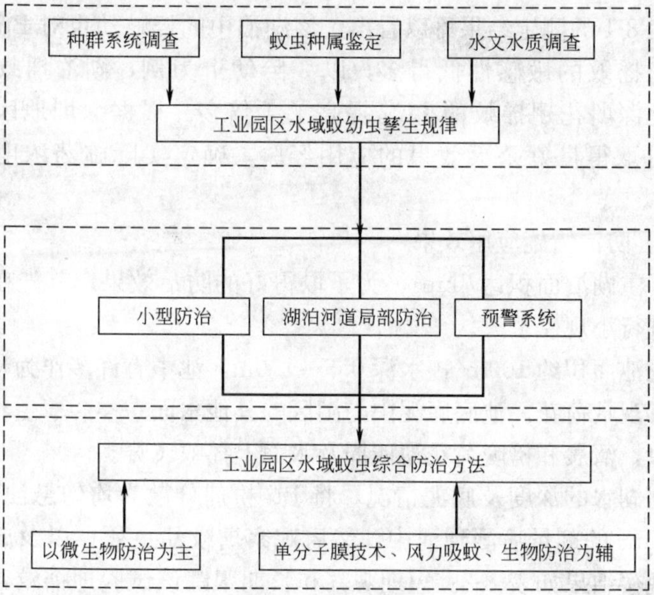

图 8-1 华东某湖泊摇蚊综合防治方案

8.1.3.3 防治试验

首先采集该地摇蚊样品并进行标本制作及种类鉴定。

在湖区采集的标本鉴定出 4 种不同的摇蚊，分别为：刺铗长足摇蚊（Tanypus punctipennis）；德永雕翅摇蚊（Glyptotendipes tokunagai）；台南短须摇蚊（Kiefferulus tainanus）；短减小摇蚊（Microchironomus tabarui）。

其中刺铗长足摇蚊和德永雕翅摇蚊各占总样本数的 45%和 42%，是该湖区摇蚊的优势种。对比在深圳地区的鉴定结果发现，在深圳作为绝对优势种的花翅摇蚊没有在该湖泊发现。由于不同摇蚊对药剂的敏感度，因此在采用微生物制剂杀灭摇蚊幼虫时，所需的剂量可能也会有所不同。

试验采用湖北康欣生物农药公司提供的 Bti 粉剂进行杀灭试验。取湖底底泥以及流入湖泊的河道底泥，筛选不同龄期的摇蚊幼虫，按照标准化方法进行生物感染测定，测定的 24 小时 LC_{50} 值见表 8-1。

某湖泊摇蚊幼虫感染 Bti 毒力测定结果　　表 8-1

试验昆虫	2 龄湖泊摇蚊幼虫	3 龄湖泊摇蚊幼虫	4 龄湖泊摇蚊幼虫	3 龄深圳花翅摇蚊
LC_{50} (mg/L)	0.468	0.652	0.846	0.318

由表 8-1 的测定结果可以看出，该湖泊中的摇蚊幼虫对 Bti 的敏感性比花翅摇蚊的敏感性低得多，以 3 龄幼虫为例，湖泊摇蚊幼虫的 LC_{50} 值比深圳花翅摇蚊的 LC_{50} 提高了 1 倍多。根据深圳地区的采用 1mg/L 即取得良好杀灭效果的应用经验，确定实际施药浓度应达到 2mg/L 以上。

8.1.3.4　防治措施应用效果

由于主湖泊面积达 7km^2，为了取得好的防治效果，首先在湖边的荷花池进行小规模杀灭。

荷花池面积约 100m^2，水深 0.5～1.0m，池中有许多作为景观的石头，种有观赏荷花。池底底泥中与湖区的其他水面一样，孳生着大量的摇蚊幼虫，清晨和傍晚荷花池四周及水面上摇蚊飞舞。

根据湖水的深度及底泥情况，将 Bti 粉剂分散为均匀悬浊液以后，按照 5g/m^2 的剂量喷洒到池中，然后观察摇蚊幼虫死亡以及成虫密度情况，观察结果如表 8-2。短期观察和长期跟踪该试验地摇蚊密度，应用微生物防治技术，取得了较好的防治效果。

苏州荷花池摇蚊控制试验结果　　表 8-2

试验进行时间	24h	48h	3d	4d
幼虫死亡率(%)	52	85	91	95(数量明显减少)
成虫密度变化	无明显变化	无明显变化	有所减少	明显减少

根据中试试验结果，在大规模防治过程中，采用以下方法进行水源地综合防治：

（1）在沿湖边 1～2m 的水域内喷洒 Bti 悬浊液，由于湖水比莲花池深（约 3m），喷洒浓度为 50g/m^2。

（2）根据防治效果，隔 20d 左右强化喷洒 1 次。

（3）在湖边的草丛直接喷洒粉剂，喷洒浓度为 10g/m^2。

（4）每天清晨人工清除湖岸边的摇蚊虫卵。

采取以上防治措施以后，湖区的摇蚊密度明显降低，取得了显著的防治效果。

8.2 水处理系统红虫防治技术应用

8.2.1 化学防治技术应用

尽管氯对红虫的灭活作用不如二氧化氯和臭氧，但由于目前我国绝大部分水厂仍采用氯作为消毒剂，并且氯的价格相对便宜，因此利用氯作为饮用水处理工艺中的红虫杀灭药剂，既方便又经济。在深圳的 A 水厂进行了氯杀灭和控制红虫污染的生产性应用研究。

8.2.1.1 水厂工艺概况

A 水厂工艺流程如图 8-2 所示。

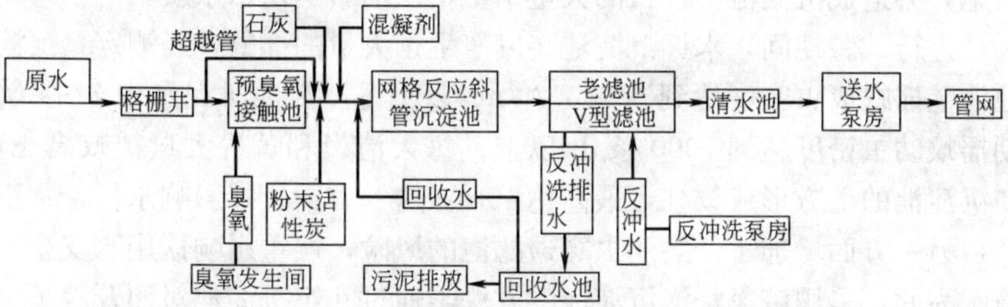

图 8-2 A 水厂的工艺流程示意图

由于水厂紧邻原水水库，因此采取虹吸方式直接从水库取水。水库原水进入水厂后，立即投加预氧化剂——臭氧，臭氧接触池设计规模为 35 万 m^3/d，投加量为 1.5mg/L，接触时间为 4min（有时采用投加液氯，一般投加量为 2.0～3.5mg/L）。石灰的投加量一般以调节 pH 到 8.0～8.5 为准，以使反应池中的 pH 保持在偏碱性。混凝剂的投量视原水的浑浊度而定，正常情况下多在 1.5～1.7mg/L 之间。网格反应池絮凝时间为 14.6min，斜管沉淀池的停留时间为 35min，斜管内上升流速为 1.78mm/s。水厂的滤池采用了两种池型：

（1）原有普通快滤池

单池面积分别为 44.8m^2 和 65.8m^2，单格数量均为 12 格，双排布置，分南北两组。流量控制在 22 万 m^3/d，滤速为 7m/h，滤料粒径为 0.8～1.2mm，$K_{60}=1.3$，采用气水反冲洗，气冲强度 15L/(s·m^2) 左右，历时 3min，水冲强度 4L/(s·m^2) 左右，历时 5min，气水联合冲洗历时 3～5min，配水配气系统采用滤头滤板小阻力配水配气系统。

（2）新系统 V 型滤池

设计流量为 $Q=13\times10^4 m^3/d$，单池面积 $77m^2$，滤速 7.0m/h，滤料粒径 0.95～1.35mm，$K_{60}=1.6$，滤床厚 1.2m，气冲强度 14～16L/(s·m^2)，水冲强度 [illegible]0L/(s·m^2)，采用变频调速装置控制反冲洗风机、水泵。全厂有 5 座清水池，总调节容量 $40000m^3$。清水池每半年至一年应进行大清洗一次，水在其中的停留时间约 30min。

8.2.1.2　杀灭与控制红虫的方法

在深圳地区，每年 4～5 月份是摇蚊幼虫的生长繁殖高峰期，如果原水水质较差，有机物含量和藻密度高，原水中就有可能带入大量的摇蚊幼虫和虫卵。加之沉淀池的水流状况和大量供红虫筑巢的矾花悬浮在水中，形成了红虫生长繁殖的理想场所。如果不采取适宜的处理与控制措施，会造成沉淀池中红虫的大量孳生，从而影响供水水质。

进行试验期间，水厂沉淀池突发孳生了大量的摇蚊，经测定，沉淀池池壁摇蚊成虫密度达到 30000 个/m^2 以上，沉淀池排泥水中 3～4 龄期摇蚊幼虫密度达到 1000 条/L 以上；每天清晨和黄昏大量摇蚊婚飞，在沉淀池的上方形成蚊柱，最高达 10m。这一方面直接影响水厂正常生产，另一方面增加了低龄幼虫穿透滤池的风险，严重影响饮用水安全保障。为此，采用液氯浸泡沉淀池的方法，通过几组沉淀池对照开展了一系列的摇蚊防治的生产试验。

液氯浸泡沉淀池采取了静态和动态两种方式。

静态浸泡：沉淀池水体积为 $2000m^3$，加氯量为 14mg/(L·h)，加氯时间为 24h，浸泡时间为 40h。在沉淀池中选择 3 个点测定余氯，试验期间每 4h 对水体中的余氯进行测定。

动态浸泡：选择一个沉淀池在正常进水情况下连续向沉淀池前试验端加氯，采用加氯机用水射器投加，投加量范围在 10～13mg/L 之间。试验期间定期监测沉淀池、沉后水、滤后水余氯和消毒副产物，测定沉淀池摇蚊幼虫密度和成虫密度等指标，摇蚊以只/dm^2 为单位，虫卵以条/m 池壁为单位进行观测。

8.2.1.3　治理效果分析评价

静态浸泡的防治情况如图 8-3 所示。

由图 8-3 可见，静态加氯浸泡对沉淀池内摇蚊幼虫和池壁摇蚊有较好的去除作用。浸泡前期，池内氯浓度较低，摇蚊幼虫死亡率较低，随着浸泡时间增加，24h 后余氯浓度增加到 15mg/L 时，幼虫死亡率显著增加，停止加氯；当浸泡 30h 后，大部分摇蚊幼虫死亡，继续浸泡一段

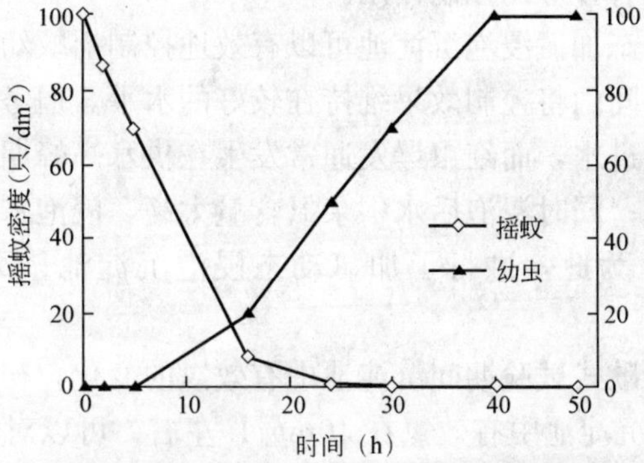

图 8-3 加氯浸泡对沉淀池摇蚊幼虫及摇蚊的影响

时间后幼虫全部死亡。相应的，池壁上的摇蚊密度也显著下降，浸泡24h后摇蚊密度就基本降为零。这一方面是氯本身能够驱赶成虫，另一方面由于加氯杀灭了幼虫和蛹，切断了蛹羽化成成虫的过程，从而从根本上控制了摇蚊产生。

沉淀池经过高浓度液氯浸泡后，工艺中摇蚊及幼虫可以被完全去除，但由于外源性成虫和虫卵、幼虫的输入，在一定时间后，摇蚊及幼虫又有所增加，为此，考察了加氯静态浸泡沉淀池对摇蚊防治持效期的影响，如图 8-4 所示。

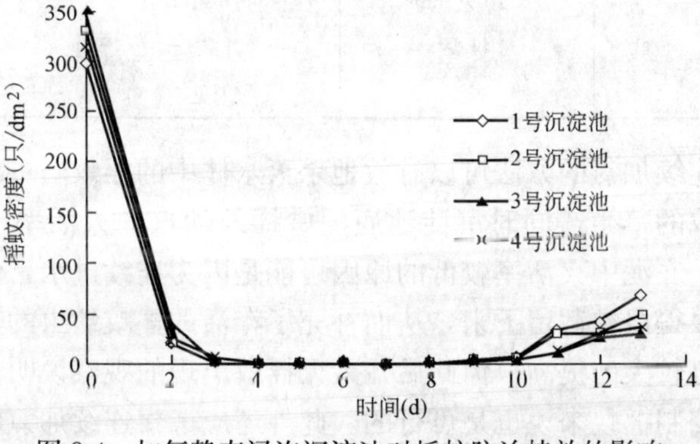

图 8-4 加氯静态浸泡沉淀池对摇蚊防治持效的影响

由图 8-4 可以看出，几组沉淀池经过加氯静态浸泡沉淀池后，对摇蚊防治持效期基本相同。由图 8-4 可知，静态浸泡后，摇蚊种群密度下降为 0，此后沉淀池恢复正常生产，摇蚊密度一直控制在很低水平，2周后摇蚊密度有所增加，但远远低于处理前的水平，说明采用氯静态浸泡的方法对摇蚊有较好的控制作用。

虽然采取静态加氯浸泡沉淀池可以有效地控制摇蚊幼虫的孳生，并可以在一定的时间内将控制效果维持在较好的水平。但考虑到静态浸泡需要沉淀池停止进水，而红虫爆发通常发生在供水高峰期的夏天，对水厂生产影响较大；同时浸泡后水中余氯含量太高，浸泡水需要排放，造成较大的浪费。为此，进行了加氯动态浸泡沉淀池杀灭摇蚊幼虫的试验。

通过分析间歇式试验期间沉淀池中有效氯的变化，初步确定如果在24h以内能保持沉淀池中有效氯在10mg/L左右，可以对其中的摇蚊幼虫及虫卵进行有效的杀灭。如果轮流对8组沉淀池中的每一组进行连续式加氯试验，不会造成滤后水的余氯的超标，可以满足生产的需要。因此采用连续加氯24h，加氯量为10mg/L，沉淀池连续进水。由于水量的不稳定，加氯过程中沉淀池中的余氯浓度变化范围为8～12mg/L。动态浸泡结果如表8-3所示。此后6d内摇蚊及虫卵和蛹壳就一直未在试验沉淀池出现。

动态加氯过程中沉淀池摇蚊及池壁虫卵的密度变化　　表 8-3

时　间	摇　蚊	虫　卵	蛹　壳
0	30 只/dm^2	10 条/m	大量
3h	<10 只/dm^2	5～6 条/m	少量
6h	极少	<1 条/m	未见
8h	未见	未见	未见

利用连续加氯的方法可以有效地杀灭水体中的摇蚊幼虫，从而抑止沉淀池摇蚊的孳生；同时沉淀池底泥中摇蚊幼虫的灭活率一直保持在50%左右。底泥中灭活率较低的原因可能是因为连续进水，使得原水中的摇蚊幼虫得以被截留下来，从而补充了存活的摇蚊幼虫的数量，使得灭活率没有较大的提高。但此后几天无摇蚊出现的观察说明，动态连续加氯对于控制摇蚊来说也是可行的。此外还应考察连续加氯的滤后水余氯情况，如图8-5所示。

图8-5表示了连续监测沉淀池及滤后水的余氯情况。从图8-5可见，一个沉淀池的连续加氯不会对整个水厂的运行产生影响，同时也不会造成出厂水余氯的超标，即使在滤后水余氯达到1.3mg/L时，仍然可以通过停止滤后加氯的方法来消除影响。

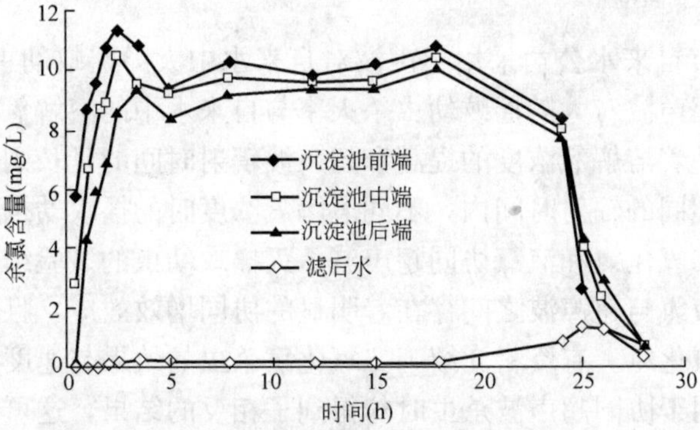

图 8-5 加氯动态浸泡沉淀池余氯含量变化情况

由上述试验可以看出，通过采用静态和动态加氯浸泡沉淀池的方式，能够取得较好的杀灭摇蚊幼虫的效果，但过高的加氯浓度会导致其消毒副产物的升高。一次浸泡投加大量的液氯，静态浸泡后需要排掉浸泡用水，会造成浸泡成本的提高，使得浸泡的效果相对降低；同时其有效控制期仅仅为 10d 左右，此后就会出现摇蚊的孳生，且其增长速度很快，说明液氯对其的杀灭不彻底，难以对虫卵和部分高龄幼虫进行有效的灭活。因而加氯浸泡只能作为一个应急的防治措施，而无法从根本上起到一个预防治理的作用，还应寻找其他有效的防治手段。

采用化学药剂杀灭水处理系统中红虫和虫卵是实施化学防治技术的主要措施，常用的化学药剂包括双氧水、氯、二氧化氯、漂白粉、次氯酸钠、臭氧等。

成都自来水公司开展了化学药剂喷洒和浸泡杀灭试验。化学药剂分别采用过氧化氢、次氯酸钠、高锰酸钾和石灰水。结果表明：喷洒 5% 浓度（有效浓度）的过氧化氢效果最佳，能在短时间内杀死摇蚊幼虫；过氧化氢和次氯酸钠的浸泡杀灭效果较佳，从经济性角度考虑，建议采用 0.075%～0.150% 的过氧化氢，浸泡时间为 2h。实际生产运用时，成都自来水公司针对某水厂的快速滤池进行了喷洒和浸泡，过氧化氢的浓度分别采用 5% 和 0.23%，取得了良好的效果。

广州市自来水公司在掌握摇蚊幼虫的生长习性及在净水系统的分布规律后，提出主要对净水工艺环节实施控制措施：强化混凝，投加聚丙烯酰胺助凝，控制待滤水浊度<3NTU；加强滤池管理，保证滤池的正常运行，适当时候采用更小粒径的均粒滤料或添加活性炭和陶粒等滤料；采用 10% 左右浓度过氧化氢喷洒杀灭；加强清水池和二次供水设

施的管理。

广州市自来水公司采用超声波对自来水中大龄摇蚊幼虫进行杀灭，结果表明超声波对大龄摇蚊幼虫杀灭率与自来水中的溶解氧浓度有着密切关系，随着溶解氧浓度的提高和超声波辐射时间的延长则杀虫效率也上升，在相同的辐射时间内，不同溶解氧浓度时的摇蚊幼虫死亡率则相差很大；二氧化氯和液氯协同超声波杀灭摇蚊幼虫的试验结果表明，二氧化氯、液氯与超声波之间存在着明显的协同增效效应，且余氯的效果要优于二氧化氯。有资料介绍，二氧化氯杀虫的效果与速度都要略优于液氯，但用于协同超声波杀虫时却得到了相反的结果，这可能与大龄摇蚊幼虫身体构造有关；氯氨比例对杀灭效果的影响调节自来水中液氯含量及不同的氯氨比例，结果发现红虫死亡率只与液氯的浓度和辐射时间有关，而与氯氨比例并无明显关系。

1987 年后期美国印第安纳州的洛厄尔城发生了城市供水系统红虫污染。该城的饮用水源来自地下水。地下水由一系列的水井直接泵入水厂进行处理。据推测，摇蚊是由水塔顶部的通气孔进入供水系统的。洛厄尔城也同英国艾塞克斯城一样实施了清洗消毒等处理措施，但是没有取得明显的效果，用户投诉仍然不断发生。第一种尝试方案是利用被称为 Bti（苏云金杆菌）的生物制剂来治理，但提案被印第安那州政府否决，首先是因为 Bti 尚未被批准应用在饮用水中，其次是因为在相关法规上，不允许在饮用水中投加杀虫剂。因此美国的部分研究人员试图寻找一种药剂，既可应用于水处理中又可用以杀死摇蚊。他们选择了两种药剂即 Cat floc Ls 食品级聚合物和过氧化氢（H_2O_2）开展杀虫试验。静态试验结果表明：Cat floc Ls 的 15d LC_{50} 值（半致死浓度）低于水处理药剂允许投加的上限值，而 Cat floc Ls（100mg/L）和 H_2O_2（3mg/L）的 3d LC_{50} 值及 H_2O_2 的 15d LC_{50} 值则超出了上限值。鉴于研究结论以及该研究没有涉及到摇蚊污染对人类健康的影响，最终决定 Cat floc Ls 和 35%浓度的 H_2O_2 溶液不能直接应用于供水系统中，但是允许水厂采用 Cat floc Ls，其作用是作为水絮凝剂去除红虫所需的食物——硫化细菌和铁细菌。由于此后在洛厄尔城供水系统的取样监测中却又未发现红虫的存在，因此 Cat floc Ls 没有被作为絮凝剂得到应用。

8.2.2 微生物防治技术应用

昆虫防治中，药剂的剂型和施用方法十分重要。为了应用 Bti 对水源和供水系统中的摇蚊污染进行有效的控制，本书在研究中对其实际控制效果和应用方法进行了考察。并根据试验结果，提出了应用 Bti 进行摇蚊控制的策略和方案。

8.2.2.1 静水模拟环境 Bti 的摇蚊控制

模拟静水环境进行控制试验时，人为建立了试验环境，采用了 12 个塑料盆（圆形，直径 86cm，深 33cm），在其中平放 12cm 不加盖的培养皿（每盆放置 10 个）。引入水库含藻类原水和虫卵至 25cm 深，均匀布撒黏土和泥砂，使其在盆壁和底面形成沉积层。开放放置，间歇补充蒸发损失的原水，直至摇蚊自然繁殖形成稳定生境。经过 63d，12 个现场环境形成稳定摇蚊生态环境，盆底平皿内、盆壁上均可见到各龄摇蚊幼虫筑巢，盆壁栖息摇蚊成虫，水面可见漂浮的蛹皮。

1. Bti 试验与效果检验方法

将 12 个形成稳定生境的模拟环境人为划分成 4 个试验组，标记为 a、b、c、d 组。在 a、b、c 组中分别均匀喷洒 Bti 液剂，使每试验组的水体 Bti 含量为 50mg/L、100mg/L 和 200mg/L。d 组作为对照。

使用 Bti 后，连续 1 周每天检测摇蚊幼虫密度，另外，在试验开始的第 15d 检测摇蚊幼虫密度。

检测时，从每组的 3 个盆中各取出一个平皿，将皿中的积泥和水用 60 目筛筛分，计数其中的 3 龄和 4 龄红虫存活数目。计数后的平皿不再放回盆内。

2. 控制效果

a、b、c 试验组的幼虫数目变动结果见图 8-6。从图 8-6 可见，使用 50mg/L Bti 液剂试验组 24h 后，幼虫密度下降了 29.6%，施用的第 3 天幼虫密度下降了 46.6%；使用 100mg/L Bti 时，24h 后幼虫密度即下降了 81.5%，第 3 天下降了 91.8%，仅有老龄幼虫存活；用 200mg/L 时，24h 后幼虫密度即下降了 95%，第 3 天未发现存活的幼虫。直至第 7 天，幼虫密度未发生明显变化。15d 后，检测盆底各皿的幼虫密度，发现 50mg/L 试验组的幼虫种群密度恢复了 80%，100mg/L 组恢复 36%，200mg/L 组仅恢复 8.3%。

试验结果说明，在野外环境中，应用 100mg/L 以上剂量的 Bti，7d 内对花翅摇蚊幼虫起到良好的控制效果，其中 200mg/L 的剂量能保持控制效果 15d。

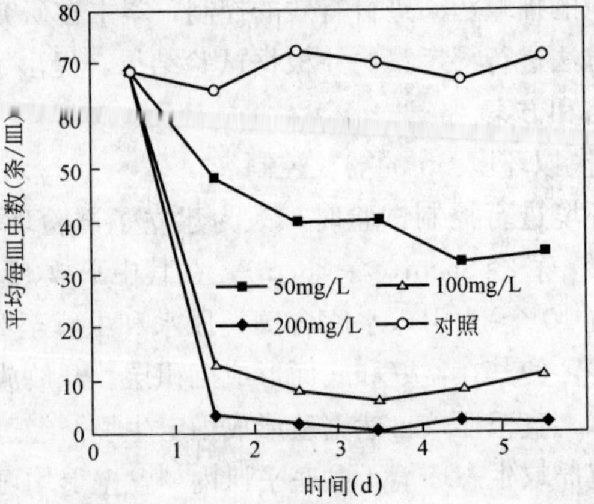

图 8-6　静水模拟环境中 Bti 对摇蚊幼虫的防治试验结果

8.2.2.2　水厂沉淀池的 Bti 摇蚊控制试验

受到摇蚊污染的某水厂沉淀池，使用 Bti 浸池杀灭摇蚊幼虫，进行效果观察和测定（在沉淀池轮流停池时，选择相邻的两个沉淀池，其中一个作为试验池，另一个作为对照池）。

1. 材料

Bti 粉剂（Mosquito larvicide Power），湖北康欣生物农药有限公司提供。

先用 1L 水溶解药剂 2400g，充分搅拌形成均匀悬浮液。后加入 20 L 水均匀溶解。

2. 药剂施用方法

试验前，将两池水排空，然后重新进水。

在沉淀池前端保持一定的原水进水速率，利用投药泵在反应池的出口处投加 Bti 悬浮液，使原药稀释悬浊液随反应池进水扩散到沉淀池。

控制投加速率为 1L/min，进水达到斜管上部 10～20cm 处时停止进水。通过测算，此时总进水量大约 800m^3，投加浓度为粉剂 3.0mg/L，约为 LC_{50} 的 10 倍。

由于水厂沉淀池中具有沉淀斜管和其他力学结构会造成 Bti 提早沉降，因而在水厂沉淀池应用 Bti 杀灭摇蚊幼虫时，如果采用常规的水面喷洒药剂施用方法，池底积泥中摇蚊幼虫无法给药。

为了解决这个问题，设计了 Bti 的混合投加方法，即在进水端采用加药泵均匀投加 Bti 药剂，利用沉淀池的进水进行稀释混合，并凭借进水动力达到 Bti 在沉淀池的均匀分布。实践证明，简易投加装置（见图 8-7）比较成功地实现了预期的投加目的。

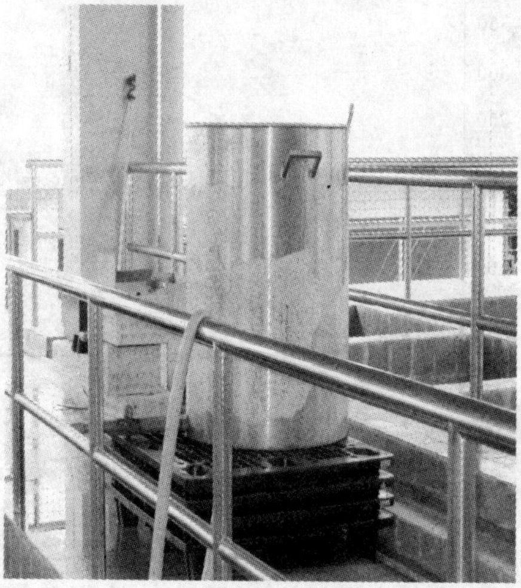

图 8-7 利用简易混合装置投加 Bti 药剂

3. 摇蚊生物量监测和变化

（1）幼虫密度检测——多点取泥观测

由于沉淀池内部的斜管阻隔，从池面难以采取底部淤泥，因而利用排泥阀门采取底泥进行检测（沉淀池底部设计有排泥结构，平均每 1.5 m 有排泥阀门，排出的底泥汇入排泥沟）。每隔 12h，从沉淀池 6 个排泥点采取底部淤泥，每个排泥点取泥 1L，总计取 6L 底泥。用 40 目筛网过滤，统计其中存活的幼虫总数，并统计死亡率，制作幼虫数量变动曲线。试验前进行多点取泥统计，试验池摇蚊幼虫密度为 174 只/6L 底泥，对照池为 141 只/6L 底泥（试验池位于对照池南边，平常的摇蚊密度略高于对照池）。底泥中的幼虫色泽鲜红，活泼度高。两池施药后，通过多点取泥检测，摇蚊幼虫密度变化见图 8-8。

施药后 12h，多点排泥检测中，试验池发现大量已经死亡但尚未腐坏的幼虫。存活幼虫密度为 14 只/6L 底泥，其中老龄幼虫居多，不活泼，对针刺反应呆滞。对照池检出各龄幼虫和蛹均有分布，但低龄幼虫占优势，活泼，对针刺反应敏感。

施药后 24h，试验池检出的摇蚊幼虫仅有 5 只/6L 底泥，且均为老龄幼虫。对照池检出 195 只/6L 底泥，数目比试验前有所增加。

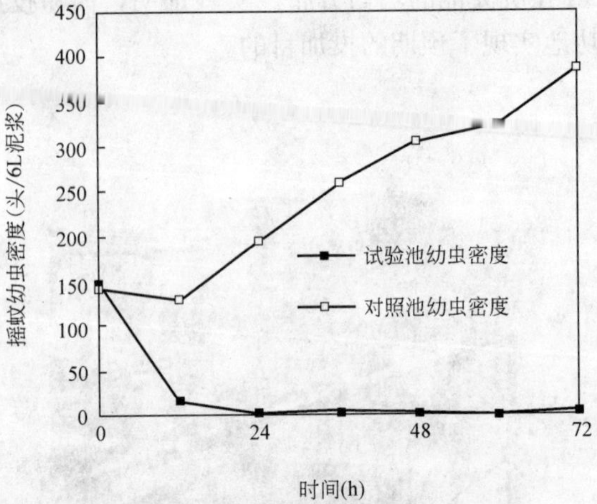

图 8-8　Bti 浸池试验中沉淀池摇蚊幼虫密度变化

试验的 36～72h，试验池排泥检查未发现活虫，死亡幼虫体色呈灰白，推论死亡应在数小时之前，而对照池的幼虫数量持续上升，可能是由于沉淀池停池后常规制水工艺投加的化学药剂（混凝剂和消毒剂）的停加所致。

因而，沉淀池 Bti 控制试验能有效控制其中污染孳生的摇蚊幼虫。其中低龄幼虫最先死亡，接近化蛹的老龄幼虫作用滞后。

(2) 成虫密度检测——划定观测区计数

从蛹羽化的摇蚊成虫不能高飞，仅只在水面以上 1.5m 以下栖息，因此在沉淀池壁画线设定 10cm×10cm 的观测区（见图 8-9），每隔 12h，计数 10 个观测区（$100cm^2$）区域内栖息的摇蚊成虫总数，制作成虫数量变动曲线。沉淀池摇蚊污染控制试验的摇蚊成虫密度变化见图 8-10。

Bti 试验前，两个水池壁和进水槽壁停留大量摇蚊，密度相当。对每 $100cm^2$ 池壁停留的摇蚊进行计数，试验池 184 只/$100cm^2$，对照池 172 只/$100cm^2$。试验进行 12h，两池的摇蚊密度接近。

试验的 24h，两池的摇蚊密度仍然接近，这时观察到水面漂浮有大量蛹皮。试验的 36h，试验池成虫密度急剧下降为 52 只/$100cm^2$ 池壁，而对照池的摇蚊数目持续升高，与其形成鲜明对比。

试验的 48h，试验池壁只能见到零星停靠摇蚊，水面漂浮蛹皮非常少见；而对照池池壁栖息的摇蚊数量多达 230 只/$100cm^2$，如常出现大

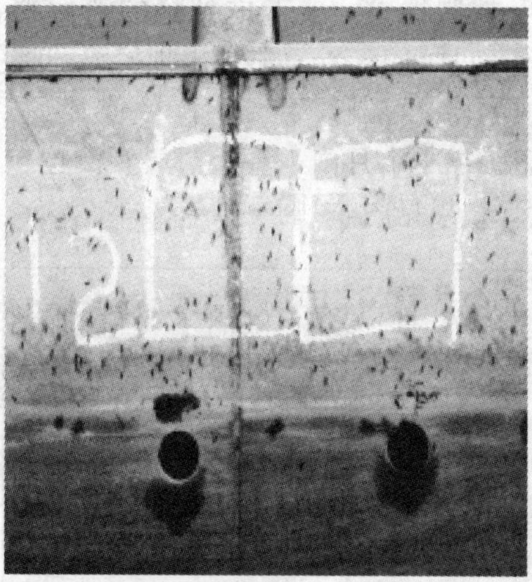

图 8-9 在沉淀池壁划定的摇蚊观测区

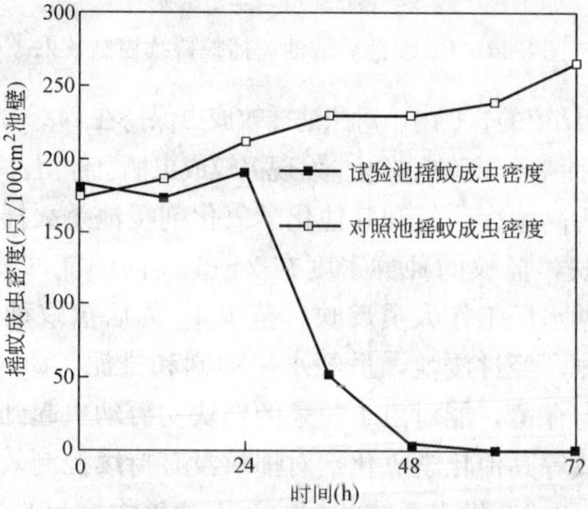

图 8-10 采用 Bti 浸池的摇蚊成虫密度变动

量的漂浮蛹皮。到 72h 浸池结束时，试验池壁基本没有摇蚊成虫。

比较摇蚊幼虫和成虫的密度变化，可见摇蚊成虫对 Bti 的作用比幼虫相对滞后。Bti 对摇蚊蛹和化蛹前的幼虫毒效很低，因此，用药后 12～36h 内，存活的蛹仍会不断羽化为成虫。试验 24h，试验池的幼虫已经得到了有效的控制，但试验池壁的成虫数量未显著降低。36h 后，池中蛹全部羽化，它们产生的低龄幼虫在 Bti 作用下死亡，这时摇蚊才得以完全控制。

因此，采用 Bti 控制摇蚊，要考虑到蛹的滞后羽化，在幼虫控制后，需要延长 Bti 作用时间 1～2d，避免出现摇蚊的密度回复。

（3）Bti 对摇蚊的持续控制效用

Bti 浸池结束后，在 1 个月内，每天清晨观测比较试验池和沉淀池壁摇蚊成虫的密度，结果见图 8-11。

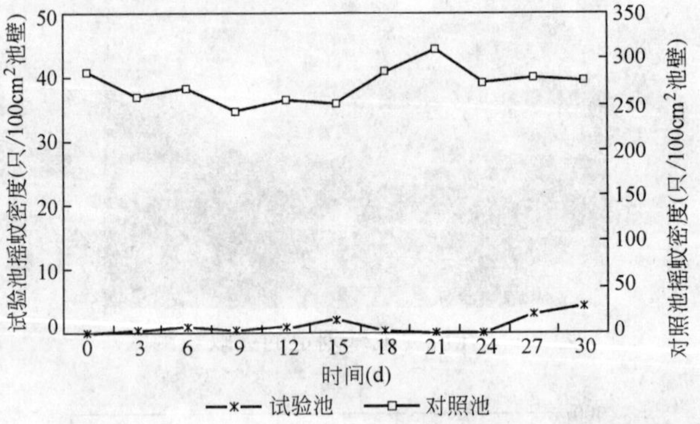

图 8-11 Bti 浸池后的池壁摇蚊持续控制效果

在浸池试验结束的 30d 内，对照池摇蚊成虫保持在 242～311 只/100cm² 的数量密度之间，而整个试验池壁很少发现摇蚊成虫栖息停留。

水厂曾采用高浓度液氯和其他化学氧化剂浸池杀灭摇蚊幼虫，据水厂技术人员反映，摇蚊的种群密度在 2～3 周内即能回复。而进行 Bti 灭除摇蚊后，据水厂工作人员反映，至少 10 周后摇蚊种群密度才得以回复。我们推测，经过浸池，虽经水流冲刷和排泥，Bti 在层板和池下积泥中都有一定存留，能对由水源来的卵块初孵幼虫起到控制作用。与其相比较，液氯等其他化学氧化剂对摇蚊没有持续控制效果。

8.2.2.3 水源和城市供水系统的摇蚊污染微生物控制的策略和方案

1. 防治策略

我们对水源和供水流程的摇蚊微生物控制提出防治策略，如图 8-12 所示。

摇蚊的微生物防治策略包含以下的内容：

（1）制剂的毒力测试

由于使用的菌种和制备方法不同，不同的 Bti 制剂存在毒力差异。针对不同的摇蚊种类，其毒力效果也可能不同。因而，应用 Bti 之前需要测定制剂致死中浓度（LC_{50}），以便准确预知药剂对控制对象的效

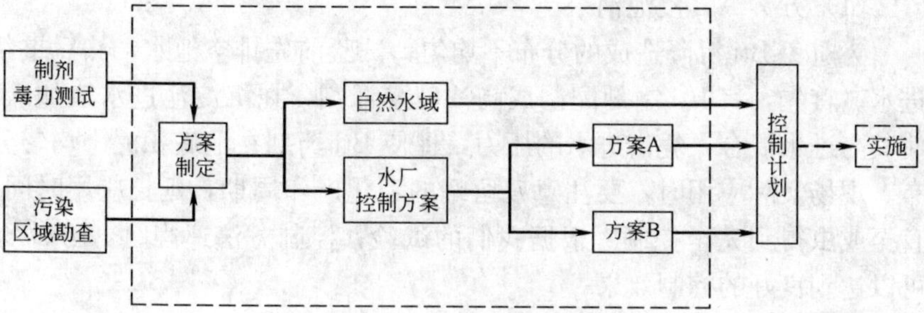

图 8-12 摇蚊控制策略

果，从而计划用量。

(2) 污染区域勘查

在自然水域，摇蚊孳生区域一般在避风浅塘和背风水岸。施用 Bti 制剂之前，应对摇蚊污染水域进行详细的区域勘查，划定需要施用 Bti 的具体区域。

对水厂进行的摇蚊控制，同样需要勘查沉淀池等设施的容积、进水方式等参数，作为控制计划的制定依据。

(3) 方案

根据摇蚊污染的不同环境，应实行不同的污染控制方案。

(4) 计划制定

根据方案和勘查结果，制定周密的区域控制计划，包括施用剂量、施用区域、人员、配套设备如喷洒装置等细节，必要时也可能需要配备车船。

2. 水源摇蚊控制方案

水环境摇蚊污染控制，采用剂量宜为实验室致死中浓度的 10 倍左右。施用时，宜将 Bti 制剂配制成高浓度悬浮剂，在污染水面进行均匀喷洒。在小面积水域应用时，可以采用扬撒；在大面积水域应用时，宜使用压力喷射系统，必要时配备小型船舶。

参照对蚊科幼虫的施用报告，初次施用后 1 周加强一次，更能起到有效的控制效果。

在易于发生蚊虫污染的水域，可以 3 个月为周期进行预防控制。

3. 水厂摇蚊控制方案

水厂沉淀池是水厂摇蚊的主要污染区域，由于其结构的特殊性，提出两种控制方案：

（1）方案A：浸池消杀

为避免Bti沉降造成的分布不均匀，试验前先排空池水，然后重新进水。首先，将Bti制剂配制成高浓度悬浮剂，在沉淀池进水口加入，使其与进水混合，凭借进水的压力，促使Bti药剂在池底积泥中均匀分布。现场实际应用时，要注意残留蛹的羽化产卵周期，延长应用时间，直至成虫得到完全控制。根据我们的试验，控制方法适当时，历时3d可以达到良好的控制效果。

（2）方案B：工艺消杀

该方案利用水厂沉淀池中斜管、斜板等工艺结构，采用在沉淀池前端流槽加Bti制剂的方法，使Bti在混凝剂作用下，和原水中悬浮物质一起发生混凝沉降，分布在池壁、池底的絮凝物中，集中杀灭幼虫。该方案与方案A相比具有优势，可以在水厂的生产流程中直接应用，不需间断生产。在该混凝沉淀工艺中，通过合理控制投加量，大部分Bti可以沉降去除，少量未完全沉淀的，经过滤和消毒也可得以清除，不会造成水厂生产流程的负担和水质参数的变化。由于试验手段的限制，该方案目前尚未经过试验验证。

8.2.2.4 摇蚊微生物防治的经济分析

以制水能力为30万m^3/d的某水厂为例，进行经济分析。该厂沉淀池格池容积$1000m^3$，共8个沉淀池格池，一直采用高浓度液氯间歇停池浸泡来控制摇蚊污染，液氯施用浓度达到50mg/L。应用Bti制剂和高浓度液氯进行摇蚊防治的经济分析见表8-4。

水厂应用Bti和高浓度液氯浸池防治摇蚊的经济分析　　表8-4

	药剂	
	Bti	Cl_2
实验室测定LC_{50}(mg/L)	0.358	25
单次防治用量(kg)	29	400①
药剂市场价格(元/kg)	85	4
单次防治费用(千元)	2.5	1.6
控制持效(d)	70	15
平均每天防治费用(元)	36	107

① 液氯浓度按照水厂实际应用浓度（50mg/L）计，Bti用量按照药剂致死中浓度的10倍计算。

从表8-4可见，水厂采用Bti进行摇蚊污染控制的单次防治费用（2500元）比采用液氯进行的单次防治费用（1600元）高，但Bti的控制时效长于液氯，故水厂采用Bti进行摇蚊污染控制，平均每天花费36元，只是采用液氯费用（107元）的1/3。

此外，要在沉淀池前投加高浓度液氯，需增加投加装置，费用估计约10万元。与其相比，采用Bti控制摇蚊可以原有的水厂处理系统为基础，不需要增加复杂的设施，在摇蚊幼虫的污染控制中比较经济实用。

另外，应用高浓度液氯后，浸池水必须排掉，应用Bti后，浸池水可以进入生产流程，能进一步节约经济成本。

8.2.3 深圳某水厂沉淀池红虫综合防治

深圳水务集团D水厂是一座日供水能力35万m^3/d的饮用水处理厂，水厂以深圳水库水为唯一水源，水厂工艺流程及主要工艺构筑物如图8-13所示。

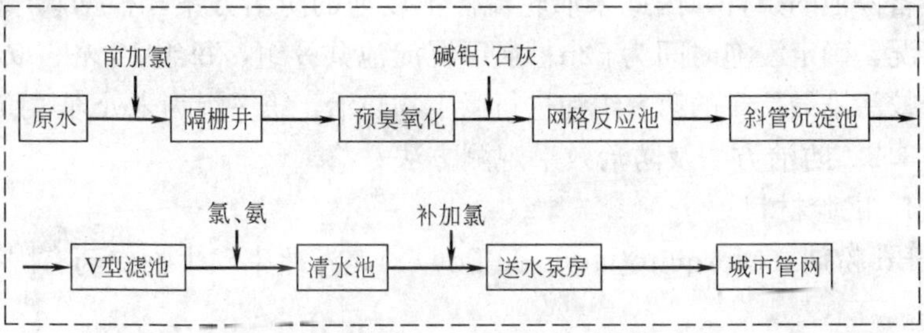

图8-13 深圳D水厂工艺流程图

2003年6月初，水厂沉淀池大量出现摇蚊，每天早上，沉淀池壁密密麻麻布满摇蚊，检测最高密度达到150只/dm^2，清晨和黄昏形成的摇蚊蚊柱，最高达5m以上。沉淀池排泥水中摇蚊幼虫密度达到330条/L。用100目滤网随便捞一些沉积在斜板上的矾花，就能发现几十条摇蚊幼虫。用自行研制的风力吸蚊机4台每天早晚吸蚊2h，能捕获摇蚊最高达30000只/d。由于摇蚊的大量繁殖，给水厂正常生产造成了严重困扰。

水厂采取了多种措施，试图控制摇蚊的繁殖，包括彻底清洗沉淀池、每天用药剂喷洒杀灭池壁成虫，用吸蚊枪和洗蚊机灭蚊，用高达15mg/L的氯浸泡沉淀池等等，都没有明显控制效果。图8-14为沉淀池池壁摇蚊图片。

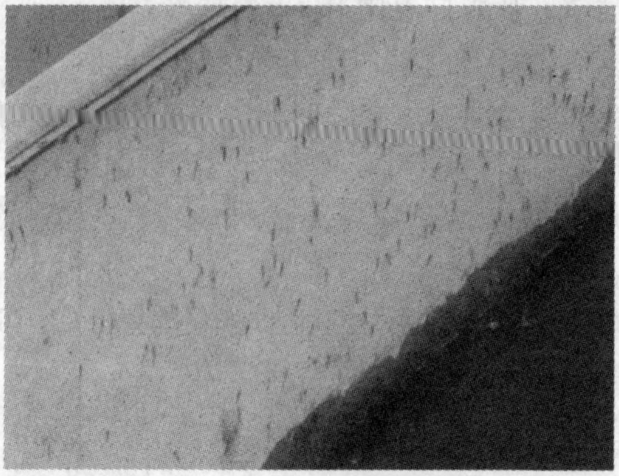

图 8-14　沉淀池池壁摇蚊

8.2.3.1　摇蚊生物防治方案

根据中试的研究结果，停池用 Bti 浸泡的方法控制效果较好，而水厂也具备停池的条件，因此采取轮流停池浸泡的防治方案，根据水厂的生产情况，确定浸泡时间为 72h。水厂沉淀池共 8 组，每组 18 格。取当时受摇蚊污染最严重的第 8 组池进行微生物防治，第 7 组为未处理对照池。

8.2.3.2　防治方法及防治效果观测方法

1. 试验材料

Bti 粉剂（Mosquito larvicide Power），湖北康欣生物农药有限公司提供。

沉淀池有效容积为 $1000m^3$，计划投药浓度为 1.0mg/L。取 1000g 粉剂，先用 10L 沉淀池水分散，充分搅拌形成均匀悬浮液。再加入 40L 水并混合均匀作为使用液，使用液含 Bti 粉剂浓度为 20g/L。

2. 试验设备

美国 Milton 加药泵。美国哈希 2100P 浊度测定仪。

3. 药剂施用方法

试验前，将池水排空，然后重新进水。进水流量控制在 $20m^3/min$。

(1) 8 号池

利用投药泵在反应池的出口处投加 Bti 使用液，加药泵流速为 1L/min。使原药稀释悬浊液随反应池进水扩散到沉淀池。50min 后池水达到斜管上部 10～20cm 处时停止进水，此时水中沉淀池 Bti 粉剂含量约 1mg/L。浸泡 72h 后正常运行。

(2) 7号池

池水排空并清洗干净后，直接从反应池进水，不停池正常运行。

(3) 摇蚊生物量监测

1) 幼虫密度检测——多点取泥观测

由于沉淀池内部的斜管阻隔，从池面难以采取底部淤泥，因而利用排泥阀门采取底泥进行检测（沉淀池底部设计有排泥结构，平均每1.5m有排泥阀门，排出的底泥汇入排泥沟）。

每隔12h，从沉淀池6个排泥点采取底部淤泥，每个排泥点取泥1L，总计取6L底泥。用40目筛网过滤，统计其中存活的幼虫总数，并统计死亡率，制作幼虫数量变动曲线。

2) 成虫密度检测——划定观测区计数

从蛹羽化的摇蚊成虫不能高飞，仅只在水面以上1.5m以下栖息，因此在沉淀池壁画线设定10cm×10cm的观测区12个。每隔12h，计数10个观测区（$1dm^2$）区域内栖息的摇蚊成虫总数，制作成虫数量变动曲线。

3) Bti对摇蚊的持续控制效果

浸池试验结束后1个月内，每天清晨观测池壁摇蚊观测区成虫的密度，比较试验池和沉淀池两池壁的摇蚊数量变化。

4) 浸池过程中水质分析

在沉淀池的池头、池中、池尾设置取水点，进行水质分析，测定结果取平均值。水质检测方法如下：

① 杀虫晶体含量采用本研究建立的HPLC-超滤离心联用方法；

② 浊度采用美国哈希2100P浊度测定仪进行现场测定；

③ 细菌总数采用多级稀释平皿计数法。

5) 工艺水质安全分析方法

浸池结束后，直接进水恢复生产。根据试验水厂制水工艺流程的设计参数，可以获知浸池水通过各工艺点的时间：沉淀池水完全置换需时40min；到达滤池末端需时2h；经过滤池后，全部工艺水汇合（与其他6个格池一起）消毒，进入清水池，再流转出厂，需时8h。

因此，特定的时间点在各工艺点采样，测定试验池和对照池中浸池水通过各工艺点时的细菌总数、浊度和TOC，可以了解过滤和消毒工艺对残留Bti的去除情况。

8.2.3.3　防治效果

1. 治理前沉淀池的摇蚊观测结果

开始防治前，对于对照池和试验池中摇蚊成虫和幼虫密度进行了监测和统计。统计结果如表 8-5。开始试验前，从目视观测，8 号池池壁摇蚊的密度明显比 7 号池高。根据监测统计结果，不仅 8 号池摇蚊成虫密度较 7 号池高，幼虫密度也高得多，幼虫均为健康、活泼的活体。同时，两池的池面漂浮着大量摇蚊蛹皮，水面上方池壁附着大量虫卵。

防治试验前试验池与对照池摇蚊密度对照　　**表 8-5**

	7 号池	8 号池
摇蚊幼虫密度(条/6L)	141	174
摇蚊成虫平均密度(只/dm^3)	172	184

2. 防治过程中摇蚊密度的变化

采取防治措施后，试验池和对照池摇蚊幼虫密度和成虫密度的变化趋势见图 8-8 和图 8-10。

在 Bti 浸池试验中，试验 36h 后，试验池中几乎没有摇蚊幼虫，而对照池的摇蚊幼虫密度持续上升，每 6L 泥浆中达到 3280 头。试验 48h 后，试验池的池壁几乎没有摇蚊幼虫栖息，而对照池池壁的成虫密度为 230 只/100cm^2。图 8-15 为试验 48h 对照池池壁的摇蚊情况。

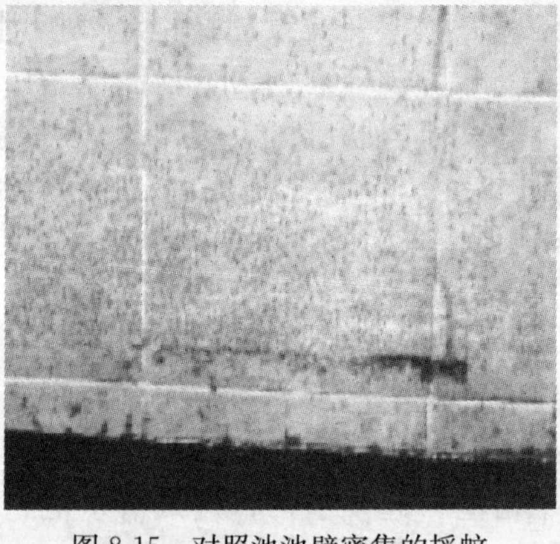

图 8-15　对照池池壁密集的摇蚊

3. 药剂应用过程中沉淀池的 Bti 分布变化

应用 Bti 杀灭摇蚊幼虫时，沉淀池水的杀虫晶体含量和浊度变化见图 8-16。试验期间池水的晶体含量呈明显下降趋势。8h 内，沉淀池的

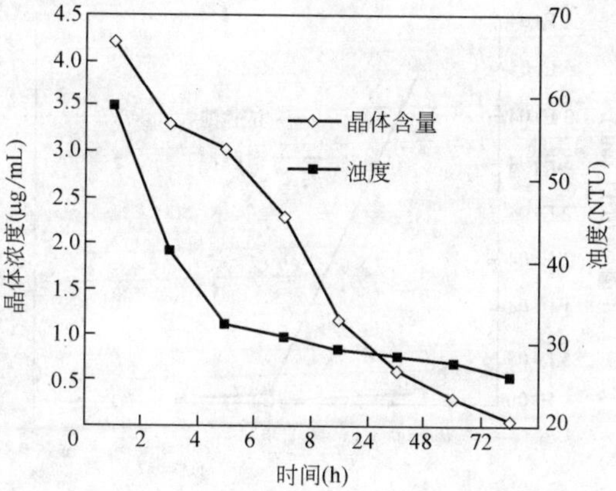

图 8-16 沉淀池施用药剂后的晶体含量和浊度变化

Bti 杀虫晶体含量从 4.2μg/mL 下降为 1.2μg/mL，降幅为 71%。浊度变化也有相同的下降趋势，从 59NTU 下降为 29.3NTU，降幅达 50%。

浊度和晶体含量的下降说明，池水中的大部分悬浮物发生了沉降，晶体伴随悬浮颗粒沉降。

试验 8h 后，将晶体含量和浊度的检测周期改为每 24h 一次，这时晶体含量下降变慢，而浊度的下降更为缓慢，到 72h 末仍保持在 26NTU。据分析，这时晶体受日光中紫外线等环境因素的破坏，这是其含量下降的主要原因。

4. 应用 Bti 对水质安全的影响

常规药剂浸池后，为保证水质安全，要排空浸池水。应用 Bti 浸池后，考虑到池水的浊度和芽孢已经大部分沉降，同时也由于 Bti 的安全性，我们尝试直接进水恢复生产。

浸池水进入工艺流程后，在沉淀后水、过滤后水、出厂水这 3 个采样点，在相应取样时间采取水样，测定细菌总数、浊度、总有机碳，结果分别见图 8-17、图 8-18。

浸池结束后，浸池水的细菌总数为 35000CFU/mL，浊度为 26 NTU，TOC 为 5.2mg/L，与其相比较，对照池细菌总数为 1200CFU 个/mL，浊度为 15NTU，TOC 为 3.6mg/L。

从图 8-17 可见，池水经过滤后，试验池和对照池的细菌总数分别下降为 860CFU/mL 和 210CFU/mL，差距缩小，说明池水中残留的

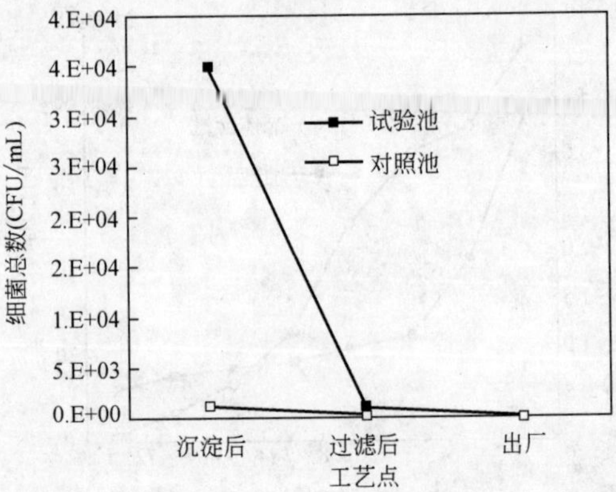

图 8-17　浸池水通过各个工艺点时的细菌总数变化

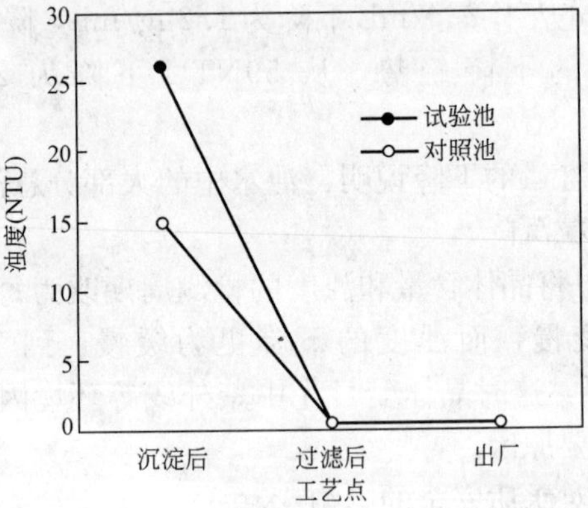

图 8-18　浸池水通过各个工艺点时的浊度变化

Bti 芽孢被滤池截留。图 8-18 说明，经过滤后，试验池水浊度大幅下降为 0.43NTU，对照池水浊度下降为 0.48NTU，说明经过滤后，Bti 对池水浊度的影响被完全排除。

经过滤池以后，两个试验池出水与水厂的其他 6 个沉淀池出水一起汇合消毒（液氯投加量为 3.5mg/L）。检测出厂水水质，结果细菌总数未检出，浊度为 0.39mg/L，TOC 为 1.6mg/L。说明出厂水质指标无异常，符合国家生活饮用水卫生标准。

试验研究证实，采用 Bti 微生物防治方法有效控制了水厂沉淀池的红虫孳生繁殖，并且对出厂水质未造成影响。

8.2.4 南方某水厂红虫污染的综合防治

8.2.4.1 项目背景

深圳宝安Z水厂原水取自于铁岗水库，现供水能力50万m^3/d，分三期建设，其中一期规模为10万m^3/d，二期10万m^3/d，三期30万m^3/d，主要负责片区生活和工业用水。

水厂工艺流程为：原水经回转式隔栅除污机除渣后，进入混合池加药搅拌。反应池采用折板絮凝池，絮凝池底部设有穿孔排泥管，并设有快开排泥阀。沉淀池为平流沉淀池，一期、二期排泥采用行车式泵吸泥机，三期采用行车式泵/虹吸泥机。过滤采用V型滤池，气水反冲。一期、二期的过滤反冲水进入其中一个回收池，再由清水回流泵至进水总井与原水循环处理。三期滤池的反冲水进入另外一个回收池，同样是循环处理。而沉淀池的排泥水则直接排到污水沟。

2005年4月，水厂反应池、沉淀池和滤池均不同程度受到摇蚊及其幼虫（红虫）的污染，不仅影响供水生产运行，而且对供水水质安全形成重大风险，该水厂的红虫污染防治问题成为水厂迫在眉睫需要及时解决的问题。

8.2.4.2 水厂红虫污染现状调查

对水厂进行了红虫污染方面的现场调查，发现水厂摇蚊污染十分严重。图8-20和图8-19分别表示反应池旁的立柱以及沉淀池壁栖息的密密麻麻的摇蚊。同时，在调查中发现，整个水处理系统从反应池到滤池

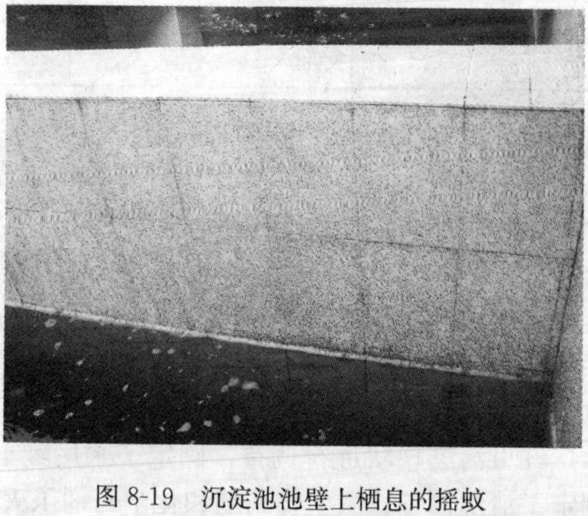

图8-19 沉淀池池壁上栖息的摇蚊

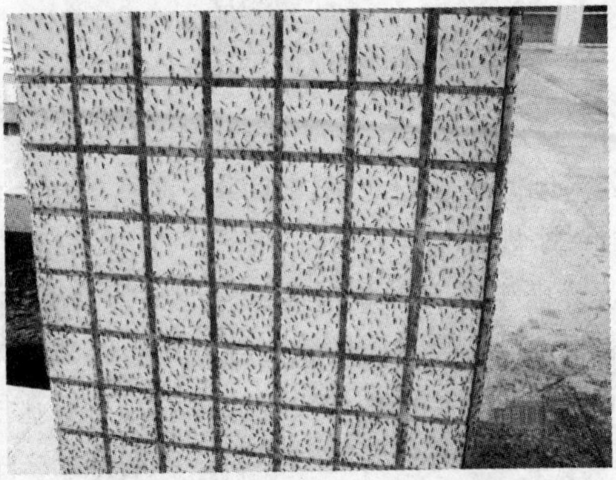

图 8-20　反应池旁立柱上栖息的摇蚊

都被摇蚊污染，全流程污染调查结果见表 8-6。

红虫污染调查结果　　表 8-6

	摇蚊成虫	红虫	虫卵
反应池	池壁上摇蚊成虫密度多达 300 只每 10cm×10cm		池壁液面下则有大量 1～2cm 长的虫卵
沉淀池	池壁上摇蚊成虫密度约为 500 只每 10cm×10cm	沉淀池排泥水红虫密度约为 7 只/L	池壁液面下则有大量 1～2cm 长的虫卵
滤池	池壁有摇蚊孳生	浅层滤砂未发现有红虫	池壁液面附件有大量虫卵
清水池	没有发现摇蚊	没有报告有红虫出现。四周封闭性较好	
管网	没有发现摇蚊	没收到用户的红虫报告或投诉	

根据水厂的流程调查和现场红虫采集观测情况，该水厂的工艺较为先进，初步认为该水厂的红虫爆发，主要是因为当外界有红虫侵入后，水厂未能采取有效的治理措施，如没有及时地对池壁进行清洗，适当提高前加氯量等措施，使得红虫得以在整个水厂区的反应池，沉淀池，滤池，回收池大量繁殖孳生。但摇蚊估计没能穿透滤池或在清水池中繁殖，加上后加氯，补加氯，所以管网和用户没发现红虫。

8.2.4.3　红虫污染防治方案与防治措施

通过对水厂红虫污染现状进行调查，确定了水厂红虫污染的原因，在此基础上制定了清洗消毒、微生物药剂和化学药剂杀灭摇蚊及其幼虫的防治方案，防治的区域为水厂反应池、沉淀池、滤池以及反冲洗水回收池。

首先对水厂各个主要构筑物进行清洗，破坏摇蚊孳生的环境条件，然后对水厂反应池、沉淀池、滤池以及反冲洗水回收池采取相应的控制措施。

水厂反应池是摇蚊孳生的主要场所，向反应池中分别投加了Bti制剂和化学药剂，进行浸泡。水厂沉淀池主要投加化学药剂进行局部浸泡，杀灭摇蚊幼虫及其虫卵。水厂滤池池壁有幼虫、虫卵，但滤砂中未检出红虫，因此滤池主要采取向池壁喷洒化学药剂的措施。

回收池中主要采取了投加化学药剂浸泡的措施。

8.2.4.4　红虫污染防治效果

采取防治措施前以及采取措施并正常运行48h后各构筑物中红虫观测结果见表8-7和图8-21。

水厂构筑物的红虫防治效果　　**表8-7**

构筑物	处理前蚊虫孳生情况	主要控制措施	处理后蚊虫孳生情况
反应池	池壁聚集大量摇蚊，底泥中有大量红虫	清洗、分别用Bti制剂和化学药剂浸泡水体	池壁未检出摇蚊，底泥中未检测到红虫，应用Bti制剂的控制效果优于化学药剂
沉淀池	池壁聚集大量摇蚊，排泥水中有较多红虫	清洗、化学药剂浸泡	池壁未检出摇蚊，底泥中未检测到红虫
滤池		清洗、喷洒化学药剂	滤池池壁未检出摇蚊
回收池	有大量红虫和摇蚊	清洗、浸泡化学药剂	池壁未检出摇蚊

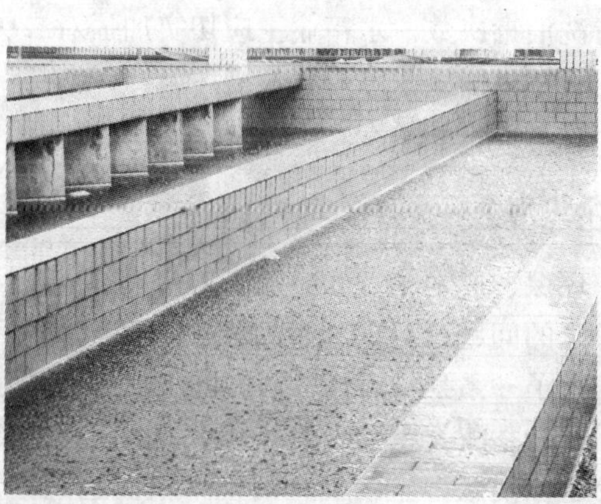

图8-21　治理后光洁的反应池壁

从表 8-7 和图 8-21 的观测结果可以看出，通过全流程的红虫防治措施，水厂构筑物中的摇蚊得到有效控制，摇蚊成虫和幼虫密度都显著降低。实施防治措施以后连续观察 1 个月，没有发现摇蚊成虫和幼虫，取得了很好的防治效果。

8.3　二次供水系统红虫防治技术应用

二次供水系统孳生红虫严重影响供水安全，目前采取的防治措施主要是加强日常管理、化学药剂喷洒和浸泡以及采用维生素类杀虫剂杀灭红虫。

8.3.1　加强管理防治红虫

护养管网，确保管网水质。科学管理输配水管网也是保证自来水水质预防红虫产生的一个重要方面。一方面，供水企业应该准确掌握管网的现状，提高检漏测漏水平，对老管、锈管、漏管要及时更新养护，防止管外污物在低水压时倒吸入供水管网。突发性的爆管应及时抢修，减少抢修过程中带进管网的污染，并在通水之前彻底排污。另外，“盲肠管”、消火栓及管网末梢等死水红虫易于筑巢栖身之处，应该定期排放。

尽可能取消二次水池，采用市政管道直供。对那些设计不合理的二次供水设施要坚决废弃或重新改造。各水池均要加盖密封上锁，溢流管、透气管管口防蚊装置要完好。

二次水箱的清洗由经水务部门认证的队伍进行，做到定期清洗，专人管理。水箱清洗消毒至少半年 1 次，并建立清洗档案。在红虫的高发季节适当增加清洗消毒次数。水箱业主应切实加强对二次水箱的日常巡视与监督管理，日常维修要注意避免带进污染物，一旦发现破漏等异常应及时修复。

8.3.2　维生素杀生剂杀灭 4 龄红虫

开发安全、环保、成本相对低廉的新型杀生剂成了目前给水处理领域的一个急需解决的问题。目前通过对桉树、辣椒等多种生物的研究，人们已经提取获得了一系列具有消毒活性的天然产物，包括有机酸、无机酸、内酯、酚类、萘醌类、吲哚类等几十种天然化合物，这些化合物都能通过一定的途径使微型生物丧失活性，从而起到一定的控制作用，而不造成对环境连续的影响。维生素物质是维持人类等一些动植物正常机能所必须的物质，某些种类的维生素物质在水中，与其他一些物质一起，具有杀灭微型生物的作用。本试验在现有对生物控制技术认识的基础上，利用这些维生素类物质的杀虫活性，合理调整和制定生物活性控制剂配方，进行水中红虫的控制效果试验。

同济大学杨健研究开发了一种维生素 K3 为主要成分的新型生物杀生剂（MPB、MTB、ME、MSB、MQ），针对二次供水水箱和管网红虫孳生，进行了杀灭试验，结果表明，各杀生剂灭杀红虫的（分别为 24h 和 48h）半致死浓度分别为：126.67、1.77、＞200、30.59、0.77mg/L 和 6.11、1.04、15、5、0.64mg/L。从时效、经济以及操作等因素考虑，MQ 最经济有效，MTB 次之。

8.4 供水系统全流程红虫预防与控制策略

南方某企业自用水厂（以下简称 B 水厂）水源来自距水厂约 1km 的河流，B 水厂建成于 1995 年，设计规模 20000t/d，实际供水 7000～8000t/d。供水区域为某铁路沿线两侧，主要服务对象为铁路系统的单位和生活区。制水工艺为混凝—沉淀—过滤—消毒常规工艺，其中混凝剂为硫酸铝，沉淀池为小间距斜板沉淀池，滤池为两组并行虹吸滤池，采取现场制备二氧化氯进行消毒。图 8-22 是 B 水厂水处理工艺流程示意图。

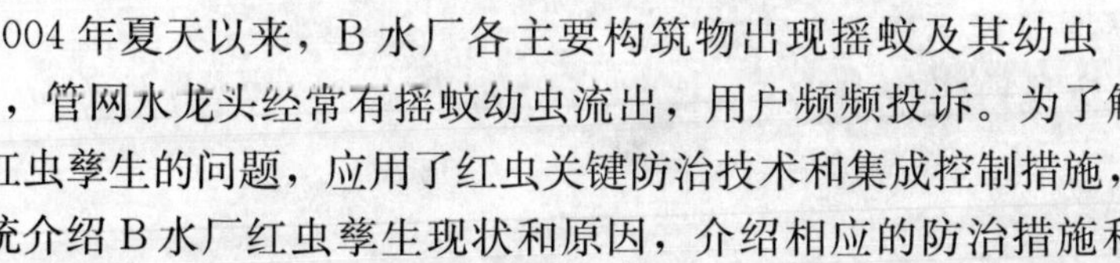

图 8-22 B 水厂水处理工艺流程示意图

2004 年夏天以来，B 水厂各主要构筑物出现摇蚊及其幼虫（俗称红虫），管网水龙头经常有摇蚊幼虫流出，用户频频投诉。为了解决 B 水厂红虫孳生的问题，应用了红虫关键防治技术和集成控制措施，本章将系统介绍 B 水厂红虫孳生现状和原因，介绍相应的防治措施和取得的防治效果。

8.4.1 孳生现状与原因调查

供水系统全流程受到红虫污染的情况均有报道，其中摇蚊在水源地、沉淀池、清水池、滤池和二次供水水箱都有孳生繁殖的情况发生，摇蚊在上述地点和构筑物孳生，其幼虫（红虫）通过供水系统进行迁移，最终流出用户水龙头。某水厂红虫污染严重，情况复杂，为此对供水系统全流程进行了红虫污染的系统调查。

8.4.1.1　水源情况调查

B 水厂原水取自附近的一条河流，该河由于受沿岸污水排放影响，污染非常严重，水体发黑，有较重的臭味，藻类生长旺盛，原水浊度为 20～30NTU。取水点位于河道河湾处，取水点偏离水流中心，水流动性较差，基本为一死水区。

取水点设有一级泵房，河水通过河岸附近取水头部进入泵站集水井，再通过泵房将原水输送到 B 水厂，一般原水输水量为 480m^3/h。输水管为 500mm 管道，输水距离约 1km。原水中取样分析未发现红虫，但在一级泵房集水井处发现有蚊虫栖息，水源蚊虫是供水系统摇蚊孳生的外因。

8.4.1.2　水厂情况调查

通过检测反应池和沉淀池的排泥水，没有发现反应池和沉淀池有摇蚊幼虫孳生，但在底泥中有大量红线虫孳生。反应池和沉淀池池壁也没有检测到摇蚊幼虫，池体附近没有发现摇蚊。B 水厂反应池水流速度较快，不利于红虫孳生繁殖，而沉淀池上面有盖板，抑制了藻类的生长繁殖，切断了红虫的食物来源，也没有红虫孳生。

池底底泥中检测的红线虫是一种不同于摇蚊的生物，体形较长，长达 3～4cm，尾部有须，红线虫可能是来源于水源地，由于池底底泥排

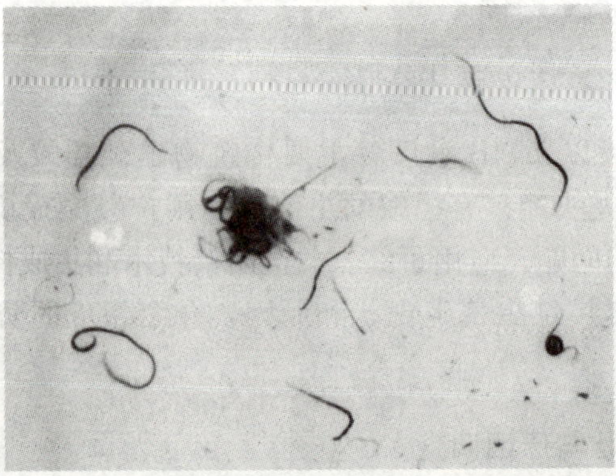

图 8-23　反应池和沉淀池池底底泥中的红线虫

泥不畅，导致红线虫在池底底泥聚集繁殖，图 8-23 是反应池和沉淀池池底底泥中的红线虫的照片。

B 水厂虹吸滤池共两组，每组 3 格，反冲洗周期不超过 12h。滤砂表层部分积泥，积泥厚度达到 2～3cm，积泥有恶臭味，颜色发黑，部分滤砂结块，有可能穿透，滤后水浊度一般 2～3NTU。滤砂是 3 年前更换的。

滤池池壁发现红虫，其中在滤池滤后水出水渠池壁红虫较多，红虫数量达到 20 条/dm^2 以上，而且附近有摇蚊，水面有较多蛹皮，傍晚在每组滤池出水渠上方均有摇蚊群飞，每群约有 100 多只。图 8-24 和图 8-25 分别是滤池出水渠附近群飞的摇蚊和池壁红虫照片。滤池反冲洗水中没有检测到红虫，滤砂上部池壁红虫数量较少，滤砂表层也有少量

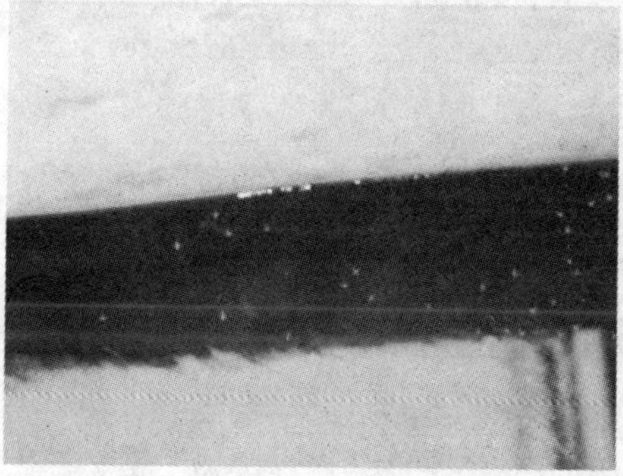

图 8 24　滤池出水渠群飞的摇蚊

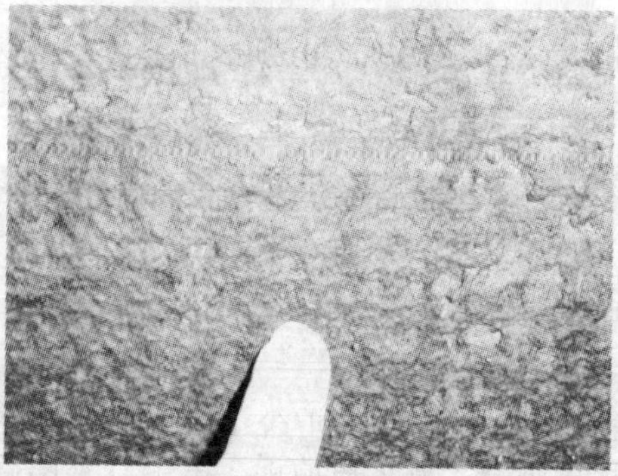

图 8-25　滤池池壁红虫

红虫。滤池池壁含有较多青苔，藻类生长旺盛，为红虫孳生繁殖提供了食物源。

清水池红虫孳生的情况最为严重，池底遍布摇蚊幼虫的巢，池壁上也沾满了已羽化的摇蚊，傍晚时在每个清水池的入孔处均有大量的摇蚊群飞，每群蚊柱的数量约有四五百只。清水池排水以后，清水池摇蚊密度很高，池底底泥中红虫密度高达 1000 条/m^2 以上，图 8-26 是清水池池底底泥红虫照片，图 8-27 是清水池入孔处附近群飞的摇蚊照片。

图 8-26　清水池池底底泥红虫照片（清洗后）

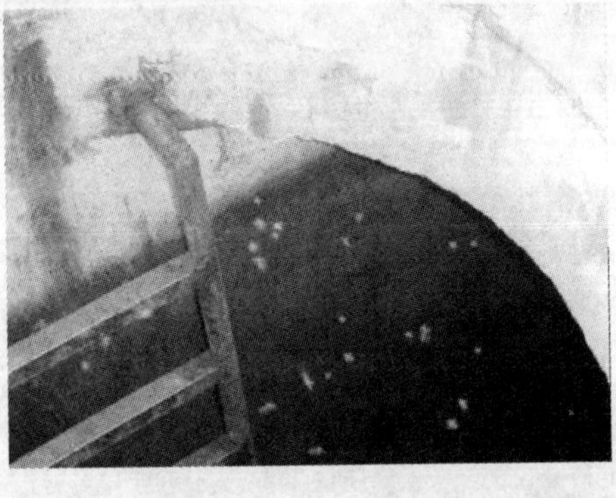

图 8-27　清水池入孔处附近群飞的摇蚊照片

清水池共两组，为矩形结构，清水池中没有导流墙，只有几根支撑柱，清水池采用现场制备二氧化氯消毒。由于二氧化氯直接投加在清水池中，接触时间短，混合效果较差，而且清水池没有导流墙，存在死水区，这些都为红虫的孳生提供了条件。另外水厂混凝沉淀和过滤的效果一般，滤后水水质较差，其中高锰酸盐指数和藻密度较高，为红虫的孳生提供了条件，表 8-8 是 11 月 23 日下午 2 点原水水质与滤后水水质数据。

原水和滤后水水质化验结果 **表 8-8**

项　目	浊度(NTU)	UV_{254}	高锰酸盐指数(mg①2/L)	pH	藻密度(10^6 个/L)
原水测定值	15.5	0.0904	9.45	7.59	22
滤后水测定值	1.53	0.0731	6.55	7.70	4.21

8.4.1.3　管网红虫情况调查

B 水厂的出厂水压力约为 4.5～5kg。供水范围的南北走向的狭长地带，东西宽约 2km，南北长约 10km。水厂位于管网中部，分别向南北两侧供水。主要管网建成于 1989～1990 年，管径最大为 *DN*500，最小 *DN*150，管材为普通铸铁管，没有内防，配水管主要是镀锌钢管，近年更换的管道为 PVC 管，居民用水管为镀锌钢管。由北向南主要有 5 个供水区，依次标为 1 号、2 号、3 号、4 号和 5 号供水区，水量分配情况见表 8-9，水量主要集中在水厂以北的区域。

B 水厂管网水量分配情况 **表 8-9**

区域编号	1 号	2 号	3 号(含泉溪)	4 号(含北站)	5 号
用水量(t/月)	7000	21000	35000	14000	30000
所属范围	水厂以南	水厂以北			
总计(t/月)	7000	100000			

抽样检测结果表明，B 水厂各主要供水区域用户水龙头均有红虫流出，红虫检出率和检出数量很高，严重影响供水水质安全。相对而言，水厂以南的 1 号供水区红虫检出数量较低，投诉较少，本次管网系统取样调查以水厂以北的供水区域为主。

本次选取出厂水、2 号食堂、3 号、4 号和 5 号供水小区的典型用户进行红虫调查检测。检测方法为：打开用户水龙头，让水直接经过 0.4mm 的分子筛，截取红虫；同时测量水的浊度和余氯。检测时间约 10min，检测水量为 $1m^3$，每一个检测点检测 2 次，检测情况见表 8-10，表 8-11，表 8-12 和表 8-13。

12 月 7 日上午检测结果　　表 8-10

取样地点		出厂水	2 号	3 号	4 号	5 号
距水厂距离		0	1km	4km	5km	6km
红虫(条)	幼虫	2	3	3	2	2
	蛹	0	0	3	0	9
	蛹皮	1	1	5	2	3
	摇蚊尸体	0	0	1	2	2
红虫合计(条)		3	4	12	6	16
浊度(NTU)		1.90	2.05	1.54	1.77	5.54
余氯(mg/L)		0.10	0.11	0.09	0.03	0.06
砂子		有细砂	较少	有细砂	有细砂	较多黄泥

12 月 7 日下午检测结果　　表 8-11

取样地点		出厂水	2 号	3 号	4 号	5 号
距水厂距离		0	1km	4km	5km	6km
红虫(条)	幼虫	5	0	2	0	1
	蛹	0	0	0	0	2
	蛹皮	0	4	3	2	6
	摇蚊尸体	0	0	0	3	2
红虫合计(条)		5	4	5	5	11
浊度(NTU)		2.01	2.11	2.26	1.81	1.83
余氯(mg/L)		0.10	0.06	0.01	0.01	0.03
砂子		有	有	有	有	有

12 月 8 日上午检测结果　　表 8-12

取样地点		出厂水	2 号	3 号	4 号	5 号
距水厂距离		0	1km	4km	5km	6km
红虫(条)	幼虫	2	5	1	1	2
	蛹	0	0	0	0	5
	蛹皮	0	0	3	2	20
	摇蚊尸体	0	3	0	0	3
红虫合计(条)		2	8	4	3	30
浊度(NTU)		2.96	4.37	2.96	3.87	16.6
余氯(mg/L)		0.12	0.04	0.05	0.02	0.03
砂子		有	有	有	有	有

用户调查结果　　表 8-13

取样地点	2号	3号	4号	5号
用户调查情况	均发现有红虫,早上多	均发现有红虫,早上多;水发黄,有杂质;早上打开水龙头有较重的氯味	均发现有红虫,早上多,水发黄,有杂质	红虫较多,早上最多,水发黄,有黄色泥砂

由表 8-10～表 8-13 可以看出，管网水质比较差，浊度较大，含有泥砂。出厂水和用户处均发现有红虫，早上较多，下午相对少，其中出厂水主要为高龄幼虫，而管网水则多为高龄幼虫、蛹、蛹皮和摇蚊尸体，其中，管网末梢处的 5 号供水区红虫检出数量最高。

8.4.2 集成防治措施

B水厂红虫孳生涉及到供水系统全流程，其中水源水质较差，是红虫孳生的来源和爆发前提。摇蚊及其幼虫能够在沉淀池、滤池和清水池等构筑物中进行迁移和繁殖，是用户龙头出现红虫的主要原因。因此需要对B水厂供水全流程进行蚊虫的综合防治，主要采取的防治措施如下：

通过对B水厂摇蚊蚊虫种属的鉴定、对蚊虫种群系统数量、分布和变化规律的调查和分析，确定蚊虫的孳生分布区域和污染程度，结合水源水质条件、水厂处理工艺、管网现状情况确定蚊虫孳生特点和综合防治方案。

对水厂反应池和斜板沉淀池进行清洗，向池壁喷洒自制复合化学药剂进行杀虫和杀藻，投加二氧化氯浸泡池体，巩固杀虫效果。

水厂虹吸滤池是摇蚊的重要孳生场所，首先对滤池池壁的藻类进行去除和杀灭以减少红虫孳生的食物来源，接着对水厂虹吸滤池池壁喷洒复合化学药剂进行杀虫，喷洒浓度为 6.25%，最后投加二氧化氯抑制池壁藻类生长。

对于水厂红虫情况最为严重的清水池首先进行清洗，接着用 6.25%的复合药剂喷洒，6h 后发现清水池地面有大量发白的死虫子，而在含有大量泥沙的集水坑中则还发现有活的红虫，于是再往集水坑中倒入 50%的复合药剂，直至红虫全部杀灭。

根据水源摇蚊孳生情况，开展水源地摇蚊防治，采取向水体和集水井中投加自制微生物制剂杀灭取水点蚊幼虫，以达到长期防治效果。

通过实时监测水厂构筑物及管网用户水龙头的红虫数量和水质变化

情况，不断反馈防治效果，并采取必要应急措施，确保自来水长期没有红虫检出。

8.4.3　防治效果

8.4.3.1　水厂构筑物红虫和摇蚊防治效果

表 8-14 是水厂构筑物处理前后摇蚊和红虫孳生情况对照，通过实施红虫集成防治措施，反应池和沉淀池处理 1d 后未检测到红线虫，在滤池喷洒高效复合杀红虫药剂，12h 后，池底红虫和摇蚊死亡率均达到 99%以上，24h 后全部死亡，图 8-28 和图 8-29 是滤池红虫死亡的照片，滤池处理 2d 后未检测到活体红虫，摇蚊密度降低 99%以上，清水池处

水厂构筑物处理前后摇蚊和红虫对照　　表 8-14

构筑物	处理前蚊虫孳生情况	主要控制措施	处理后蚊虫孳生情况
取水点	少量蚊虫孳生	投加专效杀红虫微生物制剂	蚊虫密度显著降低
反应池	底泥中有大量红线虫	清洗、喷洒复合药剂、投加二氧化氯浸泡等措施	未检测到红线虫
沉淀池	底泥中有大量红线虫	清洗、投加二氧化氯浸泡	未检测到红线虫
滤池	有较多红虫和摇蚊孳生	清洗、喷洒复合药剂、投加二氧化氯浸泡等措施	未发现红虫，摇蚊密度降低 99%以上
清水池	有大量红虫和摇蚊	清洗、喷洒复合药剂、投加复合药剂浸泡等措施	摇蚊密度降低 99%以上

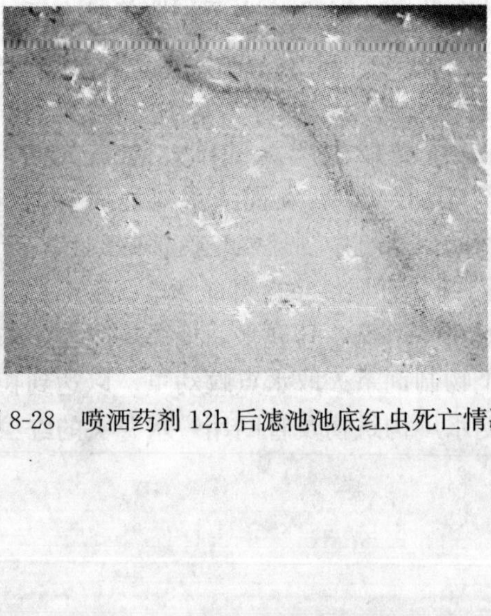

图 8-28　喷洒药剂 12h 后滤池池底红虫死亡情况

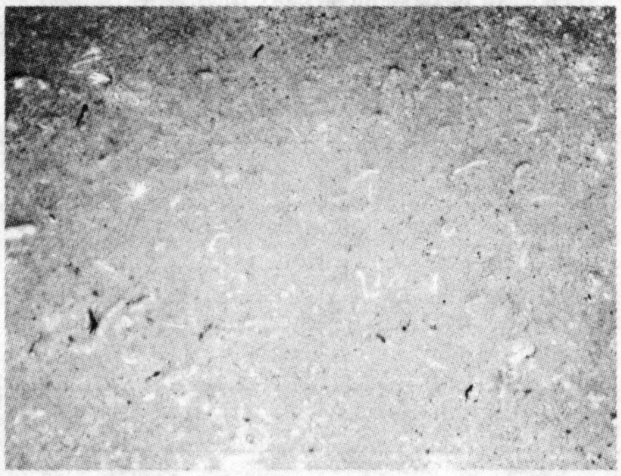

图 8-29 喷洒药剂 24h 后滤池池底红虫死亡情况

理两天以后，未观察到摇蚊蚊柱。出厂水红虫检出数量也显著减少，24h 后，减少了 90%以上，48h 以后，红虫检出数量为 0。生产防治试验结果表明，集成防治措施达到了有效控制红虫孳生的目的。

8.4.3.2 管网用户水龙头红虫去除效果

通过供水系统全流程调查分析，确定管网用户水龙头的红虫主要来自于水厂，红虫防治的重点是水厂各主要构筑物，在对水厂各构筑物红虫实施综合防治的同时选取出厂水、2 号、3 号门诊部、4 号和 5 号供水区用户进行取样调查，实时反馈红虫防治效果。取样方法为：打开用户水龙头，让水直接经过 0.4mm 的分子筛，截取红虫，检测时间上午一般为 9 点 30～10 点 30，下午一般为 2 点～3 点，检测水量为 $1m^3$，每一个检测点检测两次，检测结果见表 8-15。

B 水厂共有南北两组平行可独立的水处理工艺系统，本次红虫防治过程中，首先对南组构筑物进行综合防治，只使用北组工艺供水，12 月 11 日南组构筑物防治结束，停止北组供水，改用南组工艺供水；12 月 16 日北组构筑物防治结束；12 月 18 日，北组工艺恢复通水，整个防治工作结束，南北两组开始正常供水。由表 8-15 可知，从 12 月 12 日开始，即管网使用经过防治处理的南组工艺供水后，管网水龙头红虫数量开始显著降低，从 12 月 18 日开始，北组开始通水，南北两组都经过红虫防治以后，管网末梢红虫数量又有所降低，其中出厂水、2 号、3 号和 4 号供水区用户红虫检出数量下降到 0，管网用户红虫检出率整体平均较防治前下降 80%以上。只是 5 号小区红虫数量还比较高，这可能是因为该用户点输水管网较长，红虫在管网中的污染比较严重，

防治过程中管网末梢红虫检出数量变化　　表 8-15

日期（年-月-日）	时间	红虫（包括红虫和蛹）检出数量（条）					
		出厂水	2 号	3 号	4 号	5 号	总计
2004-12-7	上午	3	4	12	6	16	41
2004-12-7	下午	5	4	5	5	11	30
2004-12-8	上午	2	8	4	3	30	47
2004-12-9	上午	1	2.5	10	2	14	29.5
2004-12-10	上午	0	3	5	0	7.5	15.5
2004-12-11	下午	0	1.5	3	1.5	40.5	46.5
2004-12-12	上午	1	2	3	1.5	10.5	18
2004-12-13	上午	0	1.5	5	9.5	9	25
2004-12-13	下午	0	1	2	9	6.5	18.5
2004-12-14	上午	0	3	3	0.5	4	10.5
2004-12-14	下午	—	0	—	0.5	3	—
2004-12-14	傍晚	—	0	—	0	0	—
2004-12-15	上午	0	3	3	0	0	6
2004-12-15	下午	0	0	6	0	2.5	8.5
2004-12-16	上午	0	0.5	3	0.5	1	5
2004-12-16	下午	0	0.5	2	0	6	8.5
2004-12-17	上午	0	1	2	0	12	15
2004-12-18	上午	0.5	0.5	6	0.5	8.5	16
2004-12-19	上午	0.5	0	0	0	2	2.5
2004-12-20	上午	0	0.5	2	0	12	15
2004-12-21	上午	0.5	2	0	1	6	9.5
2004-12-22	上午	0	0	0	0	13	13
2004-12-23	上午	0	0	0	0	7	7

也可能与取样点附近存在水池或水箱等红虫孳生场所有关，具体情况还有待进一步观察和调查。

实施红虫防治期间，跟踪测定了 5 处用户的自来水浊度和余氯，与处理前相比，浊度和余氯没有明显变化，可见防治措施对出厂水和用户水水质没有影响。

8.4.4 长期预防控制措施

建议B水厂采取的预防措施如下：增加反应池和沉淀池排泥频率，以改善排泥效果，防止红线虫和红虫在底泥中繁殖；定期清洗和消毒水厂构筑物，尤其是滤池和清水池；改善消毒效果，改变投药点，提高消毒剂混合效果，改造清水池，通过增加清水池廊道，减少消毒死水区；增加预氧化工艺或沉淀后水投加二氧化氯，投加量和投加点的选择应进行现场试验予以确定；优选混凝剂，提高混凝沉淀效果，提高藻类和高锰酸盐指数的去除率，减少红虫繁殖的食物来源；改善滤池反冲效果，通过气水反冲提高滤池反冲强度，从而改善过滤效果，对滤砂进行进一步分析，确认是否必要更换滤砂；密切观察水厂摇蚊密度变化以及管网用户投诉情况，及时反馈信息，以便采取应急防治措施，避免红虫大规模爆发。

8.5 小结

本章全面地介绍了近年来水源地和净水工艺蚊虫防治技术，分别介绍了物理防治技术、化学防治技术和生物防治技术及其综合应用，主要结论如下：

（1）水源地蚊虫防治宜采取环境综合治理和微生物防治相结合的治理措施。

（2）净水构筑物孳生红虫，可采取化学药剂杀灭和微生物防治相结合的控制措施，并加强净水工艺控制和厂内环境管理。

（3）二次供水系统孳生红虫严重影响供水安全，目前采取的防治措施主要是加强日常管理、化学药剂喷洒和浸泡以及采用维生素类杀虫剂杀灭红虫。

（4）通过对水厂红虫孳生的环节和场所采取应急防治措施，能够有效控制红虫孳生，但不能长期控制红虫孳生，改善水处理效果和加强水厂日常运行管理是红虫防治的根本措施。就B水厂而言，为了从根本上防治红虫，一方面要改善消毒效果，改变投药点，提高消毒剂混合效果，改造清水池，通过增加清水池廊道，减少消毒死水区，另一方面要改善滤池反冲效果，改善过滤效果，同时要加强水厂日常管理，定期清洗和消毒水厂构筑物，尤其是滤池和清水池。

参 考 文 献

1 大连水厂学院主编. 淡水生物学. 农业出版社. 1982.

2 M. M. Stevens1，*，S. Helliwell2 & P. S. Cranston. Larval chironomid communities (Diptera: Chironomidae) associated with establishing rice crops in southern New South Wales，Australia. Hydrobiologia (2006) 556：317-325.

3 Michael K，Alexander D. New Strategies for the control of the Pathogenicity Chironomid. Journal of the American Mosquito Control Association [J]. 1997，13 (2)：189-192.

4 周令，张金松等. 净水工艺中红虫污染治理的研究动态. 给水排水. 2003，29 (1)：22-25.

5 李宏俊，王俊才. 长白山寡角摇蚊亚科幼虫研究. 沈阳师范学院学报. 1999 (4)，50-52.

6 熊金林，梅兴国，胡传林. 不同污染程度湖泊底栖动物群落结构及多样性比较. 湖泊科学. 2003，15 (2)：160-168.

7 龚志军，谢平等. 水体富营养化对大型底栖动物群落结构及多样性的影响. 水生生物学报. 2001，25 (3)：210-216.

8 王银东，熊邦喜等. 武汉市南湖大型底栖动物的群落结构. 湖泊科学. 2005，17 (4)：327-333.

9 郭先武. 武汉南湖摇蚊幼虫中国新记录. 华中农业大学学报. 1994，13 (6)：615-620.

10 陆开宏，钱云霞. 细长摇蚊 Tendipes attenuatus 生物学及人工采卵技术研究. 浙江水产学院学报. 1995，14 (4)：247-254.

11 颜京松，叶沧江. 白洋淀的摇蚊幼虫及二新种记述. 昆虫学报. 1997，20 (2)：183-197.

12 袁锋. 中国昆虫学 [M]. 北京：农业出版社，1996. 124-179.

13 戴少艾，刘小东. 梅林水厂絮凝沉淀池积泥问题的综合治理. 给水排水. 2004，30 (6)：6-8.

14 HENRIQUES-OLIVEIRA，A. L.，1 NESSIMIAN，J. L. FEEDING HABITS OF CHIRONOMID LARVAE (INSECTA：DIPTERA) FROM A STREAM IN THE FLORESTA DA TIJUCA，RIO DE JANEIRO，BRAZIL. Braz. J. Biol. 2003，63 (2)：269-281.

15 赵虹，汪学美. 汉口给水所生活饮用水受摇蚊污染的报告. 湖北预防医学杂志. 2001，12（5）：23.
16 吴梦奎，金松生等. 居民水箱孳生摇蚊幼虫的原因分析. 环境与健康杂志. 1997，14（5）：214-216.
17 吴梦奎，王群利等. 居民水箱孳生摇蚊的原因及防治对策. 上海预防医学杂志. 1997，9（12）：563-565.
18 周承，温廷桓. 太湖德永摇蚊变应原免疫化学特征鉴定. 中国寄生虫学和寄生虫病杂志 1996，14（2）：101-105.
19 周承，温廷桓. 太湖德永摇蚊过敏的调查. 寄生虫与医学昆虫学报. 1994，1（2）：42-47.
20 朱利斌. 花翅摇蚊生物学及试验种群生态学的研究［中山大学硕士学位论文］. 1997.
21 黄锦生等. 居民二次供水“红虫”污染的原因、种属及其预防措施的研究. 中国公共卫生. 1998，14（8）：465.
22 卢靖华. 自来水中塞氏摇蚊幼虫的生长规律及防治对策. 中国给水排水. 2001，17（6）：53-54.
23 黄建荣. 生活饮用水“红虫”污染原因和预防措施. 江苏预防医学. 2002，13（2）：74-75.
24 钟诗群. 摇蚊幼虫的人工培育. 科学养鱼. 1997（9）：37.
25 张彤，金洪钧. 摇蚊幼虫的水生态毒理学研究进展. 环境保护科学. 1995，21（4）：17-21.
26 陈天乙，刘孜. 摇蚊幼虫对底泥中氮\磷释放作用的研究. 昆虫学报. 1995，38（4）：448-451.
27 LARISA B. NAZAROVA，H. WOLFGANG RISS，etc. SOME OBSERVATIONS OF BUCCAL DEFORMITIES IN CHIRONOMID LARVAE（DIPTERA：CHIRONOMIDAE）FROM THE CIéNAGA GRANDE DE SANTA MARTA，COLOMBIA. Caldasia 2004，26（1）：275-290.
28 王俊才，方志刚等. 摇蚊幼虫分布及其与水质的关系. 生态学杂志. 2000，19（4）：27-37.
29 孙兴滨. 摇蚊幼虫生态学特征及其在水处理过程中的去除技术研究［博士学位论文］. 2006.
30 成小英. 富营养化过程中湖泊沉积物摇蚊种群组合特征及其环境意义［博士学位论文］.
31 王占生，刘文军编著. 微污染水源饮用水处理. 中国建筑工业出版社，1999.
32 代田昭彦. 摇蚊幼虫的研究—养鱼饵料的饲养培育法. 鲁守范译. 农业出版社，1968：24-93.
33 王士达. 中国南部数省摇蚊科新种及罕见种属新记录. 昆虫分类学报［J］. 1990，16（2）：135-180.
34 唐受印，戴友芝. 水处理工程师手册. 北京：化学工业出版社，2002. 4-15.
35 韩磊. 几种消毒剂的消毒机理及比较. 河北化工. 2003，3.

36 杨辉，傅金祥，胡俊生．饮用水二次消毒方法评析与择优．辽宁化工．2002，31（1）．
37 孙治荣，王宝贞．饮用水处理中的几种消毒剂．1999，25（1）．
38 黄君礼，崔崇威．二氧化氯物理化学性质研究进展．哈尔滨建筑大学学报．1999，5：47-51．
39 陈聪龙，张星，林玉霞．二氧化氯消毒机理的研究与应用．医药工程设计杂志．2002，23（4）．
40 E. M. Aieta. A Review of Chlorine Dioxide in Drinking water Treatment. J. AWWA. 1984，(1)：64.
41 黄君礼．新型水处理剂——二氧化氯技术及其应用．化学工业出版社．2002.
42 宋志慧，陈天乙，刘如冰．三丁基锡对摇蚊幼虫的毒性作用．环境科学．1998，19（2）：87-88.
43 胡文容，刘培启，裴海燕 O_3 和 ClO_2 杀藻作用特征与机理分析．科学通报．2003，48（5）：429-434.
44 张金松．饮用水二氧化氯净化技术．北京：化学工业出版社，2002.
45 J. Hoigne，H. Bader. Kinetic Research of Chlorine Dioxide in Water. Water Research. 1994，28（1）：57-66.
46 孙兴滨，崔福义，张金松等．几种常见氧化剂对水中摇蚊幼虫氧化杀灭效能的试验研究．环境科学学报．2005，25（7）：930-935.
47 孙兴滨，崔福义，张金松等．液氯对摇蚊幼虫的毒效试验及影响因素．环境科学．2005，26（5）：108-112.
48 孙兴滨，崔福义，张金松等．水源水中摇蚊幼虫的孳生与生态控制．环境污染治理技术与设备．2006，7（6）：133-137.
49 蒲蛰龙．害虫生物防治的原理和方法［M］．北京：科学出版社，1978，21-24
50 喻子牛．苏云金杆菌．北京：科学出版社，1990，4-27.
51 Cantwell G E，Cantelo W W. Effectiveness of Bacillus thuringiensis var. israelensis in controlling a sciarid fly，Lycoriella mali，in mushroom compost. Journal of Economic Entomology [J]. 1984，77（3）：473-475.
52 de Bajac H. A new subspecies of Bacillus thuringiensis very toxic for Mosquitoes：Bacillus thuringiensis var. Israelensis serotype 14. C R Acad Sci（Paris）[J]. 1978，286D（2）：797-800.
53 Tyrell D J，Davidson L I，Bulla L A，et al. Toxicity of parasporal crystals of Bacillus thuringiensis ssp. israelensis to mosquitoes. Appl Environ Microbiol [J]. 1979，38（4）：656-658.
54 Karch S，Manzambi Z A，Salaun J J. Field trials with Vectolex®（Bacillus sphaericus）and Vectobac®（Bacillus thuringiensis）（H-14）against Anopheles gambiae and Culex quinquefasciatus breeding in Zaire. J Am Mosq Cont Assoc [J]. 1991，7（1）：176-179.
55 Federici B A. Thc future of microbial insecticides as vecter control agents. J Am

Mosq Cont Assoc [J]. 1995，11 (6)：260-268.

56 Das，P. K.，Dominic A. D.，Biological control of malaria vectors. Indian J. ed. Res [J]. 1997，106 (8)：174-197.

57 李荣森，罗绍彬，张用梅等. 我国微生物防治害虫研究的成就. 微生物学通报 [J]，1979，6 (5)：1-7.

58 Charles J F，de Barjac H. Sporulation et crystallogenese de Bacillus thuringiensis var israelensis en microscopie electronique. Ann. Microbiol.（Inst. Pasteur）[J]. 1982，133A：465-442.

59 Knowles B H. Mechanism of action of Bacillus thuringiensis insecticidal δ-endotoxins. Adv Insect Physiol [J]. 1994，24 (5)：275-308.

60 Knowles B H，Farndale R W. Activity of insect cell adenylate cyclase by Bacillus thuringiensis δ-endotoxins and Melittin. J Biochem [J]. 1988，253 (7)：235-241.

61 张宏宇，邓望喜，喻子牛. 苏云金芽孢杆菌的遗传多样性Ⅱ，杀虫晶体蛋白及其基因型. 遗传 [J]. 2000，22 (2)：125-128.

62 Federici B A，Luthy P，Ibarra J E. The parrasporal body of Bacillu thuringiensis subspecies. Israelensis：structure，protien composition，and texicity. de Bajac H，Sutherland D. Bacterial control of mosquitoes and blackflies [C]. New Brunsnick：Rutgers University Press. 1987. 26-30.

63 Federici B A，Luthy P，Ibarra J E. The parrasporal body of Bacillu thuringiensis subspecies. Israelensis：structure，protien composition，and toxicity. de Bajac H，Sutherland D. Bacterial control of mosquitoes and blackflies：biochemistry，genetics and applications of Bacillus thuringiensis and Bacillus sphaericus [C]. New Brunsnick：Rutgers University Press，1990，71-73.

64 Cricmore N，Zeigler D R，Feitelson J，et al. Revision of the nomenclature for the Bacillus thuringiensis pesticidal crystal proteins. Microbiol Mol Biol Rev [J]. 1998，62 (3)：807-813.

65 Hofte H，Whiteley H R. Insecticidal crystal proteins of Bacillus thuringiensis. Microbiol Rev. 1989，53 (2)：242-255.

66 徐启丰，翟建庄，朱有南. 苏云金杆菌以色列变种灭蚊的有效成分. 微生物学通报. 1980，7 (5)：199-201.

67 王瑛，白成，温洁. 苏云金杆菌晶体与芽孢分离的研究. 微生物学报. 1980，20 (3)：285-288.

68 徐启丰，翟建庄，朱有南. 苏云金杆菌以色列变种灭蚊的有效成分. 微生物学通报. 1980，7 (5)：199-201.

69 Etienne D S，Erien D，et al. Transcriptional regulation of the cryⅣD gene operon from Bacillus thuringiensis subsp. Israelensis. J Bacteriology. 1995，177 (9)：2283-2291.

70 Bourgouin C. Characterization of the gene encoding the homolytic toxin and the

mosquito deltaentotoxin of Bacillus thuringiensis subsp. israelensis. Mol Gen Genet [J]. 1986，205 (3)：190-397.

71 柯为. 杀虫微生物基因工程研究进展. 生物工程进展. 1988，3 (1)：17-18.

72 喻子牛. 苏云金芽孢杆菌杀虫晶体蛋白极其基因的研究与应用.

73 李阜棣等编. 生命科学和土壤学中几个领域研究的进展 [C]. 农业出版社，1993：70-179.

74 张继红，王琛柱，钦俊德. 苏云金芽孢杆菌 δ-内毒素的杀虫机理及其增效途径. 昆虫学报. 1998. 41 (3)：323-332.

75 Yebakima A，Pavis C，Kermarrec A. Larvicidal effect of B. thuringiensis and B. sphaericus on Ae. aegypti and C. quinquefasciatus in Martinique (F. W. I.). C Pavis，A Kermarrec. Rencontres Caraibes en lutte biologique. Paris：INRA. 1990，281-283.

76 Levy R，Nichols M，Miller A. Culigel superabsorbent polymer controlled-release system：application to mosquito larvicidal bacilli. Yasunaga，C. Proceedings and Abstracts，5th International Colloquium on Invertebrate Pathology and Microbial Control [C]. Adelaide，Australia：Wakefield Press，1990，107.

77 Lesser C R. Effectiveness of low volume aerial applications of Bacillus thuringiensis var. israelensis against Aedes sollicitans. Seventy-First Annual Meeting，New Jersey Mosquito Control Association [C]. New Jersey：Inc New Jersey. 1984：43-46.

78 Rodcharoen J. Microbial larvicides for the control of nuisance aquatic midges (diptera：Chironomidae) Inhabiting mesocosm and man-made lakes in California. J Am Mosq conrol Assoc [J]. 1991，7 (1)：56-62.

79 程家安，唐振华. 昆虫分子科学 [M]. 北京：科学出版社，2001. 293-326.

80 Georghiou G P，Wirth M C. Influence of exposure to single versus multiple toxins of Bacillus thuringiensis subsp. israelensis on development of resistance in the mosquito Culex quinquefasciatus (Diptera：Culicidae). Applied and Environmental Microbiology [J]. 1997，63 (3)：1095-1101.

81 Becker N，Margalit J. Use of Bacillus thuringiensis israelensis against mosquitoes and blackflies. P F Entwistle，J S Cory，M J Bailey. Bacillus thuringiensis，an EnvironmentalBiopesticide：Theory and Practice [C]. New York：John Wiley & Sons. 1997. 147-170.

82 Charles J F. Action de la delta-endotoxin de Bacillus thuringiensis var. israelensis sur cultures de cellures de Aedes aegypti. Ann Microbiol (Inst. Pasteur) [J]. 1983，134A：365-381.

83 Larget I，Barjac H de. Specificity and active principle of Bacillus thuringiensis var. israelensis. Bulletin de la Societe de Pathologie Exotique [J]. 1981，74 (1)：216-227.

84 Mulla M S，Darwazeh H A，Ede L，et al. Efficacy and field evaluation of Bacil-

lus thuringiensis (H-14) and B. sphaericus against floodwater mosquitoes in California. Journal of the American Mosquito Control Association [J]. 1985, 1 (2): 310-315.
85 刘德维. 蚊类抗药性及其测定 [M]. 北京: 科学出版社. 1979, 72-131.
86 Charles J F, de Barjac, H. Histopathology of Bacillus thuringiensis var israelensis β-endotoxin on Aedes aegypti Larvae (Diptera: Culiciidae). Entomophage [J]. 1981, 26 (2): 203-212.
87 Chung P Y, Buster D, et al. Bacillus thuringiensis subsp. Israelensis β-endotoxin: Evidence of neurotoxic action. Pestic Biochem. Physiol [J]. 1987, 27 (1): 42-49.
88 雷萍. 水源及供水系统摇蚊污染的微生物防治研究 [西安交通大学博士学位论文]. 2005, 4.
89 Lei Ping, Zhao Wenming, Yang Shuiyun, et al. Impact of Environmental Factors on the Toxicity of Bacillus thuringiensis subsp. Israelensis IPS82 to Chironomus kiiensis. Journal of American Mosquito Control Association [J]. 2005, 21 (1): 59-63.
90 雷萍, 张金松, 周令等. 苏云金芽孢杆菌以色列亚种对花翅摇蚊的作用特征研究. 微生物学通报 [J]. 2004, 31 (1): 17-21.
91 陆宝麟. 蚊虫综合治理 (第二版). 北京科学出版社, 1999.
92 陈国生, 鲍学纯. 武昌罗索线虫防治埃及伊蚊的初步试验. 华中师范大学学报: 自然科学版. 1992, 26 (2): 213-215.
93 庞义, 张用梅, 蔡全信等. 球形芽孢杆菌对致倦库蚊的后致死作用. 昆虫学报. 2001 (4).
94 张用梅. 球形芽孢杆菌及其杀蚊原理和应用. 北京: 科学出版社, 1995.